新疆维吾尔自治区高校地方特色教材建设计划立项教材
新疆医科大学中医学院、新疆国家中医临床研究基地特色教材

供中医药类专业本科生、研究生及临床医师使用

中医名家医案解读

主　　编　周　光
主　　审　周铭心
副 主 编　吕书勤　刘爱玲
编　　委　（按姓氏拼音排序）
胡　浩　黄　刚　刘　新
路利和　史　红　孙红友
赵　华

科学出版社
北　京

内 容 简 介

中医医案是中医学的重要组成部分。中医名家的临床经验、理论水平和学术创新都体现于医案中。学习医案可以帮助我们总结名医临床证治经验和训练我们辨证论治的技能。本教材分为上中下三篇，上篇为医案的基本知识，重点讲解中医医案概念、写作格式、医案中的知识要点和医案的阅读与研究整理方法；中篇为医案解读，选录宋之前、金元、明清和近现代经验丰富，证治立论充分的名家典型案例，适于教学；下篇为新疆名家医案解读，其医家案例辨证用药多能体现出新疆区域病证特点和证治经验。

本书可作为中医药类专业本科生、研究生的教材，也是中医工作者临床学习和参考用书。

图书在版编目(CIP)数据

中医名家医案解读 / 周光主编．—北京：科学出版社，2012.1
新疆维吾尔自治区高校地方特色教材建设计划立项教材 · 新疆医科大学中医学院、新疆国家中医临床研究基地特色教材
ISBN 978-7-03-033260-8

Ⅰ. 中… Ⅱ. 周… Ⅲ. 医案-中国-中医学院-教材 Ⅳ. R249.1

中国版本图书馆 CIP 数据核字(2012)第 000461 号

责任编辑：秦致中 / 责任校对：邹慧卿
责任印制：徐晓晨 / 封面设计：范璧合

科 学 出 版 社 出版
北京东黄城根北街 16 号
邮政编码：100717
http://www.sciencep.com
北京凌奇印刷有限责任公司 印刷
科学出版社发行　各地新华书店经销
*
2012 年 1 月第　一　版　　开本：787×1092　1/16
2021 年 1 月第五次印刷　　印张：14 1/4
字数：326 000

定价：88.00 元

（如有印装质量问题，我社负责调换）

前　言

中医医案是中医学的重要组成部分，中医宝贵的经验及理论学术创新发挥都散见于医案中。医案可充分反映中医学的特点，即辨证论治的完整性和理法方药的一致性，是理论与实践相结合的产物。

医案学习是一种学习和研究中医的传统方法，是积累、总结和传授医疗经验的重要手段，是中医实践医学的一个重要途径。医案中包含和体现了中医辨证施治的全部要素和名家认知、处理过程和思维规律；医案学习可以帮助学生揣摩名医临床思维的规律，训练辨证论治的技能，掌握知常达变的本领，搜寻前辈的处方用药经验，丰富学生的学识。中医医案是中医治学的真凭实据，是名家经验的结晶。

医案教学是中医教育的特色和方法之一，医案课程是中医特色课程，与中医基础理论课程和其他临床课程教学相辅相成，相得益彰，为学生临床提供有益借鉴，是提高中医专业学生的动手能力、学术水平和文化素养的有效方法。

我们以多年对医案的学习和研究经验，根据我校学生的特点与培养目标，于2005年起对中医专业高年级本科生和研究生申请开设了《中医名家医案解读》，并自编试用教材，旨在培养和提高学生的临床辨证能力，研读古籍的能力和中医医案的书写能力等，受到学生好评，同时也积累了一定的教学经验和课程改革建设思路。

本次教材编写修订主要以配套基础和临床课程教学为目标。上篇为中医医案基本知识，参考《医案助读》等有关专著编写，重点讲解中医医案概念、写作格式、医案中的知识要点和医案的阅读与研究整理方法；中篇是名医典型医案选讲，侧重名家在医案中体现出的临床技能，从审证、立法、处方用药等方面解析案例。所选录的宋之前、金元、明清和近现代医案，证治立论充分，案例典型，适于教学；下篇重点编写了新疆名医临床经验与学术特点概况，选录了具有代表性的八位新疆名医典型医案选讲。其案例翔实，辨证用药多能体现出新疆区域病证规律特点。通过学习来把握他们总结的新疆常见病证临床证候规律的辨识和治疗经验，以提高临床实践与研究能力。

由于我们编写经验有限，特别是附篇的一些内容属首次研究整理，缺乏全疆名医的系统资料信息，故难免有所遗漏，特此说明，敬请读者谅解。

主　编

2011年12月

前 言

目　　录

上篇　中医医案基本知识

中篇　中医名家医案解读

下篇 新疆中医名家医案解读

上篇　中医医案基本知识

第一章　医案概论

第一节　医案概念、作用

医案，早期称为诊籍、脉案、方案，现称为病案。医案是中医临床实践的记录，由医者将患者的症状、脉象、舌象、病因、病机、诊断、治则治法、转归及注意事项等作概要的记述与辨证分析，同时记录下处方药物名称、剂量、炮制方法、服用方法等治疗措施而形成的文字资料。

医案的实质是医师临床诊治疾病思维活动的表达形式，是临床辨证论治过程的记录，是中医理法方药综合应用的具体反映，是历代医家临床实践经验的结晶。医案能够反映医家的临床经验和学术特色，是具有参考和借鉴性的诊疗资料，从而启迪后学，从中汲取精华。

中医医案与西医学的病历档案不同。病历档案是记录患者健康状况和在疾病发生、发展以及诊疗全部过程中形成的，具有查考、利用价值的，并按照一定要求集中、保管的各种诊疗资料。医案虽然也记录疾病过程的表现，但是经过医师思维滤过的诊断价值较大的症状与诊治经过；医案并不要求把患者的症状及体征记述完整，而只要求把辨证论治的思路写清楚。所以，确切地说，医案是医师临床思维活动的记录，辨证论治过程的记录，是中医理、法、方、药综合应用的具体反映形式。因而，病历档案与病种的关系比较密切，而医案与医家的思维关系比较密切。中医将读名医医案作为提高临床辨证诊疗水平的方法之一，也是与此有关的。

近代著名学者章太炎说“中医之成绩，医案最著”。古往今来，历代医家都十分重视医案的总结记述，习医者可从中获取启迪思维的心法。可见，医案在中医学术的继承和发展中占有非常重要的地位，在中医临床、教学、科研中也具有特殊的意义和作用，概括地说，有以下 3 个方面。

（一）医案是祖国医学中的宝贵财富

近代医家恽铁樵在《清代名医医案大全·序》中说：“我国汗牛充栋之医书，其真实价值不在议论而在方药，议论多空谈，药效乃事实。故选刻医案乃现在切要之图。”清楚地认识到整理医案的重要性。

中医学历史悠久，从先秦两汉伊始至今，积累的医案数量相当可观。据 1959 年编的《全国中医图书联合目录》记载，中医医案类图书有 288 种，如果将以后陆续整理出版及散在于民间的大量名医手抄本医案也统计在内，那数量更是数以万计，仅清代《名医类案》与《续名医类案》两书，就收集清以前名医佳案 8 000 则，这些医案是历代医家临床经验的结晶和理论思维的集中体现。可以说，医案就是宝贵的名医经验数据库。因此，深入研究古今名医医案具有重要的价值。

（二）医案是中医临床、科研工作不可缺少的重要临床资料

中医医案是在中医整体观念、辨证论治基础上的临床实践的产物，汇集医师的中医理论知识、中医诊断方法、中药方剂学、中医临床学、中医思维方法等各方面的知识和技能于一体，是中医学及相关学科知识综合运用的临床结晶，具有真切性、生动性、实效性和综合性等特点。

通过学习和研究医案，可以帮助我们揣摩名医临床思维的规律，训练辨证论治的技能和培养知常达变的本领。借鉴名医的学术思想和处方用药经验，可以更好地服务于临床，同时提高中医临床工作者学术水平和写作能力，可向研究者提供关于疾病诊断、治疗、转归预后、流行病学以及医学史研究的资料，尤其是对各种方剂、药物的应用范围、应用指征、加减变化、配伍、剂量范围、剂型等方面研究能发挥较大的作用。因此，医案为临床研究、实验研究、医史文献研究提供了广泛的题材、思路和方法。

（三）医案是中医教学及考核学生素质的重要内容

秦伯未先生曾说："余之教人也，先以内、难、本经，次以各家学说，终以诸家医案。"中医医案具有明显的专业技能性和知识综合性的特点，医案的质量可以反映医者的理论思维和临床诊治水平。早在周朝时就将医案作为考核医者医疗水平及决定升迁的依据，宋代太医局将医案写作与分析作为评定学生成绩的依据之一。陆九芝在评论温病学家时亦以叶天士医案为主要材料。清代以来，社会评判医家的理论修养和学术水平，除临床疗效外，医案写的如何，也是十分重要的标准。

现代中医教育也将医案列入本科生或研究生培养的主要课程，北京中医药大学、广州中医药大学、南京中医药大学等院校已开设《中医医案学》课程。医案是中医教学中考核学生学习成绩不可缺少的重要内容，在中医教育中占有重要的地位。通过教学实践中总结出要激发学生学习兴趣和培养学生临床思辨能力的方法之一就是要多读医案，注重临床实践。

第二节　医案发展简史

（一）先秦及两汉时期中医医案发展

中医医案有着悠久的历史，其萌芽可追溯到周代。据《周礼》记载，当时的医案已有关于疾病名称及治疗结果的记录。《左传》及先秦诸子著作中，也有散在的关于医家诊治疾病的记载，但常混杂于文史传记书籍之中。《左传》中记载了我国历史上第一则医师诊疗疾病的案例——春秋时期秦国著名医家医缓诊晋景公"病入膏肓"案；《吕氏春秋 · 至忠》上有文挚用盛怒之法治愈齐湣王头痛病的精彩案例，是以情志疗法治疗疾病最典型也是最早的案例。公元前 167 年，汉代医家淳于意在回答汉文帝所询诊疗情况时，即以病案作答。这些病案，被称为"诊籍"，载于《史记 · 扁鹊仓公列传》中，所载医案 25 则，必先明姓氏居里，写清病名脉象，记录治疗过程，既有成功之例，也不讳失治之情。其撰写方式则根据具体病例各有侧重，有的先表述诊断，次列症状，再析病因，然后处方，并记录服药后的效果，阐述据脉辨

证的体会，指明如不及时治疗可能出现的后果；有的概括简洁，注重反映治验过程而少有议论；有的甚至记载了患者的饮食起居情况和性格特征，并与判断预后相结合。诊法以脉为主，治法有药物、针刺、熏洗等，病证涉及内、外、伤、妇、儿各科病证，以内科居多，25 则病案中 2 则有复诊记载，反映了淳于意治病的实际情况。这是我国现存最早见于文献记载的医案。

医圣张仲景虽无医案专著传世，但其《伤寒杂病论》中许多条文类似于医案。华佗是汉末杰出的医学家，其用针刺曹操头风病，随手而瘥的故事人尽皆知。《三国志·魏书·华佗传》中记载了华佗许多神奇医案，如诊脉便知胎儿生死，望诊即知患虫症，部腹手术除疾，以怒治郡守之疾等医案。

由此可见，先秦时期即重视医案的收集和记载，尽管这些医案多见于经史子集，但为后世总结研究发扬中医学提供了珍贵的文献资料。

（二）晋隋唐时期中医医案发展

晋、隋、唐三代，风尚搜辑方书。故这一时期医案大多散见于各种方书之中，作为方药效用或立论的一种佐证，医案数量少且内容简单，其大多列于医论，然后附以方案。这一时期无专门的医案著作问世，在医书中记载医案，首见于晋·葛洪《肘后备急方》，然案例不多，所记内容亦较简略。

西晋太医令王叔和《脉经》中载有医案近 30 例，大多数为妇科医案，其中不少医案以问答形式记述。

唐·孙思邈的《千金要方》、《千金翼方》和王焘的《外台秘要》，皆于方论之间，间或记载医案，或亲历其险，或传闻他人，然魏晋至隋唐时期的医案，多赖之得以保存。

自汉初医家淳于意留下 25 则医案后，历三国、魏、晋、南北朝、隋唐五代，医案未能取得突破性的发展。这一时期，医案散见于医籍和文史书中，数量少且内容简短，缺乏对病证的详细描述及分析。如《千金要方》所载数案，多为孙思邈自治案，目的主要是用以证明某方、某药的疗效。前后千余年未见医家留下医案专著，其何原因，仍需进一步探索研究。

（三）宋金元时期中医医案发展

宋金元时期为医案空前发展的阶段，主要表现在：①医案专著开始出现；②医籍附案逐渐增多；③医家立案蔚然成风；④医案风格异彩纷呈。

宋代重视医药人才的培养，除中央太医局外，各地亦分斋教习，医学教育不但强调理论上的学习，而且注重学生实际医疗技术的训练。这种教育方式客观上促使了医案的普及与提高。宋代医家十分重视医案的总结，代表作为钱乙《小儿药证直诀》与许叔微《伤寒九十论》、《普济本事方》。《小儿药证直诀》中卷保存的 23 则医案，对病证进行了较为详细的阐述，并阐明了证治方药的疗效，是方论附案的一种新形式，该书也是现存最早的专科医案。《伤寒九十论》是我国现存最早的医案专著，也是最早的伤寒医案专集。该书将常见伤寒病证分为 90 种，每证一案，且以《内经》、《伤寒论》等经典著作为依据，对医案加以剖析。

这一时期医家重视学术创新，其写作目的也不同于以前，更多的是通过医案验证自己的医学理论和药物的效用。随后，金元时代出现了以刘河间、张子和、李东垣、朱丹溪为代表的四大家，竞相著书立说，他们注重对临证医案的积累和利用作为论说佐证，以宣传自己的学术主张，这是金元时期医案发展的一个显著特点。如张子和医案，见于《儒门事亲》，其案记叙病因、辨证、治法、立方较详，用药多主寒凉，擅用汗、吐、下三法，体现了子和以攻邪为主的学术特点；李东垣医案，散见于《脾胃论》、《兰室秘藏》二书，叙案周详，辨证确切，擅用升阳益气之法，反映了东垣善于扶正祛邪、顾护正气的风格；朱丹溪医案多以夹叙夹议的写法，阐明其滋阴降火的学术观点。

（四）明清时期中医医案发展

明清时期是医案的兴盛阶段。个人医案专著大量增加，医案类书开始出现，对前代医案进行系统研究，是这一时期医案发展的重要标志。

据不完全统计，现存明代个人医案专著约有30余种，较有代表性的如《石山医案》、《周慎斋医案》、《孙文垣医案》、《王肯堂医案》、《奇效医述》、《易氏医案》、《医学穷源集》、《李中梓医案》等。这些医案均能反映各自的学术思想特点和医学成就，其中精湛的医术为后世取法；此外，医籍附案的数量和种类也大大地超前，如《景岳全书》、《本草纲目》、《针灸大成》、《医学正传》、《外科正宗》、《济阴纲目》等；在医案数量增加的同时，质量也明显提高，主要体现在：①内容完整、客观；②格式多样、规范；③说理透彻、详明；④文笔秀美、流畅。

在明代，更重要的标志则是搜集、整理、研究中医各家医案的类书的出现。我国历史上第一部医案类书——《名医类案》，由明代江瓘父子两人编纂而成，是对明代以前医案成就的一次大总结。全书共12卷，辑录明以前历代名医医案，按病证分类编纂，共205门，涉及内、外、儿、妇诸科。病案记载较详，辨证、方药亦较妥帖，并附编者按语，以“宣明往范，昭示来学，既不诡于圣经，复易通乎平俗”。该书不仅开我国医案类书之先河，而且也是我国历史上第一部医案研究的著作，《四库全书提要》谓此书“可为法式者，固十之八九，亦医家之法律矣”。

除了对医案的广泛性研究外，一些医家还开始对医案的书写格式与规范进行专门研究，这也是医案学成熟的重要标志之一。如《韩氏医通》提出医案要“望、闻、问、切、论、治六法必书”，并示以格式。吴昆在《脉语》中则进一步提出了“七书一引”的书写方法，对书写内容和格式作了更为详细的说明。这些研究理论的提出，起到了促进医案向规范化、科学化的方向发展，对后世医案的发展产生了积极而深刻的影响。

清代是医案发展的鼎盛时期。在这一时期，不仅有大量的医案问世，而且书写和编纂上出现了百花齐放的局面，理论与临床的结合更为紧密。本时期医案的特点有以下几个方面：①医案大量涌现，形式种类多样。经初步统计，清代医家撰写的医案专著达200余种，而且门类俱全，风格多样，既有个人医案、医案类书、医案丛书，又有专科医案、专题医案、会诊医案、医案评注及宫廷医案等。②医家重视医案，立案已成风尚。清代医案之所以有所成就，在于医家们对医案的普遍关注。一方面，医家对前贤医案倍加珍视，另一方面，医家对个人撰写医案格外重视。传世医案较有影响的如《寓意草》、《临证指南医案》、《王九峰临证医案》、《费伯雄医案》、《环溪草堂医案》等。③重视医案研究。清代魏之琇鉴于《名医类案》不够完备，乃编纂《续名医类案》，该书补辑明代以及清初名医验案颇多，书分345门，选案浩富，而变证尤多，所附按语，或引申发挥，或辩驳订正，颇能启人心思。在医案《寓意草》中，撰写了“与门人定议病式”，在韩懋、吴昆等人成果的基础上，对撰写医案的内容与格式提出了更高的要求，即态度应严肃认真，内容应详尽，理法方药应齐备。此外，大量合刊汇编医案问世，较著名的有《三家合刻医案》和《柳选四家医案》等；医案评注方面，以俞震的《古今医案按》为评注式医案中不可多得之作，全书选录古今名医60余家验案，加按语530余条，此书选择颇严，多系辨证详明，论治卓越，足以示范者，其有同病异治，或疑似之病，俞氏每分析研究，或汇合参照，明确指出辨证的关键，使读者理解其中的意趣。该书初刊后，医者竞相争阅，盛名遍及医林，王孟英对此书极为赞赏，曾加批按。后人陆以湉在《冷庐医话》一书中评曰："本朝医学极盛，医书亦大备……医案之书，魏玉横之博大，俞东扶之精深，顾晓园之灵巧，并堪重范来世"，又称俞氏书"选择简严，论说精透，可为医林圭臬"。

（五）近代及当代中医医案发展

近代中医教育的兴起，医案发展也十分迅速，总结起来，主要有以下特点。

1. 系统总结和整理古今医案

系统总结并加以评析古今医家医案最为显著。近代张山雷撰有《古今医案评论》，今人伊广谦等撰有《明清十八家名医医案》。秦伯未编撰的《清代名医医案精华》与《清代名医医话精华》，前者选辑清代叶天士、薛生白、吴鞠通、张聿青、丁甘仁等20多位医家约2 000条实录式医案，以人为纲，以病证为目，分类清楚；后者选辑清代喻嘉言、徐大椿、王孟英等20位医家追忆式医案而成，两书搜罗浩富，对清代医案作了较系统的整理。鲁兆麟等主编的《二续名医类案》，全书15 000则医案，几乎囊括了《名医类案》、《续名医类案》以外的古代及近代名医医案。

为了便于读者研究，专题选编成为当今医案整理及研究的特色。《古今救误》、《医林误案》、《近代著名中医误诊挽治百案析》等，是研究误诊误治的专著；《伤寒名案选新注》、《伤寒论方医案选编》、《金匮方百家医案评议》、《经方临证集要》等，是研究经方应用的专著；《中医奇证新编》、《历代名医奇案集》、《疑难病案百例选》是研究疑难病治法方药的专著；《历代名医老年病案评析》，则为研究中医老年病证专著。

2. 全面研究清代宫廷与历代太医医案

对宫廷医学和太医学术经验的研究，是当代医案学研究的又一显著特点。王树芬等编著的《太医名医奇案赏析》，汇集了我国太医及古代对疑难奇病诊治的特色医案300则，以医家为题，时间为序。1980年，中国中医研究院成立清宫医案研究室，对宫廷医案进行了整理，编成《清宫医案研究》、《慈禧光绪医案选议》等书。陈可冀主编的《清宫医案研究》，不仅展示了清代王公大臣之病情医事，也揭示了清代宫廷医学之成就及名医的独特经验。

3. 总结研究近现代名家医案

何廉臣主编的《全国名医验案类编》分为上下两集，上集为风、寒、暑、湿、燥、火四时六淫病案6卷；下集为温疫、喉痧、白喉、霍乱、痢疾、瘄疫6种传染病，计6卷。所述诸案，皆择当时全国各地名医初、中、末具全的验案，共300余案，其格式为病者、病名、原因、症候、诊断、疗法、处方、效果，另加何氏评述，分类清晰，事实详明，且选案宏博，极尽变化。

董建华主编的《中国现代名中医医案精华》，收集146位名医的1850则医案，过程清楚，效验明确，反映了当代中医临床的概貌。

4. 重视研究名医学术思想与经验

研究名医学术思想与经验是现代中医文献研究的热点。新中国成立以来，研究叶天士、徐灵胎、王孟英、尤在泾、王旭高、程杏轩、张聿青以及章次公、蒲辅周等的名医医案的论文不断发表，其中叶天士医案的研究最为活跃。《浙江中医杂志》曾于1979年与1981年出版了两册《叶天士学说研究专辑》，收集了新中国成立以来叶案研究的部分论文。陈克正主编的《叶天士诊治大全》，较系统地分析和归纳了叶天士医案中的治法方药，是一本叶案研究专著。此外，潘华信《未刻本叶天士医案发微》是一部专门评析叶案的专著。

5. 利用医案研究方药的应用规律

利用医案研究各种方剂的应用规律、名医处方用药规律。主要代表著作是关庆增主编的《伤寒论方证证治准绳》。该书确立以方证名称提法为前提条件，收集 1988 年 4 月前公开发表的国内外医案专辑、专著 1080 部，以及报纸、杂志中的个案共 1 万余例，运用统计学原理，进行回顾性分析，通过对各病案性别、年龄、发病季节的统计分析，找出各方证的发病规律；通过各种症状的统计分析，得出各方证的适应证的主要症状、次要症状、偶见症状；通过对舌脉的统计分析，找出各方案适应证的主要舌脉变化，从而确立《伤寒论》方证的诊断指标、辨证要点及六经病提纲的实际意义；通过各诊次、各方中每种药物的出现次数及味数，找出各方证的用药规律及方证与药物间的内在联系。本书具有一定的临床指导意义。

6. 涌现大量的个人医案经验

如《蒲辅周医案》、《程门学医案》、《岳美中医案》、《赵炳南临床经验集》、《黄文东医案》已各地名老中医的医案著作等。在各种中医杂志中，亦有大量临床医案。

7. 颇为盛行的中西医结合医案

近百年来，由于西方医学的广泛渗透，中医医案开始注重记载现代医学的病名，记载现代医学检查结果的内容逐渐增多，并记载了现代医学客观判断指标，医案的体例以传统医案格式为主，又结合了现代医学的病历格式。

8. 借助现代科技手段研究整理运用医案

随着现代科技的进步，电子计算机进入了医学研究领域。医案的利用与研究将主要利用电子计算机进行，方剂应用规律、专病专方专药的研究是最活跃的课题。

9. 中医医案学科的兴起

近年来，医案类著作、医家个人医案、医案丛书数量不断增加，总结和研究诸家医案已成为中医学研究的热点。张笑平教授主编的《中医病案学》、黄煌教授编写的《医案助读》、高新彦等主编的《古今名医医案赏析》等对于学习理解和应用医案有极大的帮助。我国高等中医院校，大多都开设了《中医医案学》课程，这表明医案在中医教育中发挥着重要的作用。

第三节　怎样学好中医医案

（一）认识学习中医医案的必要性

初涉中医临证的医者，往往感到病证千变万化，不像书本上讲得那么规范，症状也不像描述的那样典型，原方抄录，与证难以吻合。甚至从事临床多年的医者，有时也较为困惑，以致疗效欠佳。

一名合格的中医临床、教学、科研工作者，应该广泛涉猎古今名家医案。所学理论知识，如果不在临证中反复锤炼，就会与实践相脱节，对于理论上有争议的问题就会心存疑虑，难以深入。再者，古书辗转流传，断方错简在所难免，书面理论，也不可能尽善尽美，有的片面主观，持一家之言，有的引证谬误，以讹传讹。因此，多读古今医家的医案，学习名医在临证中验证理论，辨识错讹，去伪存真，发扬精华，不仅能使初学者少走弯路，而且能在学习和实践中不断升华理论，获得真知灼见。

（二）掌握中医医案的学习要点

1. 掌握医家的诊察技巧

医家的学术思想，不仅体现在医论著作当中，而且常可从医案中反映出来。通过阅读医案,可以了解医家的学术思想及如何详细观察患者的各种临床表现,掌握与病情有关的所有资料,认真体会医家精深的望、闻、问、切诊察技巧。

2. 研究医家识证要点

辨证论治为中医学的基本特点。叶天士指出"若识证不明,开口动手便错矣"。华岫云也说:"医道在于识证、立法、用方,此为三大关键……然三者之中,识证尤为紧要。"辨证关键在于反映疾病本质特征的症状和体征,特别是在寒热错杂、虚实疑似之际,要识其假象,去伪存真。许多名医在撰写医案时着力描述辨证心法、识证要点。学习医案时要格外重视。

3. 观察医案复诊转方变化

在复诊病案中,不但可以反映前诊的疗效,而且可以看出医家对疾病传变规律的认识,更能通过转方之法掌握医家的临床应变能力。秦伯未云:"凡医案观其变化处,最耐寻味。"因此在读医案时,对治法、辨证和药物增减,要十分留心体会,以追寻名医思维特点。

4. 总结医家用药独特经验

清代名医徐灵胎曾说:"一病必有一主方,一方必有一主药。"著名医家岳美中说:"余谓中医治病,必须辨证论治与专方专药相结合,对于有确实疗效的专病专方必须高度的重视。"学习历代医案的过程中,常常会发现某医家治某病喜用某方某药,这是医家多年来的宝贵经验和特色,必须认真总结,借鉴应用。

5. 掌握医案药物剂型与剂量

药物剂型、剂量、用法等是中医临床治疗学的重要内容,医案药物剂型、剂量、用法等信息也是体现医家根据病情变化辨证治疗的经验和技能。在学习分析医案时,须注意把握医家临证时对药物剂型和剂量的具体应用与变化。

6. 总结医案治疗中的经验教训

章次公十分重视对失败案例的总结,提出这种总结"录之既自惕砺,且勉后学"。认真对待成功与失败两方面的经验与教训,不仅从医家成功案例中受到正面的教益,还可以从失败的案例中得以训戒。因此,多读医案,实际上是熟悉别人在实践摸索的过程,借助他山之石砥砺自己。

第二章　医案的类型与写作格式

第一节　医案医籍分类

医案是在中医诊疗实践活动中形成的，本身无类别之分，作为医籍之后，为了便于阅读和利用，由整理者按照医案的特点归成不同的类别。医案分类合理与否，直接关系到医案的利用。历代医家在医案的分类方式上有不同的意见，有主张不分类，随选随录者；有主张分类者。尽管医案无一定之体，每案在理法方药上各有特点，但为了便于查考与阅读，适当作些分类是必需的。黄煌《医案助读》中医案分类的主要形式有以下几种。

（1）按病证分：如《临证指南医案》、《名医类案》、《续名医类案》、《丁甘仁医案》、《柳选四家医案》等，均采用此种分类方式。有的采用病证为纲，病机为目的分类方式，如《谢映庐医案》。现代医案尚有按现代医学诊断来分类的。

（2）按五脏分：如《问斋医案》分脾、心、肺、肝、肾五部，各部再按病证分门。

（3）按科别分：如《章次公医案》、《蒲辅周医案》按内科、妇科、儿科等分类。

（4）按症状分：如《程门雪医案》分寒热、咳喘、咳血、心悸、烦躁、不寐、头眩痛、虚证、自汗盗汗、浮肿等类别，不过也夹杂传统的病名。

（5）按人身部位分：主要是外科医案，如《外证医案汇编》分有项、面、口、背、肩臂、乳胁、腋肋、腹、前后阴、股腿胫足等类，每类冠以病名。

（6）按方证分：如《经方实验录》上、中二卷以汤证分，下卷则以病机病名分。

以上分类方式虽与整理的主旨及医案的内容相呼应，但由于医案兼证错杂，多有既可列于此门，又可列入彼门者，故无论何种分类总有局限性。

黄煌《医案助读》对古今145本医案进行分类，凡以病证为纲，不依人名分类的医案，列为合编类；凡以人为纲，合而编之者，列为合刊类；名家个人医案列为个人类；外科、妇科、儿科、针灸科等专科医案列为专科类。如下所示：

（1）合编类医案医籍。

（2）合刊类医案医籍。

（3）名家个人医案医籍。

（4）专科医案医籍。

第二节　医案写作格式与体例

历代名家医案，既有医家门诊或出诊时记录的，又有诊治后追忆诊治过程，并加以总结记述者；既有医家本人执笔，亦有弟子整理记录而作。由于历史朝代的不同，医家文化修养的不同，写作风格独特，体例各异。结合《医案助读》、《古今名医医案》中的写作格式进行归纳，主要有以下类型。

1. 先述症状，后分析病因病机及辨证论治者

此类医案，常将患者主诉症状及其兼证列出，然后加以辨证分析，确定治法，处方用药。

这类医案使人有据可证，从而达到法从证出。

案例1

身热，手心热，少力，神倦，澼利，脉濡。此脾阳下陷，阴火上乘。甘温能除大热，正为此等证设也。

补中益气汤加鳖甲。

（选自《柳选四家医案·曹仁伯医案》）

案例2

李　咳嗽喉痒，痰或稀或脓，脓则腥臭。脉象右弦而滑，左弦小数。肝经有郁勃之热，肺家有胶黏之痰。此痰为火郁而臭，并非肺痈可比。当以平肝开郁，清金化痰。

沙参　橘红　苏子　杏仁　石决明　川贝　茯苓　丹皮　蛤壳　枇杷叶　陈海蜇（选自漂淡）　地栗

（选自《王旭高医案》）

2. 先述病因，后述证治经过及辨证论治心法者

此类医案交代其发病原因，明确病因进行治疗，所谓"先其所因，伏其所主"。

案例1

张叟　年七十一，暑月田中，因饥困伤暑，饮食不进，时时呕吐，口中常流痰水，腹胁作痛。医者概用平胃散，理中丸，导气丸不效，又加针灸，皆云胃冷，乃问戴人。戴人曰，痰属胃，胃热不收，故流痰水。以公年高，不敢上涌，乃使一箸探之，不药而吐痰涎一升，次用黄连清心散（凉膈散加黄连），导饮丸，玉露散以调之，饮食加进。唯大便秘，以生姜，大枣煎调胃承气汤一两夺之遂愈。

（选自《儒门事亲》）

案例2

一女许嫁后，夫经商二年不归，因不食，困卧如痴，无他病，多向里床睡，朱诊之，肝脉弦出寸口，曰此思想气结也，药难独治，得喜可解。不然，令其怒。脾主思，过思则脾气结而不食，怒属肝木，木能克土，怒则气升发，而冲开脾气矣。令激之，大怒而哭，至三时许，又令慰解之，与药一服，即索粥食矣。朱曰，思气虽解，必得喜，则庶不再结，乃诈以其夫有书，旦夕且归，后三月夫果归，而愈。

（选自《名医类案》）

3. 先述病机，后述症状及辨证论治心法者

此类医案强调病变机制，对提高辨证思维能力有很大帮助。

案例1

葛左　肾阴不足，肝火有余，小溲频数，肛门坠胀，内痔便血。拟清养肺肾，取金水相生之义。

细生地（选自三钱）　西洋参（选自一钱五分）　炒槐花（选自包，三钱）　朱灯心（选自二扎）　粉丹皮（选自二钱）　大麦冬（选自二钱）　京赤芍（选自二钱）　脏连丸（选自包，八分）　黑山栀（选自一钱五分）　生草梢（选自六分）　淡竹茹（选自一钱五分）

（选自《丁甘仁医案》）

案例2

陈　三十五岁　乙丑十月二十二日　少阳风动，又袭外风为病，头偏左痛，左脉浮弦而数，大于右脉一倍，最有损一目之弊。议急清胆络之热，用辛甘化风方法。

羚角（选自三钱）　茶菊（选自三钱）　桑叶（选自三钱）　苦桔梗（选自三钱）　生甘草（选自一钱）　丹皮（选自五钱）　青葙子（选自二钱）　薄荷（选自二钱）　刺蒺藜（选自二钱）　钩藤（选自二钱）

（选自《吴鞠通医案》）

4. 突出辨证要点，启人心思者

此类医案，常体现医者辨证论治的心法，能启人心扉，堪称医案教材之作。对于初学中医者，最能提高临床辨证能力和施治水平。

案例1

胁疼遇春即发，过之即止，此肝病也。春三月肝木司令，肝阳方张，而阴不能从，则其气有不达之处，故痛；夏秋冬肝气就衰，与阴适协，故不痛也。

阿胶　白芍　茯苓　丹皮　茜草　炙草　鲍鱼汤代水

（选自《柳选四家医案·尤在泾医案》）

案例2

凡证于阴阳虚实疑似之间，最当详审。此证音低神倦似虚，而便泄臭水，中脘按痛，实也；肢冷脉细似阴，而小便热痛，阳也。至于舌白谵语，乃痰蒙火郁之证，而日暮烦躁，为阴虚阳盛之兆。鄙意百般怪症，多属乎痰，痰蒙火郁，清化不解，须从下夺，即使正虚，而虚中夹实，亦当先治其实耳。

羚羊角　天竺黄　石菖蒲　橘红　竹沥　胆星　鲜石斛　茯神　郁金　姜汁　另滚痰丸

（选自《王旭高医案》）

5. 详细记载了辨证论治的经过，夹叙夹论者

此类医案详细记载了症状、病因、病机、诊断、治法等诊疗过程，而且有医者所发议论和感悟，颇有医案、医话兼备之特点。

案例1

景岳治一少年素日饮酒，亦多失饥伤饱，一日偶因饭后胁肋大痛，自服行气化滞等药，复用吐法，尽出饮食，吐后逆气上升，胁痛虽止，而上壅胸膈，胀痛更甚，且加呕吐，再用行滞破气等药，呕痛渐止，而左乳胸肋之下结聚一块，胀实拒按，脐腹膈闭，不能下达，每于戌亥子丑之时，则胀不可当。因其呕吐既止，已可用下，凡大黄、芒硝、棱、莪、巴豆等药，及菔子、朴硝、大蒜、橘叶捣罨等法，毫不能效，而愈攻愈胀。因疑为脾气受伤，用补尤觉不便，汤水不入者，凡二十余日，无计可施，窘剧待毙。只得用手揉按其处，彼云肋下一点，按着则痛连胸腹，及细为揣摸，则正在章门穴也，章门为脾之募，为脏之会，且乳下肋间，正属虚里大络，乃胃气所出之道路，而气实通于章门，因悟其日轻夜重，本非有形之积，而按此连彼，则病在气分无疑也，必须经火则气散，乃以艾灸章门十四壮，兼制神香散，使日服三四次，胀果渐平，食亦渐进，始得保全。

（选自《古今医案按》）

案例2

郑　湿热蕴于太阴，发为黄疸。自夏至秋，复有微邪外束，遂成疟疾。此太阴之湿热与新邪会于阳明而发。其伏热之外达于腑者，轻重迟速，原无一定，故疟发之期日，早晚疏密，亦不能一律也。治疟之成法，外则经络，内则募原，与此病之邪，多不相值。更以湿痰素盛之体，投药偏于香燥，缠绵日久，药与病交并于胃，纳谷日减，胃中津液几何？岂能堪此销烁乎！刻下神情困顿，面色浮黄而瘁，指尖微肿，目睛仍黄。湿热之郁伏脾中者，无外泄之路。浊热久壅，气机因之阻窒，稍进谷饮，脘气必窒闷不舒。就病论之，须从脾脏疏泄郁伏之邪，使其外达于胃，然后从胃腑逐渐清泄，乃为正治，而此证所难者，舌质光红，渐见疳腐白点。胃中津液，早已告竭。既承远道相招，不得不勉罄愚忱，借希万一。拟用参、麦、石斛以护胃阴；旋覆花、浮石、枳、贝以开通痰气；再用芩、连以泄湿热；必借鸡金以引之入脾，更以豆卷、茵陈，俾湿热由里透表；苓皮、栀子，使湿热由上趋下。养其津液，通其气机，疏其郁伏，开其出路，图治之法，大抵不越乎此。所虑病深气极，即使药能中病，而正气不克牾，终有鞭长莫及之虑耳。鄙见如此，录候明政。

麦冬肉　台人参(另煎冲)　川石斛　旋覆花　海浮石　枳实　川贝母(去心)　黄芩　川连　炙鸡金　茯苓皮　黑栀仁　豆卷　茵陈

（选自《柳宝诒医案》）

6. 先述病证名称后载辨证论治者

此类医案，重在突出病名，然后分析病因病机，辨证论治，主次分明，有纲可寻。

案例1

张　脘痛两载，近发更勤。得温稍松，过劳则甚。块居中脘，患处皮冷，法以温通。

二陈汤去草，加炮姜、吴茱萸、木香、川朴、归身、神曲、泽泻、生熟谷芽

又　腹痛有块，肝脾不和，食少面黄。治以疏和。

丹参　白芍　怀山药　茯苓　茯神　冬术　神曲　香附　砂仁

（选自《王旭高医案》）

案例2

噎膈、反胃，胃脘之病也。上焦主纳，中焦司运，能纳而不能运，故复吐出。朝食暮吐，责其下焦无阳。拟化上焦之痰，运中焦之气，益下焦之火，俾得三焦各司其权，而水谷熟腐，自无反出之恙。然不易矣。

旋覆花　代赭石　熟附子　茯苓　枳壳　沉香　半夏　新会皮　益智仁　淡苁蓉　地栗　陈鸡冠　海蜇

（选自《王旭高医案》）

7. 突出脉象，后载辨证论治心法者

本类医案，将脉象居于案首，凭脉辨证。

案例1

脉沉弦滑，腿骱刺痛，腰部酸疼，背脊作响，诸节亦然，舌苔白浊。风湿痰三者着于肝肾之络也。

肝着汤合肾着汤(苓、术、姜、草)桂枝汤

（选自《柳选四家医案·曹伯仁医案》）

案例2

焕章兄，脉紧而沉，舌淡白，寒湿入络，腰酸脊痛。

茯苓一两　白术一两　薏仁一两　桂枝二钱　车前子三钱

（选自《近代中医流派经验选集·范文虎医案》）

8. 注重文辞，诗词骈体皆成医案者

此类医案是以诗词歌赋骈文的文体所撰写，可谓医文并茂。不仅使人学到医理，掌握中医辨证施治方法，而且领略医家的文学丰韵，提高医者的文化修养。

案例1

声带一片晦红，大有“水天一色”之慨；室带两厢峙肿，亦兴“冥顽不灵”之叹。常规取药，徒有蒸梨之效，从僻裁方，或邀徒柳之功。欲破困境，惟此一筹。

处方：三棱　莪术　鳖甲　穿山甲　柴胡　乳香　没药　昆布　海藻　落得打

（选自《干祖望医案》）

案例2

病将一载，肝气横逆而不平，中气久虚而不振。惟肝逆故胸脘阻塞而攻冲；惟中虚故营卫不和而寒热。凡大便溏，饮食少，右脉细，左脉弦，是其证也；四君子合逍遥加左金，是其治也。

党参　冬术　茯苓　柴胡　白芍　川连（吴萸炒）　香附　陈皮　归身　神曲　谷芽　玫瑰花

（选自《王旭高医案》）

9. 以案阐理者

此类医案，宋、金、元、明的医著中多见，医者通过医案阐明理论观点，案理结合，以案证理，以案明理。

案例1

西门外汪姓，新正出门，遇友于途，一揖而仆，口噤目闭，四肢瘫痪，舁归不省人事，医亦用人参、熟地等药。其母前年曾抱危疾，余为之治愈，故信余求救。余曰：此所谓虚邪贼风也，以小续命汤加减。医者骇，谓壮年得此，必大虚之证，岂可用猛剂？其母排众议而服之。隔日再往，手揽余衣，两足踏地，欲作叩头势。余曰：欲谢余乎？亟点首，余止之。复作垂涕感恩状，余慰之，且谓其母曰：风毒深入，舌本坚硬，病虽愈，言语不能骤出，毋惊恐而误投温补也。果月余而后能言，百日乃痊。

（选自《洄溪医案》）

案例2

乡里有姓京者，以鬻绳为业，子年三十。初得病身微汗，脉弱恶风，医以麻黄药与之，汗遂不止，发热，心多惊悸，夜不得眠，谵语不识人，筋惕肉瞤，振振动摇。医者又进惊风药，予曰：此强汗之过也。仲景云：脉微弱汗出恶风者，不可服大青龙汤，服之则筋惕肉瞤，此为逆也。惟真武汤可救，进此三服，佐以清心丸，竹叶汤送下，数日愈。

（选自《普济本事方·许叔微医案》）

10. 详细记述疾病辨证论治的过程和经验体会

本类医案诊疗过程较为全面，详细纪实，较少议论，使人感觉真切，其中之理，耐人寻味。

案例 1

丹溪治一男子，35 岁。因连夜劳倦不得睡，感咳疾，痰如黄白脓，咳声不出，时初春大寒，医与小青龙四帖，觉咽喉有血，腹气上逆，遂叶血线自口中左边一条，顷遂止。如此每一昼夜十余次，诊其脉弦大散弱，左大为甚，人倦而苦于咳。丹溪云：此劳倦感寒，因服燥热之剂以动其血，不急治恐成肺痿，遂与参、归、芍、陈皮、炙甘草、生甘草、不去节麻黄，煎成入藕汁，服两日而病减嗽止。却于前药去麻黄，又与四帖，而血证除，脉之散大未收敛，人亦倦甚，食少。遂于前药去藕汁，加黄芩、砂仁、半夏，至半月而安。

（选自《古今医案按》）

案例 2

吴姓妇人，病起已六七日，壮热，头汗出，脉大，便闭，七日未行，身不发黄，胸不结，腹不胀满，惟满头剧痛，不言语，眼胀，瞳神不能瞬，人过其前，亦不能辨，证颇危重。余曰：目中不了了，睛不和，燥热上冲，此《阳明篇》三急下证之第一证也。不速治，病不可为矣。于是遂书大承气汤方与之。

大黄四钱　枳实三钱　川朴一钱　芒硝三钱。

并叫嘱其家人速煎服之，竟一剂而愈。盖阳明燥气上冲巅顶，故头汗出，满头剧痛，神志不清，目不辨人，其势危在顷刻。今一剂而下，亦如釜底抽薪，泄去胃热，胃热一平，则上冲燥气因下无所继，随之俱下，故头清明，病遂霍然。非若有宿食积滞，腹胀而痛，壮热谵语，必经数剂方能奏效，此缓急之所由分。故无形之气与有形之积，宜加辨别，方不至临诊茫然也。

（选自《经方实验录·大承气汤证》曹颖甫医案）

11. 病历式医案

此类医案出自于现代、当代中医和中西医结合学者，分项记述患者的一般情况、症状、病理、诊断、疗法、处方、效果等，分类清楚，记载较为全面，参合西医检查的各项指标与西医诊断的病名，或治疗用药。这种医案，称之为病历式医案。此类医案常以中医辨证施治为主，对于中西医理论的沟通和治疗方法有理解和学习。常见于中医杂志和各类医案著作。

案例 1

李某，男，40 岁，1982 年 4 月 2 日初诊。

病史　3 日前不明原因面部及上肢灼热瘙痒，抓后皮肤潮红、肿胀，起小水疱、流黄水。发病前未接触及食用过特殊物品和食物，患者家居住处潮湿，过去间断起过红斑、丘疹，病后自觉心烦失眠，口渴思饮，大便 2 日未行，小溲黄赤而少，曾在某医院口服苯海拉明并静脉注射葡萄糖酸钙，症状未减轻。

检查　额部、口周、双耳、肩背及双肢皮肤潮红、肿胀，并散布密集的红色丘疹、水疱，部分丘疹、水疱融合成片，表面溃破、糜烂、渗出、结痂，舌质红，苔黄腻，脉洪大而数。

西医诊断　急性湿疹。

中医诊断　浸淫疮。

辨证　素有蕴湿，复感热邪，湿热毒结，发于肌肤，热重于湿。

治则　清热除湿，利水消肿，凉血解毒。

处方　木通 6g　龙胆草、黄芩、生栀子各 10g　生石膏（先煎）、六一散（包）、生地黄、车前草、白鲜皮、马齿苋、板蓝根、白茅根各30g 冬瓜皮、丹皮各15g，每日1剂，水煎服。局部外用马齿苋、黄柏各30g，煎水500mL放冷后湿敷。

二诊 服上方3剂，水肿大消，渗出减少，部分皮损已干燥。前方去冬瓜皮、木通，车前草改车前子，加地肤子、泽泻各15g；局部用甘草油调祛湿散外敷，已干燥的皮损用黄连膏外敷。

三诊 服上方7剂，皮损干燥脱屑，痒止，再以龙胆泻肝丸清解余毒而治愈。

（选自《张志礼医案精选》）

案例2

陈某，男，24岁，1991年4月3日初诊。

病史 自觉头晕乏力，心慌，经检查，血红蛋白：80g/L，红细胞计数：2.85×10^{12}/L，诊断为贫血待查。经治疗2月余，血红蛋白反下降至55～60g/L，怀疑为再生障碍性贫血。经病友介绍，求赵老医治。诊见患者面色㿠白，头目眩晕，周身乏力，饮食不佳，心慌气短，动则汗出，心烦急躁，失眠梦多。舌红苔白腻，脉沉弦细数。血红蛋白：60g/L，红细胞计数：3.0×10^{12}/L，血压：80/60mmHg。

辨证 肝胆郁热，气机阻滞。

治法 宣郁清热，调畅气机。

方药 蝉衣6克 僵蚕10克 片姜黄6克 大黄0.5克 川楝子6克 大腹皮10克 槟榔10克 竹茹6克 枳壳6克 半夏10克 焦三仙各10克 水红花子10克 7剂。停服其他药物，饮食清淡，每天早晚慢步行走1～2小时。

二诊 自觉症状减轻，精神较好，力增，血红蛋白已升到70g/L，仍梦多。上方去大黄、川楝子、大腹皮、槟榔，7剂。

三诊 血红蛋白升到80g/L，余症皆减。继用前方加减。

蝉衣6克 僵蚕10克 片姜黄6克 大黄0.5克 雷丸10克 使君子10克 竹茹6克，枳壳6克 生牡蛎20克 7剂。

经上方加减继服4周后，5月15日再次化验。血红蛋白：130g/L，红细胞计数：4.4×10^{12}/L，血小板计数：150×10^{9}/L，血压：110/70mmHg。面色红润，饮食佳，余症皆除而告愈。

（选自《赵绍琴临证验案精选》）

第三章　医案学习要点

医案不像专著有条理性、系统性。从形式上看，各家的医案体例、论述、概念、逻辑性均不同，都有自己的观察角度和论述方式。所以，医家读案需要用心揣摩，细细体会，理出头绪，抽出要旨，得到自己想要的东西。如何去挑选呢？着眼点在哪里？医案中哪些内容值得我们关注？这些问题在医案阅读中至关重要，参照黄煌《医案助读》，提出以下学习要点。

第一节　医案审证

辨证论治为中医治病的精髓或特点之一。辨证，就是如何去认识、诊断疾病，论治是如何治疗疾病。辨证是论治的前提和依据。叶天士指出："若识证不明，开口动手便错矣。"华岫云说："医道在于识证、立法、用方，此为三大关键……然三者之中，识证尤为紧要。"

审证关键，就是准确把握反映疾病本质特征的症状和体征。临床上症状与体征并不明显，由于观察方法、观察角度、临证经验的局限，关键性的指征常常视而不见，置若罔闻。要抓住这些关键要素，必须经过一番由此及彼、由表及里、去伪存真的审证过程，使这些症状和体征逐渐清晰，从而达到正确诊断和正确治疗的目的。特别是在寒热错杂、虚实疑似之际，能识燠于寒，辨实于虚。名医高手的审证思路，对于读案者的辨证论治技能有很大的帮助。所以许多名医在撰写医案时着力描述辨证心法，审证要点，学习医案时要格外重视。

案例 1

产后诸证，首必通瘀，然亦不可以常理测者。表弟周鹤庭室，新产晕汗，目不能开，心若悬旌，毫无恶露。乃父何君诊之，按其脉有虚弦豁大之形，亟拉孟英图之，与以三甲、石英、丹参、琥珀、甘草、小麦、绿豆衣等药，覆杯即安，数服而愈。

或诘其何经知非瘀血为患？曰：此阴虚之体，既产而营液大脱，风阳上冒。虽无恶露，胸腹皆舒，岂可误作瘀肿，而妄投破血之药耶？

（选自《王孟英医案》）

按　本案不拘产后通瘀常法，而重滋阴潜阳。王氏根据产后阴血亏虚之体而出现头晕、汗出、心悸、目不得开且脉虚弦豁大，断为虚阳上冒。而用龟甲、鳖甲、牡蛎之三甲等药为主，滋阴潜阳，而获治愈。其辨治心法，值得研究和效法。

（选自《医案助读》黄煌按）

案例 2

社友韩茂远伤寒，九日以来口不能言，目不能视，体不能动，四肢俱冷，众皆曰阴证。比余诊之，六脉皆无，以手按腹，两手护之，眉皱作楚，按其趺阳，大而有力。乃知腹有燥屎也，欲与大承气汤。家属惶惧不敢进。余曰：吾郡能辨是证者，惟施笠泽耳。延至诊之，与余言若合符节。遂下之，得燥屎六七枚，口能言，体能动矣。故按手不及足者，何以救此垂绝之证耶？

（选自《医宗必读·卷三》）

按 此案给人有两点启发。①通体皆现虚象，一二处独见实证，则实证最为吃紧。此案六脉俱无，而趺阳脉大而有力，正是张景岳所谓的“独处藏奸”，辨证时当加注意。②李士材谓：“大概证既不足凭，当参之脉理，脉又不足凭，当取之沉候。”而此案李氏更进一层，又能从足背的趺阳脉而断胃家实否，实为可贵之经验。可见改进诊察的方法与范围，是提高辨证准确率的重要条件。

（选自《医案助读》黄煌按）

案例 3

运使王公叙，自长芦罢官归里，每向余言手足麻木而痰多。余谓：公体本丰腴，又善饮啖，痰流经脉，宜樽节为妙。一日忽昏厥遗尿，口噤手拳、痰声如锯，皆属危证。医者进参、附、熟地等药。煎成未服。余诊其脉，洪大有力，而面赤气粗，此乃痰火充实诸窍皆闭，服参附立毙矣。以小继命汤去桂、附，川生军一钱，为末，假称他药纳之，恐旁人之疑骇也。戚党莫不哗然，太夫人素信余，力主服余药。三剂而有声，五剂而能言。然后以消痰养血之剂调之，一月后步履如初。

（选自《洄溪医案》）

按 本案患者因罢官肝气郁结，气郁生痰，加之胖人多痰，忽昏厥遗尿、口噤手拳、痰声如锯，为痰火之实、诸窍皆闭之危象。徐氏用小继命汤去桂、附之热，加入生大黄泻火活血，全方以达消风、泄热、化痰、散邪之目的。待其邪尽后，方以消痰养血善其后。设若误用前医所拟温补之剂，则犯实实之戒，甚至“立毙”。

（选自《医案助读》黄煌按）

案例 4

褚某水尊堂，深秋久痢，口噤不食者半月余。但饮开水及瓜瓢汁，啜后必呕肠鸣，绞痛不已，烦渴闷乱，至夜转剧，所下皆脓血，昼夜百余次，小水涓滴不通。诸医束手告辞，始邀石顽。切其六脉动，皆弦细乏力，验其积沫，皆瘀淡色晦，询其所服，皆芩、连、槟、朴之类。因谓之曰：所见诸证俱逆，幸久痢脉弱，尚宜温补，姑勒一方。用理中加桂、苓、紫菀调之。服后小便即通，便得稍寐，三四日间糜粥渐进，痢亦渐减。更与理中倍参，伏龙肝汤泛丸，调理而痊。

（选自《张氏医通》）

按 本案为张璐治疗痢疾验案之一。深秋久痢，众医不辨时令脉症，屡进芩、连、槟、朴，苦寒伤阳，致使中阳受损，邪滞肠胃，则噤口不食，呕胀肠鸣；气血腐败，涌奔谷道，则小溲不通，便下脓血。张氏观其积沫，瘀淡血晦，六脉弦细无力，知系阳虚不能制阴。遂投理中汤温中散寒、补气健脾，加桂、苓化气利水，利前实后，佐紫菀温通肺气，宣上启下，通调水道，服后溲通痢减，糜粥渐进，继用丸剂温补调理而愈。虚寒性噤口痢，病人不食，病势危笃，张氏从振奋中阳，温理气机入手。可谓辨证准确，治法得宜。

（选自《医案助读》黄煌按）

（一）根据表述形式，把握关键证候

1. 开门见山式

在案首即明白辨证的关键指征，然后再阐明病机，或确立治法。

案例 1

秦久有胃痛，更加劳力，致络中血瘀。经气逆，其痛总在络脉中痹窒耳。医药或攻里，或攻表，置病不理，宜乎无效，形瘦清减，用缓逐其瘀一法。

蜣螂虫（选自炙）一两，䗪虫（选自炙）一两，五灵脂（选自炒）一两，桃仁二两，川桂枝尖生五钱，蜀漆（选自炒黑）三两，用老韭根白捣汁泛丸，每服二钱，滚水下。

（选自《临证指南医案》）

按　本案为叶天士治疗胃痛的验案之一。患者形体消瘦，胃痛经久不愈，且伴有胃气上逆之症，叶氏以病久入血，络脉瘀阻立论，药用虫蚁搜剔络瘀，为久痛之证开一新法。推测患者当有胃痛固定不移，舌黯黑少华等症。其用丸剂缓图其功，则因病人络瘀而久，非急攻所能奏效。

（选自《医案助读》黄煌按）

案例 2

气喘足冷过膝，唇口干，鼻塞，脉虚小。下气上逆，病在根本。勿以结痰在项，而漫用清克也。

肾气丸三钱盐药汤送

（选自《尤在泾医案》）

按　此喘为虚喘，肾气不足，气不摄纳，故云病在根本；气喘足冷过膝，是阳虚之证；脉虚小，即脉微细，为少阴阳虚之证，此两证为用附子药的主证，案首即点明，开门见山，直截了当，无所遮挡。从案中"勿以结痰在项，而漫用清克"之语看，当有颈项部结核肿块等症状，但因属枝节，作者未作详细记述。

（选自《医案助读》黄煌按）

案例 3

圆城和尚，腹痛下利，脉沉紧，舌淡白。寒居七，食居三，当用辛温酸收法。

四逆散各二钱五分　加薤白一两五钱　五味子八分　姜炭一钱五分

（选自《范文虎医案》）

按　腹痛下利表明病患在腑，然而治腹痛下利的方药甚多，是葛根芩连汤？或承气汤？或白头翁汤？作者紧接着点出识证关键——"脉沉紧，舌淡白"。葛根芩连汤证当脉滑数，舌红苔黄；承气汤证脉应沉实，而舌多干焦；白头翁汤本治便血，方中大剂苦寒，则舌必红绛，脉必弦数。故此案以脉舌排除其他方证。本案之脉沉，属气郁食滞，紧为寒主腹痛；舌淡白为中无郁热之征，提示病机为寒食交结，腑气不畅，所用四逆散调气解郁，重用薤白理气通阳散结。此为古法，《伤寒论》318条："泄利后重者，先以水五升，煮取三升，去滓，以散三方寸匕，纳汤中，煮取一升半。"范氏补充此汤证的脉证与舌证，更便于操作。

（选自《医案助读》黄煌按）

案例 4

朱右，形瘦色苍，木火体质，血亏不能养肝，肝气横逆，犯胃则呕，克脾则泻，津无上潮，口干舌光，经闭四月，脉象弦细，延即成损。拟敛肝柔肝，扶土和中。

（选自《丁甘仁医案》）

炙乌梅四分　陈木瓜五钱　大白芍钱半　云茯苓三钱　生白术三钱　炒淮药三钱　陈皮一钱　炒诃子皮五钱　炒御米壳五钱　灶心黄土四钱　焦谷芽四钱　陈米汤煎

十剂后，呕泻均止，加炒潞党二钱

按 瘦人阴虚火旺，舌光口干，脉象弦细，系肝胃阴伤，肝气横逆之证，治宜敛肝柔肝，健脾和胃。

（编者按）

案例5

王左，灼热旬余，咽痛如裂，舌红起裂且卷，口干不思汤饮，汗虽畅，表热犹壮，脉沉细，两尺空豁，烦躁面赤，肢冷囊缩，显然少阴证据，误服阳经凉药，危险已极，计惟背城借一，勉拟仲圣白通汤加猪胆汁一法，以冀挽回为幸！

附子二钱　细辛三分　怀牛膝一钱　葱白三个　上肉桂五分　左牡蛎七钱　猪胆汁一个冲入　微温服

（选自《张聿青医案》）

按 本案中症状乃一派阳热征象，然脉沉细、两尺空豁、口干不思汤饮等，可辨虚寒。张氏投温阳逐阴法挽救之，可见虚实之要，皆见于脉，若脉之真有力有神者，方是真实证；似有力似有神者，便是假实证。

（编者按）

2. 去伪存真式

医案先摆出假象或疑点，然后写出识证关键，从而推翻假设的结论。常常应用“虽”、“惟”、“但”、“而”、“然”等虚词，表示语气的转折，反映辨证论治的思维过程，并揭示真象。

案例1

面目身体悉黄，而中无痞闷，小便自利。此仲景所谓虚黄也。即以仲景法治之。

桂枝　黄芪　白芍　茯苓　生姜　炙草　大枣

（选自《王旭高医案》）

按 面目身体悉黄，一般首选考虑使用茵陈蒿汤。但案中以“而”字引出识证关键“中无痞闷，小便自利”。《金匮要略》：“男子黄，小便自利，当与虚劳小建中汤。”此案取法于此。小便自利，为中下无湿热之征；中无痞闷，为无湿热蕴郁之象。所以，虽全身发黄，应作虚黄论治。

（选自《医案助读》黄煌按）

案例2

惊悸易泄，腰疼足软，有似虚象，而实因痰火，盖脉不弱数，形不枯瘁，未可遽与补也。

半夏　炙草　秫米　橘红　茯苓　竹茹　远志　石菖蒲

（选自《尤在泾医案》）

按 惊悸易泄，腰疼足软，极易误作心肾不足而用补涩之剂，此案却以“而”字一转而为痰火实证。依据何在？作者又以“盖”字申明理由，“脉不弱数，形不枯瘁”，何虚之有？惊悸、腰疼、足软，均为病家主诉，而望形切脉则为医家所为。可见临床宜四诊合参。

（选自《医案助读》黄煌按）

案例3

凡证于阴阳虚实疑似之间，最当详审。此证音低神倦，似虚，而便泄臭水，中脘按痛，实也；肢冷脉细，似阴，而小便热痛，阳也。至于舌白谵语，乃痰蒙火郁之征。而日暮烦躁，为阴虚阳盛之兆。鄙意百般怪证，多属乎痰。痰蒙火郁，清化不解，须从下夺，即使正虚，而虚中夹实，亦当先治其实耳。

羚羊角　天竺黄　石菖蒲　胆星　鲜石斛　茯神　橘红　郁金　竹沥　姜汁　另滚痰丸

（选自《王旭高医案》）

按　音低神倦，肢冷脉细，全为虚象，但作者从便泄臭水、小便热痛、中脘按痛上得出病机属实的诊断，而采用了攻下涤痰法。案中采用两个“而”字点出识证关键。

（选自《医案助读》黄煌按）

案例4

但寒不热，便溏脉细，肢体面目俱浮，悉属阳虚见象。惟舌红无苔，此属阴伤之候；但口不干渴，乃君火之色外露。治当引火归元。

附桂八味丸加鹿角霜、党参、冬术

（选自《王旭高医案》）

按　舌红无苔，一般用养阴药是没有疑义的，但此方却进温补，其中便有深意可究。案中所载，大部为阳虚见证，与舌象不符。王氏细心观察，从“口不干渴”着眼，认定其舌红为“君火之色外露”所致，从而取引火归原法。案中的“悉”、“惟”、“但”三字，集中反映了作者的识证思路，不应草草读过。

（选自《医案助读》黄煌按）

3. 先因后果式

先写出病因或诱因、病机，然后引出主证，并作解释与分析，使读者看起来顺理成章。

案例1

沈右　心脾营血久亏，夹有肝阳，上犯肺胃，呛咳气升，心悸怔忡，经事先期，淋漓且多，气不摄阴，血虚则筋急而挛，腿足筋络酸痛，拟养心脾，柔肝育阴。

炙生地黄　沙苑　当归　白芍　牡蛎　料豆　淮山药　北沙参　川断　白术　红枣

（选自《孟河马培之医案论精要》）

按　本案中月经先期是由于气虚统摄无权，冲任不固所致。因日久每至月经先期量多，阴血耗伤导致心肝血虚，心神失养而见心悸怔忡；肝经失濡而见筋脉挛急；且因肝主疏泄而藏血，体阴而用阳，今肝脏阴血不足，肝阳上亢，上犯肺胃之机故见呛咳气升，治疗宜益气治本，然阴血久耗，出现气血阴液不足。故马氏立法遣药以养血育阴为主，同时以白术、山药、红枣等健脾养血，佐以白芍、牡蛎柔肝潜阳。待阴血充足，再以益气固摄为主，方可使气血调和，月事通顺，诸症自解。

（编者按）

案例2

暑湿热病下痢，始系赤白垢腻，昼夜数十余次，旬日后，痢虽减而纯下血矣。伤及肝肾，病情最深，非易治者。姑先清热存阴，宗厥阴下痢之条，拟白头翁汤合黄连阿胶汤意。

白头翁三钱　秦皮一钱五分　丹皮一钱五分　黄连一钱　地榆炭二钱　白芍一钱五分　荷蒂三分　炒黄柏一钱　阿胶蛤粉拌炒一钱五分

（选自《柳选四家医案·爱庐医案》）

按　先点出病为暑湿热病的痢疾，然后叙述大便情况，以“纯下血”说明病情已经深入厥阴，导出方名。白头翁汤和黄连阿胶汤均是治疗血痢的主方。本案层层递进，明白晓畅。

（选自《医案助读》黄煌按）

案例3

苏某,向来翻胃,原可撑持,秋季骤加惊忧,厥阳陡升莫制,遂废食不便,消渴不已如心热,呕吐涎沫,五味中喜食酸甘。肝阴胃汁,枯槁殆尽,难任燥药通关。胃属阳土,宜凉宜润;肝为刚脏,宜柔宜和,酸甘两济其阴。

乌梅肉　人参　鲜生地　阿胶　麦冬汁　生白芍

(选自《临证指南医案·噎膈反胃门》)

按　本案所用为酸甘化阴、柔肝安胃方。案语道出其既往有反胃宿疾,又加情志所扰,导致肝阳暴升,出现烦渴呕吐,不食不便等证,尤其是"喜食酸甘"一证,导出肝胃阴虚。案尾对胃与肝属性及治法的论述十分得体。

(选自《医案助读》黄煌按)

第二节　医案立法

徐灵胎:"凡述医案,必择大症及疑难症,人所不能治者数则,以立法度,以启心思,为后学之所法。"江瓘编辑《名医类案》的原则是"变法稍有出奇者采之,诸庸常者不录"。因而,对于那些久病顽疾、疑难杂症,前人医案中有不少独特的治疗经验,正是初学者所应努力汲取的。读案时,要对立法之理加以研究。

案例1

中气虚寒,得冷则泻,而又火升齿衄。古人所谓胸中聚集之残火,腹内积久之沉寒也。此当温补中气,俾土厚则火自敛。

四君子汤加益智仁　干姜

(选自《柳选四家医案·尤在泾案》)

按　口舌碎痛、齿衄,多责之阴虚火旺,而两案却以四君子汤加姜治之,是属"厚土敛火"法。此证脾胃虚寒为本,所谓"腹内积久之沉寒",故见腹中常痛、大便不实或得冷则泻等症;虚火上炎为标,所谓"胸中聚集之残火",故见口舌诸症。厚土,即温中散寒,脾胃强健,水谷精气游溢,浮火自敛。

(选自《医案助读》黄煌按)

案例2

鲍某,风湿客邪留于经络,上下四肢流走而痛,邪行触犯不拘一处,古称周痹,且数十年之久,岂区区汤散可效?凡新邪宜急散,宿邪宜缓攻。

蜣螂虫　全蝎　地龙　穿山甲　蜂房　川乌　麝香　乳香

(选自《临证指南医案》)

按　痹症之成多由风寒湿三者所致,然病久邪已入络,与血混处,已非散寒祛湿所能奏效。叶氏取虫类药搜剔络中宿邪,另川乌之辛热,麝香、乳香之香窜,亦能行气活血而松病根。

(选自《医案助读》黄煌按)

案例3

戴某,泄泻宜健脾,遗泄宜补肾,此一定之成法也。但细审病情,口疮足瘰,舌苔黄腻,脉象带数，胃口能纳不化，此必脾脏有蕴湿蒸郁，外及于胃，故久泄不止；内外相结，故遗泄时作。用药之法，当就脾脏清泄湿热，遽投补剂，转恐助邪。

于术　小茅术　黄柏(酒炒)　砂仁(盐水炒)　茵陈　广陈皮　苡仁　生甘草　豆卷　枳实　炙鸡金　荷叶　另刘松石猪肚丸

（选自《柳宝诒医案》）

按　遗精虽由精关不固而发，因肾气亏虚不得摄纳者有之，相火暗动精关自开者有之，脾家湿热下注扰动精关者亦有之，治疗不能拘执补涩一端。柳氏所立清利湿热法，可供借鉴。

（选自《医案助读》黄煌按）

案例4

张某，左寸关搏指，心肝之阳亢；右脉小紧，脾胃虚寒。是以腹中常痛，而大便不实也。病延四月，身有微热，是属虚阳外浮，近增口舌碎痛，亦属虚火上炎，津液消灼，劳损何疑？今商治法，当以温中为主，稍佐清上，俾土厚则火敛，金旺则水生。古人有是论，幸勿为世俗拘也。

党参　白术　茯苓　炙甘草　炮姜　五味子　麦冬　灯心

（选自《王旭高医案》）

案例5

李某，男，胃病已八年，多作于食后三小时许，得食可稍缓，曾有黑粪史。其为溃疡病，殆无疑义。

凤凰衣30g　玉蝴蝶30g　轻马勃20g　象贝母20g　血余炭15g　琥珀粉15g

共研细末，每服2g　一日三次，食前服。

原注：患者经钡餐造影确诊为复合溃疡，共服上方两料，复查龛影消失，而告痊愈。

（选自《章次公医案》）

按　中虚胃痛，传统以黄芪建中汤为主方，温中和营。而章氏采用生肌收敛、活血消瘀之法，令人耳目一新。凤凰衣养阴生肌，外用治口疮，《分类草药性》谓“煅研涂疮，生皮”。玉蝴蝶润肺舒肝，和胃生肌，能治肝胃气病，疮口不敛。马勃止血而能敛疮。象贝母亦有医疮散结之功，对于胃痛吞酸，尤为适宜。琥珀、血余炭止血消瘀。六药共研细末吞服，外治药内服，是溃疡病治疗的又一疗法。

（选自《医案助读》黄煌按）

案例6

李左，脱肛坠胀，燥粪结于直肠，气虚阴亏，肠中宿垢不得下达，胃呆纳少，宜理脾通胃，升清降浊。

全当归三钱　炙升麻六分　淡肉苁蓉三钱　苦桔梗三钱　陈广皮一钱　炒谷芽　炒麦芽(各)三钱　炙枳壳一钱　全瓜蒌三钱　郁李仁三钱　火麻仁四钱　白通草八分

（选自《丁甘仁临证医集》）

按　本案为丁甘仁治疗脱肛验案之一，由气血亏虚而导致脱肛，并伴有胃呆纳少，大便不通等症状，清气不升，脱肛不复；而浊阴不降，则清气难升。故丁氏用润肠丸加全瓜蒌，缓通其便而降浊；桔梗、枳壳升降开泄，配合升麻，加强升提之力，共奏升清降浊之力，使下陷之气得以升提。

（选自《丁甘仁临证医集》）

第三节　医案古方应用与发挥

所谓古方，主要指仲景方，被后世奉为“医方之祖”。由于原方叙症简略，某些经方药性峻猛，如何正确而灵活地运用古方，发挥古方的更大作用，是中医学探讨的一大课题。历代名医在古方运用方面，积累了宝贵的经验，这些经验绝大部分保留在他们的医案中。因而，揣摩前人运用古方的经验，也是读案的主要内容。一般来说，应注意两方面的内容，一是如何把握用方指征，从而可推测方证的病机；二是如何加减化裁，从而可了解方药的变化。

案例1

头痛，恶寒，脉紧，言謇，肢冷，舌色淡，太阳中风，虽系春季，天气早间阴晦，雨气甚寒，以桂枝二麻黄一法。

去麻黄节9克　桂枝18克　炙甘草9克　杏仁15克　生姜六片　大枣二枚

煮三杯，得温汗，再服，不汗促投其间。

（选自《吴鞠通医案》）

按　头痛恶寒脉紧是麻黄汤证，肢冷舌色淡，显系阳虚体质，表证虽急，但又不宜峻发，吴氏用之目的，不外以桂枝汤顾护阳气，麻黄汤散表邪，两者相互为用。

案例2

江应宿治其岳母，年六十旬，六月中旬，身热如火，口渴饮冷，头痛如破，脉虚豁，二三至一止，投人参白虎汤三帖，渴止热退，惟头痛，用白萝卜汁吹入鼻中，良愈。

（选自《古今医案按》）

按　此证用白虎汤自是正法，惟脉不洪大而虚豁，故加人参以扶元气。白萝卜汁吹入鼻中外治法亦妙。

案例3

内损虚证，经年不复，色消夺，畏风怯冷，营卫二气已乏，纳谷不肯充养肌肉，法当建立中宫，大忌清寒理肺，希冀止嗽，嗽不能止，必致胃败减食致剧。

黄芪建中汤去姜。

案例4

吕某，脉左细，右空搏，久咳吸短如喘，肌热日瘦，为内损怯症。但食纳已少，大便亦溏，寒凉滋润，未能治嗽。徒令伤脾妨胃。昔越人谓上损过脾，下损及胃，皆属难治之例。自云背寒忽热。且理心营肺卫，仲景所云：元气受损，甘药调之。二十日议建中法。

黄芪建中去姜。

案例5

任某，劳力伤阳，自春至夏病加，烦倦，神羸，不食，岂是嗽药可医？《内经》有“劳者温之”之训，东垣有甘温益气之方，堪为定法。

归芪建中汤。

案例 6

李某，久嗽经年，背寒足跗常冷，汗多，色白，嗽甚不得卧，此阳微卫薄，外邪易触，而浊阴夹饮上犯。议和营卫，兼护其阳。

黄芪建中汤去饴糖加附子、茯苓。

（以上均选自《临证指南医案》）

按　黄芪建中汤为仲景治虚劳里急、诸不足之方。叶天士亦擅用此方理虚。从中可见，叶氏多用于形瘦神倦、时寒时热、自汗、畏风背寒、饮食减、色白、脉虚细或空大等证，究其病机，不外肺脾两虚、营卫交损。若身痛，为营血不足，故加当归；足跗清冷，肾阳亦见虚象，故加附子。去姜者，缘气阴不足，恐姜辛耗气伤阴。

（选自《医案助读》黄煌按）

案例 7

钟右，病伤寒七日，发热无汗，微恶寒，一身尽痛，咳痰不畅，肺气闭塞使然也，痰色黄，中已化热，亦麻黄石甘汤加浮萍。

（选自《经方实验录 · 曹颖甫医案》）

案例 8

朱锡基家一婢女，病发热，请予诊治，予轻剂透发，次日热更甚，未见疹点，继于透发，三日病加剧。细诊察病者痧已发而不畅，咽喉肿痛有白腐意，喘声大作，呼吸困难不堪，咯痰不出，身热胸闷，目不能张视，烦躁不得眠，此实烂喉痧之危候，当与麻杏石甘汤略加芦根、竹茹、蝉衣、蚤休等透发清热化痰之品，服后继得安睡，痧齐发而明，喉痛渐除，继与调理三日而愈。

（选自《经方实验录 · 姜佐景医案》）

按　曹用本方之关键，在于痰色黄，为里热之证，姜案用本方之关键，在于痧已发而不畅，且呼吸困难。两案之病情虽迥异，但其为肺气壅遏不利而致。麻杏石甘汤亦为辛凉甘润之法，清宣肺气，清肺热之功，非他方所能及。故能应手取效。

（选自《医案助读》黄煌按）

案例 9

大南门郭左　洞泄当分利。

川桂枝一钱　猪茯苓各三钱　生白术三钱　炒泽泻二钱

（选自《曹颖甫先生医案》）

按　本案用药为五苓散全方。《伤寒论》原用本方治疗脉浮、小便不利、微热、消渴的蓄水证与表证未解、发热而烦、渴欲饮水、水入则吐的水逆证。病证名称不同，但水湿内蓄则一。本案所指“洞泄”，为泄泻无度，空洞无物之谓，多责之寒湿。曹氏以五苓散治之，与《伤寒论》的原意是相符的，从而为我们提供了运用仲景方的范例。此案虽未记述脉证，但从用药推测，当有小便不利、腹鸣、渴欲饮水、脉濡等症。

（选自《医案助读》黄煌按）

案例 10

何保义从王太尉军中，得伤寒，脉浮涩而紧。许叔微曰：“若头痛，发热，恶风无汗，则麻黄汤证，若烦躁则青龙汤证。”何曰：今烦躁甚。投以大青龙，三投汗解。

（选自《名医类案》）

按 不汗出而烦躁，为大青龙汤证。《伤寒论·太阳篇中》38条，为寒闭于表，热郁于里所致。

（编者按）

案例 11

郑某，吐血盈碗，孟英诊之。右关洪滑，自汗口渴，稍一动摇，血即上溢，人皆虑其脱，意欲补之。孟英曰：如脱，惟我是问。与白虎汤加西洋参，大黄炭，一剂霍然。

（选自《王孟英医案》）

按 脉洪滑、自汗、口渴，为阳明气热之证，故投白虎汤。加西洋参救阴，大黄炭降火止血，如此调剂，精简不繁。

（选自《医案助读》黄煌按）

案例 12

张某，脉沉，湿热在里，郁蒸发黄，中痞恶心，便结溺赤，三焦病也，苦辛寒主之。

杏仁　石膏　半夏　姜汁　山栀　黄柏　枳实汁

（选自《临证指南医案》）

按 此案用药化裁于《伤寒论》治伤寒身热发黄的栀子柏皮汤。因其恶心，故加姜汁、半夏以降逆和胃；因其中痞便结，故加枳实、杏仁以宣化泄痞，加石膏者，清其无形之热；所以去甘草者，以甘能满中，痞恶不合之故。综观此案用药，加减进退，井井有条，诚古方应用的范例。

（选自《医案助读》黄煌按）

案例 13

封左，诊脉浮紧而弦，舌苔干白而腻，身热不扬，微有恶寒，咳嗽气逆，十四昼夜不能平卧。咽痛淡红不肿，两颧赤色。据述病起于夺精之后，寒邪由皮毛而入于肺，乘虚直入少阴之经，逼其水中之火，飞越于上。书曰：戴阳重症也。阅前方，始而疏解，前胡、薄荷、牛蒡、杏、贝之品；继则滋养，沙参、石斛、毛燕、川贝，不啻隔靴搔痒，扬汤止沸。夫用药如用兵，匪势凶猛，非勇悍之将，安能应敌也？拙拟小青龙合二加龙骨汤，一以温解寒邪，一以收摄浮阳，未识能挽回否？尚希明哲指教。

蜜炙麻黄五分　川桂枝八分　大白芍三钱　生甘草八分　熟附片钱半　牡蛎（煅）四钱　花龙骨四钱　五味子（干姜三分拌捣）一钱　光杏仁三钱　仙半夏三钱　水炙桑皮二钱　远志八分

（选自《丁甘仁医案》）

按 此案病在太阳少阴二经，呈上盛下虚之局。丁氏以小青龙汤温解太阳寒邪内定喘嗽，以二加龙骨汤匡扶少阴阳气而摄浮阳，如此配合又寓《伤寒论》治太少两感证的麻附细辛汤意。然不用细辛，恐其气盛而味烈，不宜于上盛下虚之证。据载，此药服二药后，气喘渐平；去麻黄，又服二剂，颧红退，即用平淡之剂调理五六剂而痊。

（选自《医案助读》黄煌按）

第四节　医案转方转法

转方是中医临证的重要环节，可以反映前诊的诊察效果。医家对疾病传变规律的掌握程序和应变能力，可通过转方反映出来，而读者通过揣摩名医的转方之法，也能提高临床应变能力。秦伯未先生说："凡医案观其变化处，最耐寻味。"所以，读案时，对医案中治法的变更和药物的增减，皆应细心体会，以追寻名医的思路。

案例1

脾肾之阳素亏，醉饱之日偏多。腹痛拒按，自汗如雨，大便三日未行，舌垢腻，脉沉实。湿痰食滞，困结于内，非下不通，而涉及阳虚之体，又非温不动。许学士温下之法，愿从仲圣大实痛之例化出，今当宗之。

制附子五分　肉桂四分　干姜五分　生大黄四钱　枳实一钱五分　厚朴一钱

再诊　大腑畅行，痛止汗收，神思倦而脉转虚细。拟养胃和中。

北沙参三钱　甘草三分　橘白一钱　白扁豆三钱　丹皮一钱五分　石斛三钱　白芍一钱

（选自《柳选四家医案·张仲华医案》）

按　前诊腹痛、脉实、舌垢，非温下不足以导其积滞，故生大黄用至四钱；再诊腑气已通，实象已除，惟用轻剂养胃和中已足。可见转方时的治法、方药及剂量均应据证而定，随证而变。

（选自《医案助读》黄煌按）

案例2

胃虚气热，干呕不便。

橘皮竹茹汤　加芦根　粳米

再诊　呕止热退。

石斛　茯苓　半夏　广皮　麦冬　粳米　芦根　枇杷叶

三诊　大便不通。

生首乌　玄明粉　枳壳

四诊　大便通，脉和。惟宜滋养。

石斛　归身　秦艽　丹皮　炙草　茯苓　广皮

（选自《柳选四家医案·尤在泾医案》）

按　证随机转，方随证变，这是转方的基本原则，即以病机证候的变化而变更治法方药。本案初诊见发热、干呕不便，为胃虚气逆，通降失司之证，方用参、粳补胃虚，芦、茹清胃热，姜、橘开痰气，药后逆气即平。二诊仍养胃降逆。因胃津未能即刻来复，肠腑燥热，见大便不通，脉实，推想症情较急，非甘寒濡润所能奏效，故三诊取大承气汤法。不过大黄易生首乌，清热通便尚能生津，枳实易枳壳，意取降逆气，去厚朴之辛燥，是急则治标之法。四诊大便通，脉亦缓和，故惟和养为宜。

（选自《医案助读》黄煌按）

案例3

张(左)，湿温旬日，烦热无汗，赤疹隐约不透，胸次窒闷异常，咳不扬爽，时带谵语，频渴不欲饮，饮喜极沸之汤。脉数糊滑，苔白心黄，近根浓。此由无形之邪，有形之湿，相持不化，邪虽欲泄，而里湿郁结，则表气不能外通，所以疏之汗之，而疹汗仍不能畅。热与湿交蒸，胸中清旷之地，遂如云雾之乡，神机转致弥漫。深恐湿蒸为痰内蒙昏痉。

三仁汤去滑石、川朴、竹叶，加豆豉、橘红、郁金、枳壳、桔梗、菖蒲、佛手。

二诊　昨进辛宣淡化，上焦之气分稍开，熏蒸之热势稍缓，神识沉迷转清，谵语指搐已定，烦闷亦得略松，舌苔较退。但气时上冲，冲则咳逆，脉数糊滑。良以郁蒸稍解，而邪湿之势，尚在极甚之时，虽有退机，犹不足济。肺胃被蒸气难下降，所以气冲欲咳，仍未俱减也。前法之中，再参疏肺下气。

甜葶苈(选自五分)　通草　光杏仁　制半夏　冬瓜子　广郁金　薄橘红　滑石块　炒枳壳　枇杷叶　桔梗　竹茹

三诊　胸闷懊烦，气冲咳逆，次第减轻，咯吐之痰，亦觉爽利。舌苔亦得大化，但脉仍不扬。其肺胃之间，尚是熏蒸之地，表不得越，邪无出路，还难恃为稳当也。

光杏仁　广郁金　淡黄芩　桑叶　甜葶苈　桔梗　白蔻仁　生薏仁　制半夏　炒香豆豉　橘红　枇杷叶

四诊　咳嗽气逆大退，痰亦爽利，谵语热烦亦得渐减，特小溲清而不爽，大便不行，频转矢气，脉数糊滑，苔化而中独浓。犹是湿痰内阻，邪难泄越再导其滞。

郁金　橘红　桔梗　制半夏　赤茯苓　生薏仁　滑石　通草　萆薢　竹沥达痰丸(三钱，佛手通草汤先送下)

五诊　大便畅行，燠烦大定，热亦较轻，口渴亦减。但赤疹虽布，甚属寥寥汗不外达。脉象较爽，舌根苔白。邪湿之熏蒸，虽得渐松而未能透泄。须望其外越方为稳妥也。

光杏仁　郁金　橘红　生薏仁　枳壳　滑石块　炒蒌皮　葶苈子　桔梗　通草　木通　制半夏　赤白茯苓

六诊　熏蒸弥漫之势虽松，而湿性黏腻不克遽行泄化，里气不宣，表气难达，汗不得发越，咳嗽气逆，小溲不爽。脉数滑苔白，邪湿互相犄角，尚难稳当。

郁金　光杏仁　橘红　冬瓜子　桔梗　鲜佛手　制半夏　生薏仁　蔻仁　赤猪苓　通草　苇茎

七诊　热势降序，咳亦渐松，然湿从内搏，邪从外越，是以热势恋恋不退，不能外达，而欲从内化，非欲速可以从事也。

豆卷　滑石　光杏仁　郁金　制半夏　通草　新会皮　猪苓　桔梗　枳壳　生薏仁　鲜佛手

八诊　清理余蕴方

豆卷　生薏仁　制半夏　通草　广皮　福泽泻　光杏仁　鲜佛手　白蔻仁　真佩兰

如胸闷加桔梗、郁金，甚者川朴、枳壳、藿香，头胀加蒺藜、天麻、僵蚕，理胃加生熟谷芽、沉香曲、玫瑰花。

(选自《张聿青医案》)

按　据张氏经验，湿温向愈的关键，是促使邪气外透，使表热外扬，而邪机不外透者，为湿温蕴蒸。故治疗须辛宣开泄，冀其化热。此案亦属此理。患者烦热无汗，且见谵语，赤疹，貌似邪机入营，然张氏据其"赤疹隐约不透，胸次窒闷异常，咳不扬爽，频渴不欲饮，饮喜极沸之汤"，及"苔心黄，近根厚"等临床表现，断为病位尚在气分，而促其里湿外泄是透邪之关键。药后果见转机，后连续多诊，均从肺治，终使患者转危为安。

(选自《医案助读》黄煌按)

案例 4

张某，男 30 岁

初诊　二日来身热不甚，但咳，痰吐不多，口微渴而苔薄白，病已两天，本属风热侵犯于卫，肺失宣降，应服桑菊饮治之。但误服桂枝汤一剂，并饮红糖生姜水取汗。今晨身热颇壮，体温 39.7℃，咽红肿痛，且有白腐，咳嗽，痰中带血，胸宇刺痛，头痛口干，渴饮思凉，两脉弦滑且数，舌绛干裂，心烦，昨夜不能入睡，今晨神志不清，大有神昏谵语之势。本为风热犯卫，肺失清肃，前医错认为风寒犯表，以辛温之剂，发汗解表，孰不知汗为心液，误汗伤阴。况本为热邪，而又用辛热之品，势必促其温热内陷，神昏谵语。急以宣气热兼以疏卫，凉营分以开神明之法。此风温化热，逆传心包，防其增重。

蝉衣 3 克　僵蚕 6 克　连翘 12 克　银花 12 克　杏仁 9 克　片姜黄 6 克　竹茹 9 克　菖蒲 9 克　鲜茅芦根各 30 克　生石膏 24 克　一付

二诊　药后身热渐退，体温 39.1℃，神志较清，咽红肿痛皆减，干咳，痰中血渍未见，昨夜已得安睡。昨进疏卫凉营之剂，今日神苏热减，病势好转，再以前方加减为治。

前胡 3 克　僵蚕 6 克　蝉衣 3 克　连翘 9 克　银花 12 克　姜黄 6 克　知母 6 克　生石膏 15 克　焦三仙各 9 克　鲜茅芦根各 30 克　二付

三诊　身热退净，体温 37.2℃，咽红肿痛已止，咳嗽已微，夜寐较安，大便通而小溲短少，舌白苔厚腻，质略红，两脉弦滑皆细，数象已无。温邪误汗以后，阴分已伤，前服清热凉营之剂，病势大减。再以清气热、肃降化痰之法。

生紫菀 3 克　前胡 3 克　杏仁 6 克　川贝 6 克　黄芩 6 克　鲜茅芦根各 30 克　焦三仙各 9 克　三付

四诊　病已基本痊愈，仍有一二声咳嗽，原方继进三付，再休息一周，忌荤腥甜黏之味即愈。

按　此为风温误治案。本属风温袭肺，若投辛凉轻剂桑菊饮轻清宣透即愈。医者误作风寒，用桂枝汤并姜汤发其汗。汗虽出而阴益伤，热益重，咽肿白腐，神识将昏矣。温病忌汗，犯其禁必祸不旋踵。此时病机虽属邪陷心包，而论治法则不可骤用寒凉。宜仿叶天士透热转气之法，透邪外出，则不致内闭生息。故用以疏调气机见长的升降散，合银翘透邪于外，杏仁宣肺于上，菖蒲开窍于中，茅芦根分消于下，三焦通畅，内外和调，内陷之温邪外泄有路，故药后即见转机。此透热转气之法，与单执寒凉以疗热病者迥异。若一见神昏，便投三宝之类，则恐寒凉闭郁气机，内陷之邪更难外透矣。赵师常言，叶氏透热转气之法乃温病第一要法，适用于卫气营血各个阶段，其奥义就在于给邪气以出路。本案的治疗正体现了这一指导思想。

（选自《赵绍琴临证验案》）

案例 5

李某，男，42 岁，1987 年 9 月 6 日初诊。

病史　患者 11 年前双肘、膝散在出现皮疹，表面白屑，于外院诊为“银屑病”，间断治疗无好转，皮疹渐多，波及头皮和躯干。3 年前又出现关节痛，以指趾关节为重。曾服用双酮嗪、布洛芬等药物，1 月前又因肝功异常、白细胞减少停用。2 天后出现高热，体温 39.7℃，全身皮肤潮红肿胀，大量脱屑，关节红肿疼痛加重，不能端碗持物，口干舌燥，不思饮食，大便干燥小溲黄赤，又加服双酮嗪仍无好转，来我院收入治疗。

诊查　全身情况差，急性重病容。体温 38.9℃，脉搏 120 次/min。全身皮肤弥漫潮红，肿胀，表面大污垢脱屑。双手、足、小腿高度肿胀，远端指趾关节肿胀畸形，屈曲困难。双腋下、腹股沟淋巴结肿大伴压痛。舌红绛,无苔,脉弦滑数。化验:血沉 94mm/h,肝功异常,关节 X 线拍片示双指趾远端关节骨质破坏,关节间隙变窄可见相状改变及远端骨质侵蚀。

西医诊断　关节型红皮病型银屑病。

辨证　寒湿瘀阻经络,郁久化热,毒热炽盛。

治法　清热凉血解毒,活血通络。

处方　羚羊角粉 0.6 克(冲)　生地 30 克　丹皮 15 克　赤芍 15 克　紫草 15 克　白茅根 30 克　忍冬藤 30 克　板蓝根 30 克　大青叶 30 克　重楼 15 克　白花蛇舌草 30 克　丹参 15 克　鸡血藤 30 克　天仙藤 15 克　外用普连膏。

继续维持入院前已服的双酮嗪每日 0.4 克。体温高于 38.5℃时给予消炎痛栓 50 毫克纳入肛内。其他采用对症处理。

二诊　服药 5 剂后体温正常,精神食纳好转,大便正常,关节疼痛减轻。皮疹转暗,潮红、肿胀减轻,自觉瘙痒。前方去忍冬藤、天仙藤,加车前子 15 克,白鲜皮 30 克。

三诊　服药 21 剂,皮肤潮红、肿胀基本消退,但关节疼痛较重,尤以晨起受凉时为著。诊查见舌质淡,苔薄白,脉沉缓。此为毒热已解,寒湿之邪盛,经脉阻隔,气血瘀滞之象。治当以温经散寒,活血通络,佐以除湿解毒。

处方　制川草乌各 6 克　秦艽 15 克　乌梢蛇 10 克　鸡血藤 30 克　天仙藤 10 克　络石藤 10 克　首乌藤 30 克　丹参 15 克　忍冬藤 30 克　紫草 15 克　土茯苓 30 克　薏苡仁 30 克　重楼 15 克　白花蛇舌草 30 克

四诊　服上方 14 剂,关节红肿减,疼痛减轻,已不需解热镇痛药。血沉 43mm/h。躯干、下肢红斑仍浸润肥厚,有多层银白色鳞屑。加强养血活血润肤之品。

处方　三棱 10 克　莪术 10 克　桃仁 10 克　红花 10 克　丹参 15 克　赤白芍各 15 克　当归 10 克　首乌藤 30 克　鸡血藤 30 克　天仙藤 10 克　秦艽 15 克　土茯苓 30 克　薏米仁 30 克　重楼 15 克　白花蛇舌草 30 克

五诊　服药 28 例,全身皮损已退,仅小腿残留小片皮疹,关节疼痛缓解。以双酮嗪 0.2 克每日维持,出院巩固治疗。

按　银屑病性关节炎中医辨证多系风、寒、湿、毒之气杂至,痹阻经络。急性期多为风湿毒热。本例患者初诊时皮损弥漫潮红,关节红、肿疼痛,舌红绛,脉弦滑。为寒湿之邪郁久化热,毒热炽盛,故初诊治法以清热凉血解毒,活血通络。急则治标,先清解毒热。方中以羚羊角粉、生地、丹皮、赤芍、紫草、白茅根清营凉血;丹参、鸡血藤、天仙藤、忍冬藤活血通络;板蓝根、大青叶、重楼、白花蛇舌草清热解毒。诸药配合,使毒热外透。服药 5 剂,体温即降至正常。至 3 诊时皮肤潮红、肿胀基本消退,毒热渐清,寒湿本象显露,舌淡苔白,脉沉缓。属寒湿邪盛,经脉阻隔,气血瘀滞。又以制川草乌、秦艽、乌梢蛇、鸡血藤、天仙藤、络石藤、首乌藤等温热之品温经散寒,活血通络,佐以紫草、土茯苓、薏苡仁、重楼、白花蛇舌草除湿解毒,使药味不致过于燥烈。14 剂后,关节疼痛明显减轻,但皮损部浸润肥厚,又投以大剂养血活血润肤之品,终收显效。

(选自《张志礼医案》)

医案中转方不外是更方或不更方,而诊疗效果不外是效与不效,所以就出现效不更方、效而更方、不效更方、不效也不更方 4 种情况。分析如下:

(1) 效不更方:前诊取效以后,为巩固疗效,常常不更前方,或照方再抄,或略事加减,医案中经常有"药即中的,勿庸更方"、"既获效机,仍宗原意出入"等语。效不更方的依据,一般是正邪对比的状态尚无质的变化，病机也没有根本的变化，故不能因某些症状的改善而认为疾病已经痊愈而更改治法方药。

(2) 效亦更方：取效之后，病机变化，或标去而本显，或热去而湿存，或邪去而正伤，故转方时应当更改治法方药。

(3) 不效更方：服药不效，原因很多，有辨证不当者，有药力不够者，也有病家本身的原因，或服法不当，或护理不当。如不效的原因是辨证失误，药不对证的话，应当更方。

(4) 不效亦不更方：这种情况多见于病根深伏，或病程较长的疾病。病根深伏不易数剂即见功效，故虽辨证无误，方药对证，也常可出现症状无改善的情况，此时宜守方不变。病程较长的疾病由于自身演变的特点，不可能在短期内立即停止传变，只要理法方药正确，即使暂未取效，也宜守方不变。例如，湿温病，湿热互结，缠绵难愈，前人每以抽丝剥茧来形容，故宜守住分消湿热之法，不可以为如风寒一汗可解，火热一清可平，而遽用发汗与苦泄。

以上可见，“更方与否”与“效与不效”之间，并没有必然的联系，也不是更方与否的依据。决定更方与否还是着眼于病机的变化，具体情况具体分析，辨证论治，即“证随机转，方随证变”，所以，在读医案时对于转方之法的学习，不外是加深对辨证论治的理解，所以，读案以入细为要，于细微处见精神。

(选自《医案助读》黄煌按)

第五节　医案方药剂型与煎服法

中药的剂型与服法是中医临床的重要组成部分，与治疗效果的好坏有极为密切的关系。历代名医医案，这方面的内容十分丰富。因此，在学习阅读医案时，要格外加以留心。

案例1

头项强痛而恶寒，脉缓有汗，太阳中风，主以桂枝汤。

桂枝9克　芍药6克　炙草6克　生姜9克　大枣二枚

水五杯，煮二杯，第一杯服后，即食稀热粥，令微汗佳，有汗，二杯不必服粥，无汗仍然。

(选自《伤寒论译释·吴鞠通医案》)

按　汤剂使用最为广泛，其特点是吸收快，易发挥作用，便于加减使用，故外感病，使用较多。本案为太阳中风证，所用桂枝汤为古方，《伤寒论》以微火煮，去药滓后，温服三分之一，稍后喝热稀粥，以助药力，并要温覆取微汗。

(编者按)

案例2

吴西，患疟，寒微热甚，旬余不愈。孟英诊之，脉滑而长，疏大剂白虎汤与之。渠兄濂中云：沈、顾二君，皆主是方，屡服无效。孟英索方阅之，汤虽白虎，而石膏既少且煨，兼不用米，因谓其兄曰：汤虽同，君药未重用，而去米，加花粉、竹茹等，其力不同科矣。濂仲大悟，服之寻愈。此可以见服药不可徒有汤头之名也。

(选自《王孟英医案》)

按　既用古汤方，当遵原法炮制，白虎汤石膏必用生石膏，且应加粳米同煎。

(选自《医案助读》黄煌按)

案例3

江某，脉弦迟，汤水不下膈，呕吐涎沫，此阳结，饮邪阻气，议以辛热通阳，反佐苦寒利膈，用泻心法。

人参　附子　干姜　先煎一杯，入姜汁四分。

川连　黄芩　半夏　枳实　滚水煎，和入前药服。

（选自《临证指南医案》）

按　汤剂的煎法有时比较复杂，有先煎者，有后下者，有烊后兑入者，还有用沸水泡后混入者。本案根据药物性能的不同，采取热药先煎，凉药泡服的方法，即《伤寒论》附子泻心汤、大黄黄连泻心汤的麻沸汤渍之意，“寒热异其气，生熟异其性，药虽同行，而功则各奏”。

（选自《医案助读》黄煌按）

案例4

朱师母，失音多时，前方皆从阴虚着眼不效。今舌淡白，眼胞灰黑，寸口脉闷而短。

小青龙汤三分泡服。

（选自《近代中医流派经验选集·范文虎医案》）

按　据整理者介绍，小青龙汤三分泡服者，即方中姜半夏三钱，余皆三分是也。此方于感冒失音者用之，夜间开水泡服，覆被取汗，明晨音即扬，屡获显效。从范氏医案可见，此法尚用治风寒外郁未撤的咳嗽吐血。麻桂等轻剂泡服，为取其轻清之气，以达皮毛，而无辛温伤阴动血之弊。

（选自《医案助读》黄煌按）

案例5

王某，女，头痛达十年之久，作辍无常，痛剧则呕吐频作，彻夜不寐，痛苦不可名状。治风当先治血，古有名训，但追风通络之品，仍不可少。

炮附块一两　全当归一两　大川芎六钱　甘枸杞六钱　明天麻六钱　藁本六钱　大蜈蚣十条　炙全蝎六钱　制半夏六钱　绵黄芪一两　炒枣仁六钱　茯苓六钱　生白术六钱　上药共研细末，一日三次，每次一钱，饮后服。

原注：此方仅服两料，即告痊愈。后以他病来诊，知其痛已三年未发。

（选自《章次公医案》）

按　散剂，即粉末剂，有外用，有内服。散剂外用的很多，如珠黄散、冰硼散，内服的也有不少，如黛蛤散、六一散等。在医案中的散剂，主要是看医家独到的经验方。本案即是章次公先生的一张治疗头痛的经验方。章次公先生医案中散剂很多，如用皂角末、肉桂末等量治痰涎壅盛的咳嗽，炙蜈蚣、冰片研细末搐鼻治头痛，山楂末治泄泻，地鳖虫、蜣螂虫、参三七、蝼蛄、黑丑等研末治肝硬化腹水等，请读者参考。

（选自《医案助读》黄煌按）

案例6

上腊严寒生产，受寒必甚，当时瘀露未畅，脐下阵痛，迄今五月未止。阅所服药，皆宗产后宜温之例，固属近是，惜未考经穴经隧耳。譬诸锁则买矣，何以不付以匙？买者不知，卖者当知，病者不知，医者当知，致远途跋涉，幸遇善与人配匙者。

肉桂二钱　细辛五分　研末，饭丸，匀五服，每晨一服。

（选自《柳选四家医案·张仲华医案》）

按　丸剂是固体剂型，有便于服用、便于携带的优点，慢性病可用，急性病也可用。徐灵胎《洄溪医案》中有黑神丸救瘀血昏厥案，即是用于急救。本案所用肉桂、细辛，为辛温药，含有较多的挥发油，适宜丸服。用米饭作赋形剂，比较实用，但只能少量暂时使用，否则易于霉变。张仲华医案中用丸剂较多，如用肉桂、龙胆草研末治呕血，大黄、槟榔、黑牵牛研末治马脾风重症，肉桂、琥珀、甘遂研末治产后癃闭，当归龙荟丸治肝火大便不通，小便热痛，大黄䗪虫丸治经闭等，可以参阅。此外，叶天士医案、周小农医案、王旭高医案中用丸剂也较多。

（选自《医案助读》黄煌按）

案例7

绿洲兄，1938年12月2日。

命火衰微，不能生土，脾阳委顿，不能化湿，为水肿之主因。叠进温运，继服温补，大邪得解，正气亦复。此王冰所谓“益火之源，以消阴翳”，譬之阳光朗照，阴霾自散也。刻诊脉缓舌净，饮啖颇健，体力渐充，乘兹冬令闭藏，再予甘温之属，膏以代煎，即候明正。

别直参30克（另炖汁，冲入收膏）　黄芪（水制）90克　熟附片45克　野白术90克　云茯苓120克　水制甘草15克　淮山药90克　炒当归45克　甘枸杞45克　炒熟地90克（砂仁24克拌）　大芡实120克　煨益智30克　破故纸45克　川厚朴24克　白蔻仁（杵）24克　炒枳壳45克　怀牛膝60克　陈木瓜45克　炒泽泻90克　广陈皮45克　焦薏仁120克　大红枣120克

上味浓煎两次，滤汁，去渣，再加龟鹿二仙胶90克，驴皮胶120克，文火收膏。

（选自《秦伯未先生膏方医案》）

按　此为煎膏剂，又称膏滋，即将药材反复煎煮至一定程度后，去渣取汁，再浓缩，加入蜂蜜、冰糖或砂糖煎熬成的稠厚半固体的剂型。煎膏体积小，浓度高，且味甜可口，适用于体虚久病者常服。中国传统在冬至以后，老弱者服用膏滋药以强身健体，调治虚损性疾病。本案即为膏方医案，方中加入龟鹿二仙胶及驴皮胶，一来用以滋补，二来胶质利于浓缩收膏。

（选自《医案助读》黄煌按）

案例8

痰嘶气喘，平其大半，热势起伏，退而复作，时下多疟，须防传疟。

白萝卜汁一杯　鲜薄荷汁半杯　二味煎浓，去上沫，加入冰糖三钱，烊化姜汁一滴，冲服。

（选自《柳选四家医案·王旭高医案》）

按　煎膏剂不仅适用于体虚久病者常服，也有用于小儿，如本案就是。本方配伍简单，制作方便，功能清热化痰，是治疗小儿咳喘的家常煎膏剂。

（选自《医案助读》黄煌按）

案例9

李某，36岁，脉小弱，形瘦，肠风已久，年来食少便难，得嗳噫泄气，自觉爽释。夫六腑通

即是补，仿东垣通幽意。

当归　桃仁　红花　郁李仁　冬葵子　柏子霜　芦荟　松子肉　水熬膏，服五钱

（选自《临证指南医案》）

按　此案为煎膏剂，因久病食少，而大便秘结，不可攻下，故用膏剂常服缓图。

（选自《医案助读》黄煌按）

案例 10

陈某，37 岁，脉左虚涩，右缓大，尾闾痛连脊骨，便后有血，自觉惶惶欲晕，兼之纳谷最少，明是中下交损，八脉全亏。早进青囊斑龙丸，峻补玉堂关元，暮服归脾膏，涵养营阴，守之经年，形体自固。

鹿茸生切薄另研　鹿角霜另研　鹿角胶盐汤化　柏子仁去油烘干　熟地九蒸　韭子盐水浸炒　菟丝子另磨　赤白茯苓蒸　补骨脂、胡桃肉捣烂蒸一日揩净炒香，上溶膏炼蜜为丸，每服五钱，淡盐汤送。

（选自《临证指南医案》）

按　此为传统的膏丸，即浓煎收膏后，再加蜂蜜做成丸剂，有效成分高，体积小，容易吸收，便于久服，适用于补益方剂。徐灵胎评此案说："久痢纯虚连及腰肾，此方可用，又为膏丸，尤合法度，耳食之人以此作煎方，大无理矣。"

（选自《医案助读》黄煌按）

案例 11

观察毛公裕，年届八旬，素有痰喘病，因劳大发，俯几不能卧者七日，举家惊惶，延余视之。余曰：此上实下虚之证，用清肺清痰饮，送下人参小块一钱，二剂而愈。毛翁曰：徐君学问之深，固不必言，但人参切块之法，此则聪明人以此炫奇耳。后岁余，病复发，照前方加人参煎入，而喘逆愈甚。后延余视，述用去年方而病有加，余曰：莫非以人参和入药中耶？曰：然。余曰：宜其增病也。仍以参作块服之，亦二剂而愈。盖下虚固当补，但痰火在上，补必增盛，惟作块则参性未发，而清肺之药已得力，过腹中而参性始发，病自获痊。此等法，古人亦有用者，人自不知耳。

（选自《洄溪医案》）

按　此证上实下虚，如徒与清痰降火，则必碍其肾气之虚，专与固摄潜纳，又犯壅补助痰之戒。徐氏以清肺消痰之品，送下人参小块，使消补两种药力相继而发，这种服法是值得研究的。

（选自《医案助读》黄煌按）

案例 12

余某，一年前因食柿子过量而致胃病，消化不良，屡服汤药无效，现感头晕身倦，精神欠佳，食欲缺乏，纳谷大减，胃脘隐痛闷胀，按之不移，痛尤甚。大便干燥，或欲大便而解之则无，矢气甚多，小便畅利，脉沉弦滑，舌质正常，舌苔秽腻，中心黑色。结合病因脉证此属积滞，宜温下之法，以散剂徐攻免伤胃气。该病人病年余，屡请他医治疗而无效。蒲老依据脉证先以散剂治之。六日后，二诊：纳谷增加，大便转溏，胃脘隐痛闷胀均减，脉略转缓，舌苔稍退，继以前方味，改服丸剂缓图。三诊：善饥思食，纳谷大增，大便微干，胃脘隐痛闷胀基本消失，于前方加毕澄茄二钱，复改散剂服之而愈，体力亦恢复健康。

（选自《蒲辅周医案》）

按　本案中病人病情复杂，治疗也较棘手。蒲老在准确辨证的基础上，先选散剂徐攻，免伤胃气，又以丸剂缓图以顾护胃气，最后以散剂收功。其选用剂型的灵活及原则，值得我们深思和效法。

（编者按）

第六节　医案方药剂量

关于药物的剂量，历代医家也颇为重视。名家医案中的药物剂量，不外3种类型，即重剂、轻剂、常规剂量。

1. 重剂

每超过常规剂量数倍，常见于危急重症的医案。正如王孟英说："急病重症，非大剂无以拯其危。"因为重剂力宏，能解燃眉之急。此时邪气方盛，正气未衰，病情单纯而变化较小，病人体质充实，医家每抓住契机，一鼓作气，祛邪务尽。一般来说，用重剂者，药味不多，3～5味，至多不超过8味。因为药味过多，则药性互相牵制，不利速战速决。此外，各家注重配伍，以起协同作用，其中的经验奥秘需要读者去悉心体会。

案例1

周善教，黄疸不透。

麻黄六钱　生石膏一两　炙甘草二钱　生姜三钱　红枣八枚

（选自《范文虎医案》）

按　范氏曾谓："用药分量，应重则重，应轻则轻。"本例麻黄用至六钱，想必湿热内郁，表气不透，病势颇急。麻黄非重不能达开鬼门、洁净府之功。

（选自《医案助读》黄煌按）

案例2

婺人罗元奎，丁亥夏卒发寒热，旋即呕吐不能立，自言胯间痛不可当。孟英视其痛处，焮赤肿硬，形如肥皂荚，横梗于毛际之左，乃曰：此证颇恶。然乘初起，可一击去之也。用金银花六两，生甘草一两，皂角刺五钱，水煎和酒服之。一剂减其势，再剂病若失。

（选自《王孟英医案》）

按　大剂甘草治疗疮毒，医家颇多经验。治疗脱疽的验方四妙勇安汤，即用甘草30克，金银花90克，玄参90克，当归30克。今人阎孝诚先生治疗疖肿痈毒、荨麻疹、湿疹等疾病，每重用生甘草30克，配马齿苋30克，忍冬藤30克，生大黄3克，共研细末，每次服10克，1日3次，重者按上药剂量水煎，每日1剂，每每获效。

（选自《医案助读》黄煌按）

案例3

朱海畴者，年四十五岁，患疫得下证，四肢不单，身卧如塑，目闭口张，舌上胎刺，问其所苦，不能答。因问其子，两三日所服何药？云进承气汤三剂，每剂大黄两许不效，更无他策，惟待日而已，但不忍坐视，更祈一诊。余诊得脉尚有神，下证悉具，药轻病重也。先投大黄一两五钱，目有时而转动；再投舌刺无芒，口渐开能言；三剂舌苔少去，神思稍清。四日服柴胡清燥汤，五日复生芒刺烦热，又加再下之，七日又投承气养营汤，热少退，八日仍用大承气汤，肢体方能少动，计半月，共服大黄十二两而愈。数日后始进糜粥，调理两月方平复。

（选自《温疫论》）

按 本案大黄每剂达45克，可谓重剂，然更有甚者。《诊余集》记载王九峰治一龙阳毒腹痛，生大黄用至120克。但总有指征在，否则伤正。本案的大黄证为舌上芒刺，舌苔厚，脉来有力。虽前诊已投大黄30克，但下证仍在，故一下再下，至下半月而愈。可见，有是证用是药。

（选自《医案助读》黄煌按）

案例4

许自堂令孙子社患感，延至秋杪，证交二十八日，诸医束手。渠伯母鲍玉士夫人，荐孟英诊之，左部数，右手俨若鱼翔，痰嗽气促，自汗瘛疭，苔色灰厚，渴无一息之停，垂危若是。而皓首之祖、孀母、少妻，相依为命，环乞拯救，甚可悯也。孟英曰：据脉莫能下手，吾且竭力勉图。第恐一齐众楚，信任不坚，则绝无可望之机矣。其母长跽而言曰：惟君所命，虽砒鸩勿疑也。于是先以竹叶石膏汤加减，至五剂，气平嗽减，汗亦渐收，苔色转黑，舌尖露绛。改投元参、生地、犀角、石膏、知母、花粉、竹叶、银花等药，又五剂，瘛疭渐减，舌绛渐退。彼妇翁召羽士为之拜斗，飞符噀水，鼓乐喧阗，病者即谵妄不安，神昏如醉，羽士反为吓退。夤夜速孟英视之，与紫雪钱余，神即清爽，仍用前方，重加竹沥。服八剂，始解黑如胶漆之大便，而黑苔渐退，右脉之至数始清。惟烦渴不减，令其恣啖北梨，舌才不燥，痰出亦多。又六剂，舌色乃淡，溲出管痛，热邪得从下行矣。凡十二日之间，共服大剂寒凉，已二十四帖。计用犀角三两有奇，而险浪始平。续以前法缓制，服六剂，又解黑矢五次、手足始为已有。又五剂，筋络之振惕始定，略能侧卧，呓语乃息，渐进稀糜。继灌甘润充其胃汁，七八剂后，渴止知饥，脉皆和缓。又浃旬，欲食乃复。又旬余，便溺之色始正。前后共下黑矢四十余次，苔色亦净，授滋填善后而康。是役也，凡同道暨许之族人戚友，莫不以为秋冬之交，用药偏寒。况病延已久，败象毕呈，苟不即投峻补，必至失手。既闻鲍夫人云：归许氏二十余年，目击多人，无不死于温补。此等病曾见之，此等药盖未尝闻也。孰知如此之证，有如此之治，求之古案亦未前闻，传诸后贤，亦难追步。盖学识可造，而肠热胆坚，非人力所能及。此孟英所以为不世出之良医也。

（选自《王孟英医案》）

按 如此大案，读来惊心动魄，若非有定识，焉能如此？其大剂寒凉，决非犀角一味，石膏、生地、知母、天花粉、玄参等也非重剂不可。

（选自《医案助读》黄煌按）

2. 轻剂

低于常规用量。通常见于内伤久病，体质柔弱；或外感热病而病在上焦，或湿热交阻者；或疾病病机比较复杂，不可大剂攻击者。而最主要的，尚是看胃气的强弱程度。胃气弱者，药量宜轻，否则易伤胃气。王孟英说："大人之病，亦须量其胃气而权方剂，脆薄之人，竟与小儿同视可也"(《归砚录》)。如叶天士医案、蒲辅周医案大多是轻剂，这种风格也值得研究。

案例1

姚左，伤寒两感，太阳少阴为病。太阳为寒水之经，本阴标阳，标阳郁遏，阳不通行，故发热恶寒而无汗；少阴为水火之脏，本热标寒，寒人少阴，阴盛阳衰，完谷不化，故腹痛而洞泄。胸闷呕吐，舌苔白腻，食滞中宫，浊气上逆。脉象沉迟而细。仲圣云：脉沉细，反发热，为少阴病。与此相合，挟阴挟食，显然无疑，症势非轻。故宜温经达邪，和中消滞。药用：净麻黄四分，熟附子一钱，藿苏梗钱半，制川朴一钱，枳实炭一钱，仙半夏二钱，赤苓三钱，白蔻仁八分，研，六神曲三钱，生姜一片，干荷叶一角。

（选自《丁甘仁医案》）

按　既然"症势非轻"，虽用了麻黄附子重药，剂量却太轻。二诊时，"得汗，恶寒发热较轻，而胸闷呕吐，腹痛泄泻依然不止。""恙势尚在重途，还虑增剧"，果如曹颖甫所言，取效缓慢。

（选自《医案助读》黄煌按）

案例 2

曹某，女，76 岁，于 1962 年 9 月 22 日初诊。三个月前下痢脓血及黏液样便，每日二十次左右，腹痛有里急后重感，住某医院诊为细菌性痢疾，经用抗菌素治疗十余日，症状消失出院，三天后又复下利脓血黏液样便，症状基本同前，住另一医院，又用抗菌素治疗一星期，症状再次消失出院；几天后，又复发下利，呈黏液涕状便，仍有里急后重感，请某中医诊治，服汤药五剂，痢止，最后每日晚上咳嗽，有白黏痰，下午自觉发热，有时体温稍高，大便每天一至三次，不爽而稍夹脓血及黏液，尚有里急后重感，不思饮食，只能食稀粥，腹胀，五心烦热，小便尚佳，脉寸尺弱，两关弦，左细右大，舌质暗，苔白腻少津，属中气下陷，脾失健运，治宜调脾胃、益中气，用补中益气汤加味。处方：

生黄芪一钱五分　党参一钱　生白术一钱　当归一钱　陈皮一钱　升麻七分　柴胡七分　炙甘草五分　粉葛根一钱　生姜二片　大枣三枚　服三剂

9 月 29 日复诊：服药后大便成条而微干燥，无脓血黏液，无里急后重，尚稍咳嗽，有少量痰，食纳转佳，脉滑微数，舌正红苔减，继续调和肺胃，温化痰湿。原方去黄芪、粉葛根，加半夏曲一钱五分，前胡一钱，茯苓二钱，三剂。至次年因其他病来门诊，云服上药后下痢后重未再发过，说明痢疾已完全治愈。

（选自《蒲辅周医案》）

按　高年久痢，中气已伤，不耐重剂，故以小剂补中益气汤加葛根，调中益气，升举陷邪。蒲老说过："用药剂量不宜大，我年轻时，读叶天士《临证指南》，看到他用药甚轻，多年后才理解，人病了，胃气本来就差，药多了加重其负担，反而影响吸收，这是很有道理的。"

（选自《医案助读》黄煌按）

案例 3

蔡某，男，30 岁。自汗，形寒，汗出烘热，汗后见风则觉凉然不安，有时心烦不宁，寐差，脉濡滑，苔薄腻。病已半月余，服感冒片等成药，未见改善。营卫不和，心神不安。治拟调和营卫而安虚神。

川桂枝 1.8 克　炒白芍 9 克　炙甘草 3 克　淮小麦 15 克　煅龙骨 9 克　煅牡蛎 18 克　炒枣仁 9 克　红枣 5 枚　3 剂

（选自《程门雪医案》）

按　程门雪说："对于处方的分量，当如东垣法，宜轻不宜重。药物的作用，是导引，是调整，是流通，所谓'四两能拨千斤'是也。东垣用每味数分，至一二钱而取效，姑且不谈。譬如热病常用的至宝、紫雪、牛黄、玉雪等丹丸，不是仅用数分而效果很显著吗？以此例彼，即知用药过重,完全是浪费的。”程氏所言,亦自成一家,非久经实践者,不能到此炉火纯青的地步。

(选自《医案助读》黄煌按)

第七节　医案误治辨析

读前人医案,成功的案例经验固然值得推崇、学习,而误治或治误的案例更应当重视,失败的教训若能加以总结,更能发人深省,前车之覆,后车之鉴。治误的原因不外诊误、治误、药误几方面,当然诊误的结果是治误,治误的前提是诊误,二者是密切相关的,至于药误则是医者或非医者所造成的错误。对于这类医案,读者能深究其失误之因、救误之理,对于提高辨证论治的水平,培养缜密细致的诊疗作风,均有帮助。认真研究和探讨前人误治的病案,引以为戒,对进一步提高医务人员的诊疗技能,加强工作责任心有重要意义。

案例 1

吴郡某医,得许叔微《伤寒九十论》奉为秘书。见其屡用麻黄汤,适治一女子热病无汗,谓是足太阳表证,投以麻黄汤服之,汗出不止而殒。

(选自《冷庐医话》)

按　吴郡某医治热病无汗,本当辛凉解表,然见其别人用麻黄汤,自以为麻黄汤统治外感,岂不知麻黄汤只宜外感风寒,忌用外感风热;如此不辨寒热,热病无汗,再用辛温发汗,无异于火上浇油,故汗出不止而殒,此医之大戒。其误诊的原因不外乎中医基本理论水平较差,病因病性不明,机械套用医方,病人虽死也不明其因。

(编者按)

案例 2

费某,患烦躁不眠。医家见其舌苔白也,投以温药,因而狂妄瘈疭,多方不应。孟英视之,左脉弦细而数,右软滑,乃阴虚之体,心火炽,肝风动,而痰盛于中也。先以犀角、羚羊角、桑叶、菊花息其风;元参、丹皮、莲心、童溲清其火;竹茹、贝母、雪羹化其痰,两剂而安。随与三甲、二至、磁珠丸潜其阳,甘草、小麦、大枣缓其急,地黄、麦冬养其阴,渐次康复。

(选自《王氏医案绎注》)

按　苔黄属热,苔白属寒,此为常论,但临证复杂,当以综合分析为宜。王孟英结合脉证,断为阴虚之体,心火炽,肝风动,而痰盛于中,并以息风清火化痰之剂,救治而安。可见舌苔白者,乃痰滞未化之象。

(选自《医案助读》黄煌按)

案例 3

周某,女,7 岁,起病状似感冒,先用羌、防解表,大便秘结,继用硝、黄攻下,越用攻下之剂,越觉烦躁不宁。迁延半月,壮热不退,大渴谵语,息促唇裂,入夜懊侬尤甚。诊视脉来急数,齿燥而垢,苔黑而焦。此暑温证,热郁肺络,病在上,宜辛凉轻清之剂透汗,反投辛温发汗,肺热内炽,弥漫不散,应从轻化立治;更投硝、黄泻实,反抑热不散,温氤氲,无从宣化,则陷结于膜原。仍当轻清宣解,不使邪入营血,依银翘意。金银花 10 克,连翘 7 克,冬桑叶 7 克,肥知母 7 克,炒山栀 5 克,生石膏 10 克,蝉蜕衣 5 克,广郁金 5 克,牛蒡子(选自炒)5 克,全瓜蒌 7 克，淮木通 3 克，淡竹叶 3 克。复诊，唇齿舌苔黑垢全退，身热降低，入夜能睡，口仍干渴，臀膝酸痛，湿热余邪阻注，原方去蝉衣、郁金加左秦艽 5 克，天花粉 5 克。三诊，热清渴止，烦热已退，大便燥结，上方增纹大黄 5 克，缓下而安。

（选自《李聪甫医案》）

按　本案属于暑湿疾患，法应辛凉宣透，使邪透汗而解为治。前医反投辛温之羌、防，如同抱薪救火，以致汗泄津伤，肺热内炽，下移大肠，便闭作矣。若以清化，邪则不会内陷，然更投芒硝、大黄攻下，反而与湿热蒸，内耗阴津，扰及神明，以致壮热不退，大渴唇裂，齿燥苔焦，脉来数疾，烦躁不宁，懊侬谵语，病势危急。幸而邪仍留于气分，未入营血，故宗叶氏之法，以银翘白虎加减，辛凉宣解，佐以甘寒清化，引邪由气分至卫分而解。

（编者按）

案例 4

张某，男 12 岁，初诊 1932 年 8 月。

神识昏迷，目睛外露，角弓反张（背后可垫三个枕头），口目焦裂出血。苔腻，舌尖红，脉细沉迟、微弱欲绝。前医用生地、石斛等养阴药，则大泻不止，用温补药剂则角弓反张更剧。险象叠生，危在旦夕。今用《福幼编》理中地黄汤试进（此病当时西医诊断为结核性脑膜炎）。

熟地黄五钱，土炒白术三钱，炒党参二钱，全当归二钱，炙黄芪二钱、补骨脂二钱，炒枣仁二钱，枸杞子二钱，炮姜炭一钱，山萸肉一钱，炙甘草一钱，上官桂一钱，生姜三片，红枣三枚，胡桃肉二枚，灶心黄土二两（煎汤代水），附子五分（另煎汁和入），一剂。

二诊　危象大减，见效甚显，角弓反张已平，背后已撤去二个枕头。原方照服，不须更改。

以后原方续服十余剂而缓解。

（选自《程门雪医案》）

按　本证脾肾两伤，阴阳俱不足。据其神昏、口目焦裂，舌尖红，当投育阴无疑，然前医用生地、石斛则大泻不止；据其脉细沉迟、微弱欲绝，则阳气式微，非急投温阳不可，然投之则角弓反张更剧。可见此证复杂，非单纯滋清或温补所能奏效。理中地黄汤的治则，是温阳健脾，补阴润筋，配合严谨，原治慢惊风。所以程老告诫病家，照用原方，不要加减。

（选自《医案助读》黄煌按）

案例 5

西塘倪福征患时证，神昏脉数，不食不寝，医者谓其虚，投以六味等药，此方乃浙中医家不论何病必用之方也。遂粒米不得下咽，而烦热益甚，诸人束手。余诊之曰：热邪留于胃也。凡外感之邪，久必归阳明，邪重而有食，则结成燥矢，三承气主之；邪轻而无食，则凝为热痰，三泻心汤主之。乃以泻心汤加减及消痰开胃之药，两剂而安。诸人以为神奇，不知此乃浅近之理，《伤寒论》具在，细读自明也。若更误治则无生理矣。

（选自《洄溪医案》）

按　此病不重，此治亦不奇，但前医不识而误补者，皆不谙《伤寒论》理法之故。《伤寒论》教人如何辨证，如何立法，为医者不学可乎？

（选自《医案助读》黄煌按）

第四章　医案的阅读与研究整理方法

第一节　医案选择

医案书籍众多，上至明清医案精选，下至当代名家验案。作为初学者，要找到一本合适的医案读本，确实是件不容易的事。

第一，首先要保证医案的质量，最好选择名家所写的医案。医案都是真材实料，能反映医家的学术和经验。如刘渡舟擅用伤寒方，朱良春擅长使用虫类药，赵绍琴尤精温病，焦树德擅治痹证等。读者可以根据自己的学习需要选择不同的医家，如要学习伤寒经方，可以读曹颖甫医案《经方实验录》；如果想读通俗一些的，可以选择陈明主编的《伤寒名医验案精选》等；如学习温病可以读何谦臣编的录有丁甘仁、周小农等医案的《全国名医验案类编》，其他如《蒲辅周医疗经验》、《岳美中医案集》等都是很不错的医案。

第二，选择别人精选或评注过的医案。如《增评柳选四家医案》，因为经过前人的筛选和点评，不仅降低了我们读案的难度，还丰富了医案的内容。这样的医案，由于读案者（包括现在的读者和以前的点评者）都是面对同样的病案，大家在思维上往往更容易达到沟通。而我们初学者更可以从中领略到名家读案时的思维方法。

第三，选择病案记录比较详细的医案。读医案，毕竟不像门诊一样，望诊、闻诊往往都有不少局限。因此选择一本记录比较详细的病案对初学者来说，可以比较容易从这些临床记录中得到病人较全面的信息。如《吴佩衡医案》中，对病人发病症状、西医检查、用药等都记录非常详细，这样可以获得尽可能多的临床数据，便于读者思维能力的锻炼。

第四，根据自己的知识水平和学习目的来选择医案。作为刚刚迈进医学之门的初学者，知识掌握往往不够全面，阅读医案，大多是为了练习辨证论治的思维方法，增加医学阅历。所以选择医案应该由浅入深，千万不能好高骛远。有些医书中对一些疑难证描述较多，如真寒假热证等。如果初学者在还不能“知常达变”的情况下，直接去接触这些疑似证，很容易就会形成“一见到病人有热象，大脑就首先想到寒证”的“惯性思维”中去，读者应注意取舍。同时选择的医案最好能与课本相衔接，近代或当代的医案往往在辨证思维与处方用药上跟课本更为接近，并且语言一般都通俗易懂，是初学者不错的选择。

第五，根据课程进度，选读医案。对于在校学生学习医案，要根据专业主干课程的教学进度选择阅读医案。如在《中医诊断学》、《方剂学》、《伤寒论》、《中医各家学说》及《中医内科学》等临床课程的教学中，导入阅读医案，以医案中相应知识要点加深对主干课程内容的理解。如各家学说课程重点讲解各家学术思想形成和理论创新，而医案则反映各家在实践中对其学术思想和理论创新的具体应用，通过医案学习可以加深理解和把握各家学术思想，理论创新与传承发展，同时把握医家症状辨识，治则立法，处方用药的经验等，这样不但可以提高临床实践能力，也培养提高了学习兴趣。

第二节　医案的阅读方法

黄煌《医案助读》中提出阅读医案的方法有以下几种：

1. 顺读法

依照医案书写的顺序，先读案语，了解症状、病因病机、诊断、治法以后，再看处方用药。此法适宜于读理法方药较全面的医案。

案例 1

潘氏，久咳不已，则三焦受之，是病不独在肺矣，况乎咳甚呕吐涎沫，喉痒咽痛，致咳之由，必冲脉之伤，犯胃扰肺，气蒸熏灼，凄凄燥痒，咳不能忍，近日昼暖夜凉，秋暑风，潮热溏泄，客气加临，营卫不和，经阻有诸，但食姜气味过辛致病，辛则泄肺气助肝之用，医者知此理否耶，夫诊脉右弦数，微寒热，渴饮，拟从温治上焦气分，以表暑风之邪。用桂枝白虎汤。

（选自《临证指南医案》）

案例 2

某(选自右)　头痛偏右，痰时带红。二者今虽暂安，然眩晕心悸，火从上逆。脉弦带滑。无非肝肾之阴精不足，而脾胃之痰湿有余，胆胃之气，不克下降，则肝脏之阳，上升太过。拟息肝和阳。

白蒺藜　黄芩　青防风　炒枣仁　石决明　朱茯神　羌活　白归身　豆衣　制半夏

（选自《张聿青医案》）

2. 逆读法

即先看处方用药，以方测证，以药测证，然后再参考其案语。这种方法，对于一些案语简略，或仅列主证，或仅列主脉，或仅叙述病机而未载症状的医案最为适合。

案例 1

此血郁也，得之情志，其来有渐其去亦不易也。

旋覆花　薤白　郁金　桃仁　代赭石

诒按　此必因血郁，而络气不通，有胸膈板痛等见证，故立方如此。

邓评　想系胸痹噎膈之类，法取降逆祛痰导瘀。

（选自《增评柳选四家医案》）

按　此案仅示血郁病机，然可以从处方分析。其用旋覆花、代赭石，当有胃气上逆之证，薤白、郁金、桃仁宣痹活血，当有胸膈闷痛、板痛等症。此病属胸痹、噎膈之类，瘀血顽痰，治疗非易。

（选自《医案助读》黄煌按）

案例 2

头痛取少阳、阳明主治，是为正法。即有前后之别，不过分手足而已。

石膏　竹叶　生地　知母　甘菊　丹皮　黑栀　橘红　赤苓　桑叶　蔓荆子　天麻

此头痛之偏于风火者，故用药专重清泄一面。

（选自《增评柳选四家医案 · 曹伯仁医案》）

按 此头痛当见面红目赤、烦渴、口苦、舌红苔黄、脉滑数等症。

（选自《医案助读》黄煌按）

案例3

水神阁彭左，不大便五日，头痛，脉滑。下之愈。

生川军一钱　火麻仁三钱　炒莱菔子三钱　炒枳实二钱　芒硝钱半冲

（选自《曹颖甫先生医案》）

按 此方为峻下通便之剂，头痛用此，必有腹胀满，舌红苔糙，内有积滞蕴热之阳明证。

（选自《医案助读》黄煌按）

案例4

孙荣亚，三月初九日丁巳，脉紧舌淡，伤寒之轻者，尚在太阳之间。

桂枝一钱五分　麻黄一钱　白芍二钱　甘草一钱五分　川朴一钱　杏仁三钱　生姜一钱五分　红枣六枚

（选自《近代中医流派经验选集·范文虎医案》）

按 本方为桂枝汤合麻黄汤加厚朴，虽症状未详，但以药测证，当有发热、恶寒、无汗、骨节疼痛、喘咳痰白等太阳病证。

（选自《医案助读》黄煌按）

案例5

湿热内陷太阴而成胀。

茅术　川柏　厚朴　陈皮　桑皮　木通　大腹皮　泽泻　草果仁

邓评　此症苔必腻浊，溺必短少，系湿热实证，故用斯法。

（《增评柳选四家医案·尤在泾医案》）

3. 推读法

由于前人医案的写法和现在的病历记载有所不同，有些记载较简略。在读案中，应根据案中记载的病名、病机、治法等，按照中医理论知识，推测主证、主法，揣摩辨证论治、处方用药的思路与经验的方法。

案例1

孔师母，血府有瘀，瘀久化热，热逼则吐血，自然之理也。

血府逐瘀汤去桔梗，加参三七三钱、丹皮三钱。

（选自《近代中医流派经验选集·范文虎医案》）

按 瘀热吐血，当有血色紫黯，胸闷痛，心烦不安，舌瘦质黯诸症。温邪外袭，咳嗽，头胀，当清上焦。

（选自《医案助读》黄煌按）

案例2

偏枯在左，血虚不营筋骨，内风袭络，脉左缓大。

制首乌四两（烘）　枸杞子（去蒂）二两　归身二两（用独枝者去梢）　淮牛膝二两（蒸）　明天麻二两（面煨）　三角胡麻二两（打碎水洗十次烘）　黄甘菊三两（水煎汁）　川石斛四两（水煎汁）　小黑豆皮四两（煎汁）

用三汁膏加蜜，丸极细，早服四钱，滚水送。

（选自《临证指南医案》）

按　此案的症状只提到“偏枯在左”。偏枯即半身不遂，半身不遂属中风病，突然发作时可伴有昏厥、口眼歪斜等症，案中并不叙列，说明此病人乃中风后遗症，其他症状已不存在。半身不遂有左血右气之分，案中特别指出“偏枯在左”且左脉缓大，说明此病为肝肾血虚，虚风内生，虽未言治法，而养血息风已在情理之中。

（选自《医案助读》黄煌按）

案例3

阴亏夹受温邪，咳嗽，头胀，当以轻药。

桑叶　杏仁　象贝　白沙参　生甘草　甜水梨皮

（选自《临证指南医案》）

按　此与上案症状相同，病位亦同。但案中有言“阴亏挟受温邪”，说明病人体质阴分不足。病虽在肺，然肺津受劫，故可以推测此病当见舌尖红、苔薄或干、咳嗽少痰、身热有汗等燥热之症，否则白沙参、生甘草、甜水梨皮等濡润之品就不宜用了。

（选自《医案助读》黄煌按）

案例4

温邪外袭，咳嗽，头胀，当清上焦。

杏仁　桑皮　桔梗　象贝　通草　芦根

（选自《临证指南医案》）

按　此案仅凭咳嗽、头胀两个症状，很难确诊。但已诊断为“温邪外袭”，必有风温的表现，如头痛、咳痰不爽、口干、小便短黄、舌苔薄白或薄黄等症状。

（选自《医案助读》黄煌按）

4. 比较法

医案出于医家之手，医家的学术观点、治疗经验，都反映在医案中；即使不是出于一时一人之手的同类医案，但是同一种疾病、同一张方剂、同一治法，也必然有着或多或少的联系。在读案中，对同类医案在主证、治法、方药进行比较，从而揭示作者辨证立法用药的主要经验与学术思想。加深理解和认识，掌握某些疾病的变化规律，研究探讨名医的学术思想与用药特点。

按照中医医案的特点，一般可从病证、症状、治法、方药以及医家等方面进行比较和分类。举例如下：

(1) 同一位医家，同一种病证的医案比较，重在了解该病证的辨证论治规律。

案例1

某，24。病后胃气不苏，不饥少纳，姑与清养。

鲜省头草三钱　白大麦仁五钱　新会皮一钱，陈半夏曲一钱　川斛三钱　乌梅五分

案例2

陆某，23。阴虚体质，风温咳嗽，以苦辛开泄，肺气加病，今舌咽干燥，思得凉饮，药劫胃津，无以上供。先以甘凉，令其胃喜，仿经义虚则补其母。

桑叶　玉竹　生甘草　麦冬(元米炒)　白沙参　蔗浆

案例3

王。数年病伤不复，不饥不纳。九窍不和，都属胃病。阳土喜柔，偏恶刚燥，若四君、异功等，竟是治脾之药？腑宜通，即是补，甘濡润，胃气下行，则有效验。

麦冬一钱　火麻仁一钱半炒　水炙黑小甘草五分　生白芍二钱　临服入青甘蔗浆一杯

案例4

华，38。劳怒用力，伤气动肝，当春夏天地气机皆动，病最易发，食减过半，热升冲咽，血去后，风阳皆炽。镇养胃阴，勿用清寒理嗽。

生扁豆　沙参　天冬　麦冬　川斛　茯神

案例5

潘。不饥不食，假寐惊跳，心营热入，胃汁全亏，调摄十日可愈。

鲜生地　麦冬　知母　竹叶心　火麻仁　银花

案例6

郑，43。脉濡无力，唇赤舌干，微眩，不饥不饱，此天暖气泄，而烦劳再伤阳气。失卫外之阳，内应乎胃，胃既逆，则不纳不饥矣。

炒麦冬　木瓜　乌梅肉　川斛　大麦仁

案例7

某。怀妊，痢滞半月，胃阴既亏，阳气上逆，咽中阻，饮水欲哕，舌尖红赤，津液已耗，燥补燥劫，恐阴愈伤，而胎元不保，议益胃和阳生津治之。

熟地　乌梅　白芍　山药　建莲　茯苓　用川石斛煎汤代水

案例8

苏，54。向来翻胃，原可撑持，秋季骤加惊忧，厥阳陡升莫制，遂废食不便，消渴不已，如心热，呕吐涎沫，五味中喜食酸甘。肝阴胃汁，枯槁殆尽，难任燥药通关。胃属阳土，宜凉宜润；肝为刚脏，宜柔宜和，酸甘两济其阴。

乌梅肉　人参　鲜生地　阿胶　麦冬汁　生白芍

案例9

陶某，16。色黄，脉小数，右空大，咳呕血溢，饮食渐减，用建中旬日颇安。沐浴气动，血咳复至，当以静药养胃阴方。

金匮麦门冬汤（人参　麦冬　半夏　粳米　大枣）去半夏

案例10

程，21。脉左小数，右弦，食减不饥，易于伤风，大便结燥，冬春已见血症。夫胃阳外应卫气，九窍不和，都属胃病，由冬失藏聚，发生气少，遇长夏热蒸，真气渐困故也。急宜绝欲静养，至秋分再议。

参须　黄芪皮　鲜莲子　茯神　炒麦冬　生甘草

案例11

张，17。入夏嗽缓，神倦食减，渴饮，此温邪延久，津液失伤，夏令暴暖泄气，胃汁暗亏，筋骨不束，两足酸痛，法以甘缓，益胃中之阴，仿《金匮》麦门冬汤制膏。

参须二两　北沙参一两　生甘草五钱　生扁豆二钱　麦冬二两　南枣二两　熬膏

（以上均选自《临征指南医案》）

按　从以上几则胃阴虚证医案对比分析，可以略见叶天士于胃阴虚证的辨证论治经验。胃阴虚的辨证方面，以不饥少纳、内热口渴为主证，或便秘，或呕秽，或咳血，或唇赤舌干。用药以甘寒甘平为主，如麦冬、石斛、沙参、生扁豆、鲜莲子、大麦仁等。变化有四：①清养法，适宜于病后胃气不苏，药取甘寒与微苦微辛之品，想系湿热病后，余邪未尽而胃阴已伤，故有鲜省头草（佩兰）、陈半夏曲、新会皮以化湿和胃；②甘凉法，适宜于胃阴伤而内有燥热者，证见风温咳嗽、舌咽干燥、思凉饮、便秘、咳血等，用药纯取甘凉，如麦冬、沙参、蔗浆、石斛、知母、桑叶等；③酸甘法，适宜于肝胃阴伤者，证见呕恶、唇赤舌干、眩晕等，药用乌梅、麦冬、生白芍、石斛、生地、木瓜等，酸甘两济其阴；④甘缓法，适宜于脾气胃阴俱不足者，多见神倦、食少、咳血、易于伤风、色黄、脉空大等证，叶氏多以人参、黄芪、粳米、大枣、甘草以扶脾气，北沙参、麦冬、生扁豆以养胃阴。综观诸案，屡用食物中药，如大麦仁、蔗浆、生扁豆、山药、莲子、粳米、大枣等，甘平益胃，久服无弊，于胃虚者尤为适合。

（选自《医案助读》黄煌按）

（2）同一位医家，同一张方剂的医案比较，重在探讨该医家运用此方的经验。

案例1

阳微，阴浊泛逆，先为咳喘，继而腹满便溏，所谓喘必生胀是也。

真武汤。

案例2

脉歇，阳伤阴干，便泄腹膨，宜节食物。

真武汤。

案例3

脉微阳伤，三疟形浮。

真武汤。

案例4

阳浮饮逆，咳嗽呕恶。

真武汤。

案例5

阳微，阴浊上干，脘闷，气冲至咽，大便溏泄，议用真武汤。

真武汤。

案例6

本为少阴挟邪下利，但舌苔浊腻，脘闷不爽，太阴亦伤矣，症势最险。

真武汤。

案例7

哮喘遇劳即发，发则大便溏泄，责在少阴阳虚。

真武丸。

（以上均选自《未刻本叶氏医案》）

按 从以上7案可见，叶天士将真武汤用治咳喘、疟、痢、痰饮、泄泻诸病之属太阴、少阴阳微者，证见便溏、脘闷、呕恶、腹膨、足肿、舌苔浊腻、脉微歇止等，是阳气式微，水气不化而泛溢使然。真武汤壮元阳以消阴翳，逐留垢以清水源，正为此等证设。叶氏之学深得仲景心法，于此亦可见一斑。

（选自《医案助读》黄煌按）

（3）同一种病证，多位医家的医案比较，在于了解各家诊治此病的特色。

案例1

脉沉弦滑，腿骱刺痛，腰部酸疼，背脊作响，诸节亦然，舌苔白浊。风湿痰三者着于肝肾之络也。

肝着汤合肾着汤(苓、术、姜、草)桂枝汤

（选自《柳选四家医案·曹伯仁医案》）

案例2

寒湿之气，从外而入于内，遍体历节疼痛，而又胸满呕痰。经云：从外之内者，治其外。又云：胃为藏府之长，束筋骨，利机关，皆胃气之流行；然则外通经络，内和胃气，便是治法之纲领矣。

川附　茯苓　南星　半夏　陈皮　木瓜　竹沥　姜汁

（选自《柳选四家医案·王旭高医案》）

案例3

四肢经隧之中，遇天冷阴晦，疼痛拘挛。痈疽疡溃脓，其病不发，疡愈，病复至，抑且时常衄衄。经以风寒湿三气合而为痹，然经年累月，外邪留著，气血皆伤，其化为败瘀凝痰，混处经络，盖有诸矣。倘失其治，年多气衰，延至废弃沉疴。

当归须四两　干地龙二两　穿山甲二两　白芥子一两　小抚芎一两　生白蒺二两　酒水各半法丸

（选自《临证指南医案》）

案例4

焕章兄，脉紧而沉，舌淡白，寒湿入络，腰酸脊痛。

茯苓一两　白术一两　薏仁一两　桂枝二钱　车前子三钱

（选自《近代中医流派经验选集·范文虎医案》）

案例5

腰髀痹痛，连及胯腹，痛甚则泛恶清涎，纳谷减少，难于转侧。腰为少阴之府，髀为太阳之经，胯腹为厥阴之界，产后血虚，风寒湿乘隙入太阳少阴厥阴之络，营卫痹塞不通，厥气上逆，挟痰湿阻于中焦，胃失下顺之旨。脉象尺部沉细，寸关弦涩，苔薄腻。书云："风胜为行痹，寒胜为痛痹，湿胜为着痹。"痛为寒痛，寒郁湿着，显然可见。恙延两月之久，前师谓肝气入络者，又谓血不养筋者，理亦近是，究未能审其致病之源。鄙拟独活寄生汤合吴茱萸汤加味，温经达邪，泄肝化饮。

紫丹参　云茯苓　全当归　大白芍　川桂枝　青防风　厚杜仲　怀牛膝　熟附片　北细辛　仙半夏　淡吴萸　川独活　桑寄生

（选自《清代名医医案精华·丁甘仁医案》）

案例6

杨某，女，60岁，四川省温江县永宁乡，农民。

病史：既往有风湿病史。1974年8月初，自觉不适，畏寒、头昏、身痛。某日正弯腰时，忽感腰部剧烈疼痛，不能伸直，头上直冒冷汗，遂倒床不起。邀范老诊治，按太阳证风湿论治，十余日痊愈。

诊治：腰痛如割，不能转侧，身觉阵阵畏寒发热，手脚麻木，面色青暗，唇乌，舌质微红，苔白滑腻，触双手背微凉，脉浮虚。此为太阳症，风湿相搏，卫阳已虚。法宜温经散寒，祛风除湿。以桂枝附子汤主之。处方：

桂枝15克，制附片60克（久煎一个半小时），生姜30克，炙甘草10克，红枣30克。

上方连服四剂后，诸证悉减。再服四剂，基本痊愈。从此行走、劳动如常。1979年6月追访，患者谈及五年前病愈以后，未再复发。

（选自《范中林六经辨证医案选》）

案例7

苏某，女，31岁。1956年3月间顺产一孩，6月14日初诊，腰部以下如瘫痪状，两腿疼痛不能移动，只能仰卧，不能翻身。经检查，腰骶关节处外部不红不肿，亦无压痛，脉象两关弦虚，两寸尺均无力。依据以上症状，显然由于产后气血虚受风寒，与内湿搏结合而痹。治拟温经散寒，调和营卫，以黄芪桂枝汤和术附汤加减。处方：

黄芪、桑寄生各五钱，桂枝、白术、生姜各三钱，川附片、炙甘草各二钱，炒苡米一两，红枣四枚。

服后腹内觉热，次日即痛减，两日后月经来潮，小腹有轻微痛，此为产后第一次行经，三剂后能独来门诊，切脉弦兼数，方予当归、川芎、秦艽、白术、川牛膝各二钱，白芍、桂枝、生地、桑寄生各三钱，黄芪五钱，杜仲四钱，防风一钱五分，细辛、炙甘草各一钱，调和气血，并祛风寒。连进三服，病再减，脉象渐趋缓和，基本上已告痊愈。

（选自《蒲辅周医案》）

案例8

乌程王姓患者痹证，遍身疼痛，四肢瘫痪，日夕呼号，饮食大减，自问必死，欲就余一决，家人垂泪送至舟中。余视之曰：此历节也。病在筋节，非煎丸所能愈，须用外治。乃遵古法敷之、溻之、蒸之、熏之，旬日而疼痛稍减，手足可动，乃遣归，月余而病愈。大凡营卫藏腑之病，服药可至病所，经络筋节，俱属有形，煎丸之力如太轻则不能攻邪，太重则恐伤其正，必用气厚力重之药，敷、溻、熏、蒸之法，深入病所，提邪外出，古人所以独重针灸之法，医者不知，先服风药不验，即用温补，使邪气久留，即不死亦为废人，在在皆然，岂不冤哉？

（选自《洄溪医案》）

按　风寒湿痹，各家诊治各有特色。范中林重在散寒，范文虎重在祛湿，着眼于先撤外邪；王旭高和胃化痰，蒲辅周养血调营，是加意于扶助正气。叶天士认为外邪留著经年，必与气血混处，成败瘀凝痰，故立活血化瘀之法，颇有巧思。而徐灵胎则谓病在筋节，非煎丸所能愈，须用外治，亦开一新境。从各家处方看，二范用药简洁而剂量颇重，有经方派之风格；叶天士、王旭高治法灵巧，为时方家的特色；而丁甘仁、蒲辅周虽药味较多，但法度森森，亦有经方之精神。

（选自《医案助读》黄煌按）

第三节　医案的研究整理方法

历代医家对中医医案的研究整理大体分为二类：一类是顺应医案自身形成发展需求的研究，如对医案的撰写收集汇编、注疏整理加按，重在对医案结构、内容、形式的完善规范，以保存完整客观、有参照价值的临床记录，指导后世医家对医案的编写，并从医案发展史的角度，研究历代医案形成发展的阶段性特点和各自成就及代表作，进而探讨医案整理研究方法学的规律；一类是从指导中医临床应用角度，对医案内容加以分析归纳研究，如对医者临证思维的阐释，对各医家、流派学术思想的探讨，及对各专科、专病、专症理法方药运用特点的归纳，以供后世医家临证学习参照。

医案作为临床资料，要成为适宜于广大中医工作者阅读研究的图书资料，需经过整理和加工，充分发掘资料中有价值的内容。

1. 医案研究整理的目的和原则

研究整理医案的目的：是充分利用前人留下的临床档案资料，为今天的中医临床、教学、科研服务；挖掘蕴含在医案中的医疗经验和学术思想，以供借鉴；利用名医临床思维活动的记录，来训练辨证论治的技能，培养知常达变的本领；保存前人临床实践的档案，便于日后深入研究。

医案研究整理的基本原则：①真实性。医案是中医临床实践的真实记录，故不容造假、任意删改。医案中有关症状、体征、处方、剂量、服法、效果等，应当尊重原始记录，不允许有渲染夸张效果。②利用性。医案整理不是欣赏古董，而是有其明确的目的。充分利用医案为当前中医临床、教学和科研服务的精神应贯穿在医案整理的全过程，医案的选择、分类、加工、注按均应考虑到这一点。

2. 医案研究整理的常用方法

（1）借鉴验证法：通过学习名医医案，最重要的是能够在临床上借鉴和验证，做到学以致用，在继承的基础上发展和创新。

如彭建中先生尝治一老妇，素有痰嗽，时值时令，小便数日不通，经利水通淋无效，每日维赖导尿以缓急。其舌面光滑无苔，脉细弱无力，且知尿闭后咳嗽若失。经查《古今医案按》尿闭门有李士材治郡守望王镜如一案，痰火喘嗽正盛时，忽然小便不通，自服车前、木通、茯苓、泽泻等药，小腹胀闷，点滴不通，李曰：左寸数大，是金燥不能生水之故。惟用紫菀五钱、麦冬三钱、北五味十粒、人参二钱，一剂而小便涌出如泉。两相对照，其病机基本相同，俱为"金燥不能生水"，遂信其方意，用生脉散加紫菀、杏仁、桔梗，二剂后小便畅通如常。

（2）分类比较法：历代中医医案专辑，多以医家、科目、病证、治法、方剂、药物、学派、朝代、地域等为纲，均采用不同的分类比较的方法。明代江瓘以证类案，分类比较的方法，最为实用，从而推动了医案研究的发展。当代大量的医案研究，多以病名为纲进行分类比较，有的以中医病证名称为纲，通过类比，同中求异，进行总结整理。

（3）综合归纳法：在学习名家医案时，归纳医家对病证、治法、方药等的认识，总结出其论证方法、推理方法、共同属性，得出一个普遍性的规律。

(4) 演绎推导法：在应用和研究名家的诊治特色及经验时，以中医理论为依据，进行推导，进行深入的研究，阐述其本质和核心。

(5) 统计分析法：近年来，应用统计分析方法研究中医医案已经取得相当大的进展，已经成为研究中医医案的重要途径。统计分析法可应用于对中医医案证型的规范化研究、方药的应用规律、证型相关性研究、方证的研究等方面。此外，尚可用于中医医案数据库的建立，完善人工智能查询分析医案系统。统计分析方法已从单一频次统计分析过渡到多种较复杂的统计方法及其联合应用。

1) 应用领域：①对经典医籍的研究。对经典医籍方证用药的研究是目前应用统计学方法研究中医医案较多的类型之一。主要集中在对一些经典古代医籍的整理、数据库的录入及建立、人工智能查询、方证用药、症状、证型等的研究，但目前更多的是用于方药的研究。②对症状的研究。在中医证型的研究过程中，较多的是对症状、体征、舌脉的研究，一般多应用回归分析，研究证型与症状的相关性。该方法对于中医规范化研究将有很大裨益。③对用药规律的分析。在应用统计学原理及统计分析方法研究中医医案的过程中研究最多的就是用药规律。因中医用药的频次统计方法简单易于操作，且能总结出一些疾病治疗的基本方药。④对方剂的研究。除了中医医案的用药规律，统计分析方法较多地应用于对一些中医经典方剂的证治规律探索，明确中医药方剂应用证型、治法，通过研究能较好地指导临床用药。⑤藏象研究。建立中医医案的数据库，还能拓展研究领域，加强学科间的联系。⑥中医医案数据库的建立。统计分析方法尚应用于中医医案数据库的建立，进行人工智能查询分析中医医案，但目前这项工作尚处于探索完善阶段。

2) 中医医案研究中的统计分析方法：①频数分析法、相关分析和回归分析。该方法为早期中医医案研究的主要分析方法，仅对某一变量的出现次数进行频数分析或相关性分析。如对医案中年龄、病因、病程、预后、辨证规律、用药情况等进行频数分析，揭示该病的发病特点和辨治规律，探讨其诊断标准、疗效标准和用药规律，以期为正确治疗该病提供理论依据。②Logistic 回归分析。近年来，中医医案研究中应用最多的是 Logistic 回归分析，Logistic 回归是根据判别对象若干个指标（在证候研究中通常是症状、舌、脉等变量）的观测结果判定其应属于哪一类（如证型、方剂的疗效均可看作要进行判别的类）的统计方法。研究者通常是通过临床流行病学的方法收集患者的症状，并根据传统的辨证理论对每个患者进行辨证，确定为某证然后采用判别分析和回归分析建立症状与证之间的判别函数，达到筛选和确定证候相关症状的目的。通过统计软件进行 Logistic 多元逐步回归统计分析，选出某病的常见临床证候、与某一证候正相关和负相关的病因或病理结果、症状和用药，并定量地表达了这些病因或病理结果、症状及用药对该证候的重要性。③聚类分析。聚类分析的基本思想是根据对象间的相关程度进行类别的聚合。由于聚类分析并不作出最后的结论，而是对整个样本资料按指标和样品的相似程度进行归类，以利于研究者的下一步分析，故属于探索性分析。在查阅大量古今中医文献的基础上，以医家的理论、方药、医案为主要辨析依据，分析研究医家论治用药规律；采用系统聚类分析方法，寻求古代名医的处方用药结构规律；根据系统聚类的结果，表明相关性较大的因子。④主成分分析和因子分析。主成分分析也称为主分量分析，是将观测变量分类，将相关性较高即联系比较紧密的变量分在同一类中，而不同类的变量之间的相关性则较低。在证候研究过程中，证候指标多而杂是一大特点，如果直接用这些指标进行回归、判别或相关分析，常会出现回归结果不稳定、判别函数变化较大等现象，有时甚至因为增加或减少几个病例，导致回归或判别结果产生很大变化。这主要是指标太多、变量间存在多重共线性关系。此时，若先采用主成分分析或因子分析进行降维处理，用具有代表性的少数几个新变量进一步统计分析，能很好地克服一般回归、判别分析的不足。⑤多元统计分析的综合应用。单一的统计方法虽然在处理数据时存在诸多问题，但两种或几种统计方法的联合运用将有助于消除不同统计方法的缺陷，提高分析结果的可靠性。对大规模现场流行病学资料，在变量的相关性及多重共线性分析并结合文献的系统分析及临床经验的基础上，应用SAS软件对有显著性意义的危险因素进行回归分析、聚类分析及主成分分析，以探讨中医某病证候的多元统计分析方法，提示多元统计分析是揭示中医证候复杂关系的有效方法。

总体而言，研究还处于探索阶段，存在很多不足，如一些重要医案的数据库统计分析系统尚未真正建立统一、统计分析方法使用不规范等，有待完善与发展。

中篇　中医名家医案解读

第一章　宋之前中医名家医案解读

导读

汉魏晋隋唐，风尚搜辑方书，医案大多散见于各种方书之中，作为方药效用或立论的一种佐证，医案数量少且证治方药信息多有缺漏。《史记·扁鹊仓公列传》"淳于意医案"为我国现存最早见于文献记载的医案。张仲景虽无医案专著传世，但其《伤寒杂病论》中许多条文类似于医案，证治方药信息完备，为中医临床辨证论治之范例。宋代医家开始重视医案的总结，多通过医案验证自己的医学理论和药物的效用，并且医案信息记载完整，其类型格式多为实录式医案，并附有按语解析。《伤寒九十论》是我国现存最早的医案专著，也是最早的伤寒医案专集。

本章分为三节，第一节选录王叔和、孙思邈医案，第二、三节选录宋代著名医家钱乙儿科医案和许叔微伤寒医案，供学习借鉴。并附录淳于意医案五则，虽部分早期医案信息或有缺漏，但也客观反映了当时医案发展及医家写作风格，也不乏学习鉴赏价值。

第一节　王叔和　孙思邈医案解读

医家简介　王叔和（公元201—280年），名熙，西晋高平（今山东邹县西南，一说今山东济宁）人，魏晋间医学家，曾任晋太医令。王氏性度沉静，博通经方，于诊切之术有较深研究，鉴于前人撰集方书，其有关脉学部分，多混杂相涉，繁而难明，于是考核遗文，摭拾群论，集前代医家医著，如扁鹊、张仲景、华佗及《内经》、《四时经》等论述脉学的内容，结合临床实际，撰成《脉经》。此外，王氏编次整理了张仲景之《伤寒杂病论》，对保存古籍做出了重要贡献。

案例1

有一妇人来诊，自道经断，脉之，师曰：一月血为闭，二月若有若无，三月为血积，譬如鸡伏子，中寒即浊，中热即禄。欲令胎寿，当治其母。挟寒怀子，命则不寿也。譬如鸡伏子，试取鸡一毛拔去，覆子不遍，中寒者浊。今夫人有躯，少腹寒，手掌反逆，奈何得有躯？妇人因言：当奈何？师曰：当与温经汤。设与夫家俱来者，有躯；与父母家俱来者，当言寒多，久不作躯。

（选自王叔和《脉经》）

解读

按　本案所述之妇人经断不行，宫冷不孕，少腹寒等症，看似瘀、寒、虚等相错杂，实乃冲任虚寒，瘀血阻滞所致，冲为血海，任主胞胎，二脉皆起于胞宫，循行于少腹，与经、产关系密切。冲任虚寒，血凝气滞，经脉不畅，故月事不调，少腹寒，甚或久不受孕，治当温经散寒，活血化瘀，方选仲景《金匮要略》之温经汤，温清补消并用，但以温补冲任二脉，养血活血为主，故本方亦为妇科调经之常用方。

（编者按）

要点

(1) 证候特点：妇人经断不行，少腹寒。

(2) 病因病机：冲任虚寒，瘀血阻滞。

(3) 治则：温经散寒，养血调经。

案例 2

妇人年五十所，病下利，数十日不止，暮则发热，小腹里急痛，腹满，手掌热，唇口干燥，何也？师曰：此病属带下，何以故？曾经半产，瘀血在少腹中不去。何以知之？其证唇口干燥，故知之。当与温经汤。

（选自王叔和《脉经》）

解读

按 《素问·举痛论》指出："经脉流行不止，环周不休，寒气入经而稽迟。泣而不行，客于脉外则血少，客于脉中则气不通，故卒然而痛。"本案中妇人年五十所，身半百而衰，冲任虚寒，气血凝滞，经脉瘀阻不通，故少腹里急疼痛，腹满；妇人曾经半产，瘀血在少腹中不去，瘀血不去，新血不生，不能濡润，故唇口干燥；暮则发热，手心烦热皆为阴血耗损，虚热内生之象，予温经汤以温经散寒，祛瘀养血，兼清虚热。

（编者按）

要点

(1) 证候特点：妇人年五十所，病下利，数十日不止，暮则发热，小腹里急痛，腹满，手掌热，唇口干燥。

(2) 病因病机：瘀血郁阻于内，津液不得宣通。

(3) 治则：温经散寒，养血润燥。

案例 3

有一妇人病，饮食如故，烦热不得卧，而反倚息者，何也？师曰：得病转胞，不得溺也。何以故？师曰：此人肌肤盛，头举身满，今反羸瘦，头举中空感，胞系了戾，故致此病，但利小便则愈，宜服肾气丸，此中有茯苓故也。

（选自王叔和《脉经》）

解读

按 此为转胞证。《诸病源候论》指出："胞转者，由是胞屈辟，小便不通……其病状：脐下急痛，小便不通是也。此病或由小便应下，便强忍之，或为寒热所迫。此二者，俱令水气还迫于胞，使胞屈辟不得充张，外水应入不得入，内溲应出不得出，外内相壅塞，故令不通。"饮食如故者，病不在胃也；烦热者，阳气不化也；倚息不得卧者，水不下行也，补肾则气化，气化则水行而愈矣。方中茯苓利水渗湿，且可使滋阴而不滋腻，使肾阳振奋，气化复常，则诸症自除。

（编者按）

要点

(1) 证候特点：妇人病，饮食如故，烦热不得卧，而反倚息，不得溺，素体肌盛，头举身满，今反羸瘦，头举中空感。

(2) 病因病机：肾阳不足，不能化气利水，水停于内。

(3) 治则：补肾助阳，行气利水。

案例4

问曰：妇人妊娠三月，师脉之，言此妇人非躯，今月经当下。其脉何类？何以别之？师曰：寸口脉，卫浮而大，荣反而弱，浮大则气强，反弱则少血，孤阳独呼，阴不能吸，二气不停，卫强荣竭，阴为积寒，阳为聚热，阳盛不润，经络不足，阴虚阳往(一作实)，故令少血。时发洒淅，咽燥汗出，或溲稠数，多唾涎沫，此令重虚。津液漏泄，故知非躯，畜烦满洫，月禀一经，三月一来，阴盛则泻，名曰居经。

(选自王叔和《脉经》)

解读

按　少阴脉微而迟，微则无精，迟则阴中寒，涩则血不来，此为居经，三月一来。脉微血气俱虚，年少者亡血也。乳子下利为可，不者，此为居经，三月一来。

(选自王叔和《脉经》按)

要点

(1) 证候特点：妇人时发洒淅，咽燥汗出，或溲稠数，多唾涎沫，津液漏泄，脉之，寸口脉卫浮而大，荣反而弱。

(2) 病因病机：卫强荣竭，阴为积寒，阳为聚热，阳盛不润，经络不足，阴虚阳往。

(3) 治则：平补阴阳，调和营卫。

医家简介　孙思邈(公元581—682年)，唐·京兆东原人(今陕西省耀县孙家塬)，是我国唐代伟大的医药学家。他通晓诸子百家，博涉经史学术，兼通佛典。对古典医学有深刻的研究，于民间验方亦十分重视，一生致力于医学临床研究，并精内、外、妇、儿、五官、针灸各科。一生著书多种，其中以《千金要方》、《千金翼方》影响最大，两部巨著60卷，药方论6500首。《千金要方》和《千金翼方》合称为《千金方》，它是唐代以前医药学成就的系统总结，被誉为我国最早的一部临床医学百科全书，对后世医学的发展具有深远影响。

案例1　治湘东王案

两足无力，疼痛痹着，活动不便，胸中烦热，心悸怔忡，睡眠不酣，食少无味，小便频数而欠，精神困疲。此下焦虚冷，风虚劳损所致。治用：黄芪、甘草、芍药、麦冬、人参、肉苁蓉、干地黄、赤石脂、地骨白皮、茯神、当归、远志、磁石、枳实、防风、龙骨、桂心、川芎、生姜、半夏、大枣、五味子、白羊肾。上二十三味，取饮片，取清水先煮羊肾，取汁煎药，汤成过滤去滓，分五次服。

(选自《千金要方》)

解读

按　根据原文称："余作此汤令服，即得力"，可见疗效显著。此为上热下寒证，但以下焦虚寒为主。肾主腰膝，下焦肾气不足，故腰膝酸软无力，甚或疼痛，肾司二便，肾虚则摄纳无权，故小便频数而欠；肾与心为阴阳相济之脏，肾虚而心肾不交，故见心悸失眠，上焦微有风热，故见胸中烦热。此证之治，治宜温补下元，兼佐清肃上焦。因其下焦肾虚，故用桂心、肉苁蓉、干地黄、赤石脂、五味子、白羊肾温补下元、黄芪、人参、大枣、甘草大补正气,合者补肾药,则可补益肾气。下焦虚冷,则血脉运行不畅,故见疼痛痹着,是以用当归、川芎以通血脉。心悸失眠故用磁石、龙骨、远志、茯神交通心肾以安神定志。上焦微有风热,故复加防风、麦冬、芍药、地骨皮以清疏之。食少乏味,故再合枳实、半夏、生姜以和胃调中。且五味子配茯神、磁石辈,可助安神之功;当归合苁蓉、地黄辈,能益补肾之力;生姜配半夏则可制其毒,生姜合羊肾则可去其腥;生姜配伍大枣则调营卫,一物数效,相得益彰。总之,全方配伍得当,方证合拍,药虽多而不杂,服后即效,可资参考。

(选自张浩良.孙思邈医案浅析.中医药研究杂志,1986,3:29.)

要点

(1) 证候特点:两足无力,疼痛痹着,活动不便;胸中烦热,心悸怔忡,睡眠不酣,食少无味,小便频数而欠,精神困疲。

(2) 病因病机:下焦虚寒,肾失温煦,摄纳无权,肾虚无以济养心阴,外感风热之邪,客于经络,流于关节,郁久化热。

(3) 治则:温补肾阳,疏风通络。

案例2 梓州刺史李文博案

贞观十年,梓州刺史李文博先服白石英久,忽然房道强盛,经月余,渐患渴,经数日小便大利,日夜百行以来,百方治之,渐以增剧,四体羸瘦,不能起止,精神恍惚,口舌焦干而卒,此病虽稀,甚可畏也,利时脉沉细微弱,服"枸杞汤"即效,但不能长愈,服"铅丹散"亦即减,其间将服除热宣补丸。

(选自《千金要方》)

解读

按 孙思邈在"消渴门"中有"内消"论:"夫内消之为病,当由热中所作也。小便多于所饮,令人虚极短气。夫内消者,食物消作小便也,而又不渴。"论后附上梓州刺史李文博一案,使读者对"内消"之病有更加具体的认识。本案因久服石散而导致的消渴重证。孙氏如实地记述了疾病的发展过程和治疗措施,没有浮词,也毫无掩饰,将自己使用过的有效而"不能长愈"的"枸杞汤"和"铅丹散"附于案后。

(编者按)

要点

(1) 证候特点:小便大利,日夜百行以来,渐以增剧;四体羸瘦,不能起止;精神恍惚,口舌焦干而卒;脉沉细微弱。

(2) 病因病机:久服石散,肾阳偏盛,劳欲过度,耗伤肾阴;日久伤及脾胃,阴津亏耗,燥热偏盛。

(3) 治则:壮益肾水,平制阳光。

案例3 通经以治目疾

曾治皇妃术才人患眼疾,众医不能疗,或用寒药,或用补药,反而使脏腑愈加不和。皇上召孙思邈诊治,孙曰:臣非眼科,乞勿全责於臣。皇上降旨曰有功无过。孙乃诊之,肝脉弦滑,非壅热也,乃年壮血盛,肝血不通。遂问术才人,知月经已三月不通矣。用通经药,经行而愈。

(选自《壶天逸案》)

解读

按　"妇女尤必问经期",此系诊治妇人病重要环节。经闭三月,导致目疾,肝脉弦滑,乃年壮血盛,肝血不通,通经乃治本之策,可谓深得治病求本旨趣。

（编者按）

要点

(1) 证候特点:月经已三月不通,肝脉弦滑。

(2) 病因病机:年壮血盛,肝血不通,肝开窍于目,目失濡养。

(3) 治则:疏肝理血。

案例4　胎动不安

治妊娠二三月,上至八九月,胎动不安,腰痛,已有所见方。

艾叶、阿胶、川芎　(《肘后》不用芎)、当归(各三两)甘草(一两)。上五味咀,以水八升,煮取三升,去滓,纳胶令消,分三服,日三。

（选自《千金要方》）

解读

按　冲脉是总领诸经气血的要冲,任脉在女子有妊育胎儿的作用。若血少虚寒,冲任失养,亦是胎动不安的因素之一。本方艾叶暖血温经散寒,止血安胎。《药性论》说:"(艾叶)止崩血,安胎,止腹痛。"配合阿胶滋阴补血止血,是治疗血寒气滞、胎动下血的要药。当归补血安胎,川芎活血行气,二药又善治疗腹痛。甘草甘平,益气守中。诸药合用,而有温经养血、安胎止血之效,除治血虚寒滞的胎动不安之证外,对妇女月经色淡、淋沥不断者,亦有良好效果。但如出血较多,川芎、当归等因能活血,以少用或不用为宜。该方《肘后》不用川芎,值得临证参考。

（选自《实用千金方选按》张浩良按）

要点

(1) 证候特点:妊娠二三月,上至八九月,胎动不安;腰痛。

(2) 病因病机:血少虚寒,冲任不足,胎动下坠。

(3) 治则:温经散寒,养血安胎。

案例5　排风汤

治男子妇人风虚湿冷,邪气入脏,狂言妄语,精神错乱,其肝风发则面青,心闷乱,吐逆呕沫,胁满头眩重,耳不闻人声,偏枯筋急,曲而卧也,其心风发则面赤,翕然而热,悲伤嗔怒,张目呼唤。其脾风发则面黄,身体不仁,不能行步,饮食失味,梦寐倒错,与亡人相随也。其肺风发,则面白,咳逆唾脓血,上气奄然而极。其肾风发则面黑,手足不遂,腰痛难以俯仰,痹冷骨疼也,诸有此候,令人心惊,志意不定,恍惚多忘,服此安心定志,聪耳明目,通脏腑,诸风疾悉主之方。

白鲜皮、白术、芍药、桂心、川芎、当归、杏仁、防风、甘草(各二两)、独活、麻黄、茯苓(各三两)、生姜(四两)。

上十三味　咀,以水一斗,煮取三升,每服一升,覆取微汗,可服三剂。

（选自《千金要方》）

解读

按　此方所治为热盛动风,热毒入血之证。肝为风木之脏,热邪壮盛,内窜肝经,引动肝风，故见痉厥抽搐，心主血、藏神明，热扰包络，故见昏迷、谵语、发狂，热邪入血，故可见斑疹。其治法当从凉肝清热、息风镇痉，凉血解毒入手。所以方用羚羊角味咸性寒，清热息风，凉肝止痉。

（选自《实用千金方选按》张浩良按）

要点

（1）证候特点：五脏之风证并见心惊，志意不定，恍忽多忘。

（2）病因病机：体虚卫外不固，风寒湿邪外袭，入脏化热，肝火上炎，肝风内动，扰及神明。

（3）治则：清热息风，凉肝止痉。

第二节　钱乙医案解读

医家简介　钱乙，字仲阳，宋代东平人，约生于北宋仁宗至徽宗年间（约公元1035－1117年），享年82年，是我国宋代著名的儿科医家。钱氏治学，当初先以《颅顖方》而成名，行医儿科，曾治愈皇亲国戚的小儿疾病，声誉卓著，被授予翰林医学士。在多年的行医过程中，钱乙积累了丰富的临床经验，成为当时著名医家。其一生著作颇多，有《伤寒论发微》五卷，《婴孺论》百篇，《钱氏小儿方》八卷，《小儿药证直诀》三卷。其中，《小儿药证直诀》是我国现存的第一部儿科专著，它第一次系统地总结了对小儿的辨证施治法，使儿科自此发展成为独立的一门学科，后人视之为儿科的经典著作，将钱乙尊称为“儿科之圣”，“幼科之鼻祖”。本节选录《小儿药证直诀》十则医案，供读者学习借鉴。

案例1　李寺丞子三岁病搐

李寺丞子三岁，病搐，自卯至巳，数医不治，後召钱氏视之，搐目右视，大叫哭。李曰，何以搐右，钱曰，逆也。李曰，何以逆，曰，男为阳而本发左，女为阴而本发右，若男目左视，发搐时无声，右视有声，女发时右视无声，左视有声，所以然者，左肝右肺，肝木肺金，男目右视，肺胜肝也，金来刑木，二藏相战，故有声也。治之泻其强而补其弱，心实者亦当泻之，肺虚不可泻，肺虚之候，闷乱哽气，长出气，此病男反女，故男易治於女也。假使女发搐，目左视，肺之胜肝，又病在秋，即肺兼旺位，肝不能任，故哭叫，当大泻其肺，找後治心续肝，所以俱言目反直视，乃肝主目也。凡搐者，风热相搏于内，风属肝，故引见之于目也，钱用泻肺汤泻之，二日不闷乱，当知肺病退，後下地黄丸补肾三服，後用泻青丸、凉惊丸各二服。凡用泻心肝药，五日方愈，不妄治也。又言肺虚不可泻者何也，曰，设令男目右视，木反克金，肝旺胜肺，而但泻肝，若更病在春夏，金气极虚，故当补其肺，慎勿泻也。

（选自《小儿药证直诀》）

解读

按　男左视无声，右视有声，女右视无声，左视有声，仲阳书中，每以此为必然之事，当是屡经阅历，实有所验。而後有此确凿之论，然观其所持之理，则曰男本发左，女本发右，盖以左升右降，左阳右阴言之，似乎男以左为主，女以右为主，虽至今俗谚，妇孺皆知有男左女右四字，实则生理之真，谁能说明其所以当左当右之原理，则此说已觉不可证实；而谓男目右视，为肺胜肝，女目左视，为肺胜肝，则其理又安在？又谓金来刑木，二藏相战，故有声。则假令反之者为木来刑金，岂二藏不相战而无声耶。究竟发搐之实在病情，无非肝火上凌，气血上冲，震动神精，以致知觉运动，陡改其常，近今之新发明，固已凿凿有据，则古人理想空谈，本是向壁虚构，所以扞格难通，不必再辨。钱氏此案，上半节自当存而不论，其下半节谓肺胜肝，而病在秋，即肺当旺位，肝不能任，治当泻肺，其理尚属醇正，然又谓治心续肝，则不可解。盖谓後治肝火，更清心火之意，观下文用泻青、凉惊二丸可知。究竟续肝二字，必不可通，宋金元明医书，多此语病，文字之疏，不可为古人讳；又谓所以俱言目反直视一句，亦未条畅，又谓凡搐者，风热相搏於内，诚是确论，然不能知震脑神经之原理，而以风属肝，引之见於目，强为附会。所投方药，先泻其当旺之热，後以六味顾其水源，更投泻青、凉惊以清馀焰，皆是实热惊搐平妥治法。末段谓设令男目右视，木反克金，其右字必是左字之讹，否则与上文右视肺胜肝一层，自相矛盾矣。

（选自张山雷《小儿药证直诀笺正》）

要点

（1）证候特点：搐目右视，大叫哭。

（2）病因病机：肺当旺位，肝不能任，肝火上凌。

（3）治则：清泻肺热，平抑肝阳。

案例2　广亲王宅八使急搐

广亲宅七太尉方七岁，潮热数日欲愈，钱谓其父二大王曰，七使潮热方安，八使预防惊搐，王怒曰，但使七使愈，勿言八使病，钱曰，八使过来日午间，即无苦也。次日午前，果作急搐，召钱治之，三日而愈，盖预见目直视而亢必肝心俱热，更坐石机子，乃欲冷，此热甚也。肌肤素肥盛，脉急促，故必惊搐，所以言日时者，自寅至午，皆心肝所用事时，治之泻心肝补肾，自安矣。

（选自《小儿药证直诀》）

解读

按　见其目直视而谓为肝心俱热，似也。要之目既直视，则气火上升，已是冲激脑经之候，惊而且搐，自在意中，见其坐石上而知其喜冷亦是旁证之一助；然又曰脉促，则固亦切其脉知之，不仅以望色为能事矣。此脉促，当以寸部短促数急为义，是与心肝阳盛，气火上冲，发为惊搐之症，最相符合，不必从叔和《脉经》，作数中一止解。

（选自张山雷《小儿药证直诀笺正》）

要点

（1）证候特点：目直视，潮热数日，惊搐。

（2）病因病机：心肝阳盛，气火上冲。

（3）治则：泻心火，平肝阳。

案例3　李司户孙百日发搐

李司户孙病，生百日，发搐三五次，请众医治，作天钓或作胎惊痫，皆无应者，後钱用大青膏如小豆许，作一服发之。复与涂囟法封之，及浴法，三日而愈，何以然，婴儿初生，肌骨嫩怯，被风伤之，子不能任，故发搐，频发者轻也，何者，客风在内，每遇不任即搐，搐稀者是内藏发病，不可救也，搐频者宜散风冷，故用大青膏，不可多服，盖儿至小，易虚易实，多即生热，止一服而已，更当封浴，无不效者。

（选自《小儿药证直诀》）

解读

按　幼孩惊搐，总是稚阴本薄，孤阳上浮，激动脑经为病。钱谓客风在内，以认作外感，实是根本之差，且谓大青膏是发散之药，试考本书下卷本方，何一物是散风之药，聚珍本附录引阎氏集保生信效方，且有大青一味，合之方中天麻、青黛、尾竹黄，清凉泄降，退热化痰，明是为内热生风，挟痰上涌而设，寿颐窃谓是书集於阎氏之手，本自搜辑而来，或者仲阳原文，未必如是。又谓搐频者宜散风冷，故用大青膏，以寒凉降泄之方，而谓发散风冷，更是北辙南辕，尤其可怪。至谓搐频者病轻，搐稀者反是病重，不可救，粗心读之，几不可解，要知搐搦频仍者，是即急惊，病属实热，尚为易治，若搐稀则是慢惊，病属正虚，所以虽抽搐而不能有力。百日之婴，本根已拔，钱谓是内藏发病不可救，其理固有可得而言者，然仲阳则尚不能说明其所以然之故，盖阅历经验得之，而实未悟彻病理之真相，宜其笔下之恍惚而不甚可解也。

（选自张山雷《小儿药证直诀笺正》）

要点

(1) 证候特点：幼孩惊搐，频发，每遇不任即搐。

(2) 病因病机：稚阴本薄，孤阳上浮，激动脑经。

(3) 治则：平抑肝阳，息风止痉。

案例4　王氏子吐泻慢惊

东都王氏子吐泻，诸医药下之致虚，变慢惊，其候睡露睛，手足身冷，钱曰，此慢惊也，与栝蒌汤，其子胃气实，即开目而身温。王疑其子不大小便，令诸医以药利之，医留八正散等数服，不利而身复冷，令钱氏利小便，钱曰，不当利小便，利之必身冷，王曰，已身冷矣，因抱出，钱曰，不能食而胃中虚，若利大小便即死，久即脾胃俱虚，当身冷而闭目，幸胎气实而难衰也。钱用益黄散、使君子丸四服，令微饮食，至日午，果能饮食，所以然者，谓利大小便，脾胃虚寒，当补脾，不可别攻也。後及不语，诸医作失音治之，钱曰，既失音，开目而能饮食，又牙不紧而口不紧也，诸医不能晓，钱以地黄丸补肾，所以然者，用清药利小便，致脾肾俱虚，今脾已实，肾虚，故补肾必安，治之半月而能言，一月而痊也。

（选自《小儿药证直诀》）

解读

按　慢惊乃脾肾虚寒之病，睡中露睛，身冷，皆是确证，病者必肌肤唇舌无华，近贤治之，必用温补，以保元汤为不易之规范。及钱则用栝蒌汤，药止蒌根、蚤休二物，皆是清凉，且谓此药能令胃气实，即开目而身温，殊与药理相反，观後文以八正散误伤津液，溲不利而身复冷，则此儿确是虚寒之质，又何以服蒌根、蚤休而得效，此中疑窦，妄不可听。惟谓脾胃虚寒者，当补脾不当利大小便，又谓失音是肾虚，以既开目而能饮食，又牙关不紧，明非急惊实热症之舌本强可比，则与此症之虚寒者针对，是可法也。

（选自张山雷《小儿药证直诀笺正》）

要点

(1) 证候特点：睡中露睛，手足身冷。

(2) 病因病机：脾肾虚寒。

(3) 治则：温补脾肾。

案例5　杜氏子五岁病嗽死证

东都药铺杜氏，有子五岁，自十一月病嗽，至三月未止，始得嗽而吐痰，乃外风寒蓄入肺经，今肺病嗽而吐痰，风在肺中故也，宜以麻黄辈发散，後用凉药压之即愈，时医以铁粉丸、半夏丸、褊银丸诸法下之。其肺即虚而嗽甚，至春三月间尚未愈，召钱氏视之，其候面青而光，嗽而喘促哽气，有时长出气，钱曰，疾困十已八九，所以然者，面青而光，肝气旺也，春三月者，肝之位也，肺衰之时也，嗽者肺之病，肺之病自十一月至三月，久即虚痿，又曾下之，脾肺子母也，复为肝所胜，此为逆也，故嗽而喘促哽气，长出气也。钱急与泻青丸，泻後与阿胶散实肺，次日面青而不光，钱又补肺，而嗽如前，钱又泻肝，泻肝未已，又加肺虚，唇白如练，钱曰，此病必死，不可治也，何者，肝大旺而肺虚热，肺病不得其时，而肝胜之，今三泻肝而肝病不退，三补肺而肺证犹虚，此不久生，故言死也。此证病於秋者，十救三四，春夏者，十难救一，果大喘而死。

（选自《小儿药证直诀》）

解读

按　肺为娇藏，况在稚龄，初是感邪，止宜轻疏宣展肺壅，治之甚易，钱谓先用发散，後以凉药压之，盖指清肃肺家之品，以复金令右降之常，非谓大苦大寒之凉药也。医用铁粉褊银，何尝非凉压之药，然不知疏泄新感，而乃金石重坠，镇压太过，已非稚子所能堪，何况巴豆猛攻，徒伤脾肾，贼邪不去，而根本已摇。伤风不醒使成痨，诚非微风之果能杀人，固无一非医家用药不当，阶之厉也，迨至面青而光，喘促哽气，劳已成矣。钱谓肝旺，岂真肝气有馀之旺，亦是真气已竭，阴不涵阳，遂令怒木陡升，一发而不可遏耳。窃恐泻青之法，亦未尽善，且钱氏之阿胶散中，尚有牛蒡杏仁，亦非纯粹补肺之药，岂唇白如练者，果能一一符合。仲阳用药，尚未免囫囵吞吐之弊，末谓此证在秋，十救三四，春夏十难救一，拘泥四时五行消长之说，亦止以常理言之，若此证面青唇白，喘嗽哽气，已到劳损末传，纵在秋时，亦难挽救，仲阳亦未免徒托空言之蔽。自唐以上医家者言，本无此子母生克，如涂涂附之空泛套话，而独盛於金元之诸大医家，然仲阳此书，已开其例，要之终是瑕点，后有明哲，当亦不能为仲阳护法者矣。

（选自张山雷《小儿药证直诀笺正》）

要点

（1）证候特点：久咳，面青而光，嗽而喘促哽气，有时长出气。

（2）病因病机：真气已竭，阴不涵阳。

（3）治则：清泻肝火，清肺平喘。

案例6　转运使李公孙八岁风寒喘嗽

京东转运使李公，有孙八岁，病嗽而胸满短气，医者言肺经有热，用竹叶汤、牛黄膏各二服治之，三日加喘，钱曰，此肺气不足，复有寒邪，即使喘满，当补肺脾，勿服凉药。李曰，医已用竹叶汤、牛黄膏，钱曰，何治也，医曰，退热退涎，钱曰，何热所作，曰，肺经热而生嗽，嗽久不除生涎，钱曰，本虚而风寒所作，何热也，若作肺热，何不治其肺而反调心，盖竹叶汤、牛黄膏，治心药也，医有渐色，钱治愈。

（选自《小儿药证直诀》）

解读

按　未出治病之药，颇似缺典，然案中明言风寒所作，则治疗大法，固亦可想而知。

（选自张山雷《小儿药证直诀笺正》）

要点

（1）证候特点：嗽而生涎，胸满短气。

(2) 病因病机:肺气不足,复有寒邪。

(3) 治则:补肺健脾,疏风散寒。

案例7 张氏孙九岁病肺热

东都张氏孙九岁,病肺热,他医以犀珠龙麝生牛黄治之,一月不愈,其证嗽喘闷乱,饮水不止,全不能食。钱氏用使君子丸、益黄散,张曰,本有热,何以又用温药,他医用凉药攻之,一月尚无效,钱曰,凉药久则寒,不能食,小儿虚不能食,当补脾,候饮食如故,即泻肺经,病必愈矣,服补脾药二日,其子欲饮食,钱以泻白散泻其肺,遂愈,张曰,何以不虚,钱曰,先实其脾,然后泻肺,故不虚也。

(选自《小儿药证直诀》)

解读

按 此症饮水不止,肺胃明有蕴热,其不能食者,且有积滞在内,所以一派寒凉无效,仲阳先用使君子丸,其旨在此,更以益黄散相助为理,则滞气已行,而脾胃振动,饮食既进,则肺得母气,而后可泻,是为节制之师。

(选自张山雷《小儿药证直诀笺正》)

要点

(1) 证候特点:嗽喘闷乱,饮水不止,全不能食。

(2) 病因病机:肺中有热,波及于脾,脾失健运,肺实脾虚。

(3) 治则:健脾益气,清泻肺热。

案例8 疮疹

睦亲宫十太尉病疮疹,众医治之,王曰,疹未出,属何藏腑。一医言胃大热,一医言伤寒不退,一医言在母腹中有毒,钱氏曰,若言胃热,何以乍凉乍热,若言母腹中有毒,发属何藏也。医曰,在脾胃,钱曰,既在脾胃,何以惊悸,医无对,钱曰,夫胎在腹中,月至六七,则已成形,食母秽液,入儿五藏,食至十月,满胃中,至生之时,口有不洁,产母以手拭净,则无疾病,俗以黄连汁压之,云下脐粪及涎秽也,此亦母之不洁馀气,入儿藏中,本先因微寒入而成,疮疹未出,五藏皆见病症,内一藏受秽多者,乃出疮疹,初欲病时,先呵欠顿闷惊悸,乍寒乍热,手足冷痹,时嗽时嚏,此五藏证具也,呵欠顿闷,肝也,时发惊悸,心也,乍凉乍热,手足冷,脾也,面目赤,嗽嚏,肺也。惟肾无候,以在腑下,不能食秽故也。凡疮疹乃五藏毒,若出归一证,则肝水疱,肺脓疱,心斑,脾疹,惟肾不食毒秽而无诸证,疮黑者属肾,由不慎风冷而不饱,内虚也,又用抱龙圆服愈,其利无他候,故未发出则见五藏证,已出则归一藏也。

(选自《小儿药证直诀》)

解读

按 古之所谓疮疹,即今之所谓痘,是先天蕴毒,固无疑义。但谓儿在母腹食母秽液,止是古人理想,生理之真,殊不如是,儿初生时,含不洁之物,先宜拭去,一有啼声,则已下咽,此秽入腹,必有胎毒。後段论五藏见证,说已见前,抱龙圆句,用一又字,文字不自呼应,乃至于此。

(选自张山雷《小儿药证直诀笺正》)

要点

(1) 证候特点:呵欠顿闷惊悸,乍寒乍热,手足冷痹,时嗽时嚏。

(2) 病因病机:先天秽毒,入儿藏中,内一藏受秽多者,乃出疮疹。

(3) 治则:疏风清热,解毒化斑。

案例9　惊搐

四大王宫五太尉,因坠秋千,发惊搐,医以发热药治之,不愈,钱氏曰,本急惊,後生大热,当先退其热,以大黄丸、玉露散、惺惺丸,加以牛黄、龙、麝解之,不愈,至三日,肌肤上热,钱曰,更二日不愈,必发斑疮,盖热不能出也,他医初用药发散,发散入表,表热即斑生,本初惊时,当用利惊药下之,今发散,乃逆也,後二日,果斑出,以必胜膏治之,七日愈。

(选自《小儿药证直诀》)

解读

按　因坠而惊,因惊而搐,是震动心神,心火炎上,气血冲脑之病。钱谓初惊时当以利惊药下之者,下之即所以泄其火,降其气,则炎上之势定,而脑神经即安,虽当时血冲脑之说,尚未发明,而仲阳意中,病情药理,却已暗相符合。盖一病止有一理,即用药亦是止有一路,古今中外,无不一以贯之,见理已真,自能同归正鹄。儿科圣手,不为虚誉,本条只言当以利惊药下之,未详方药,考下卷有利惊丸方,中有牵牛,即是下药,仲阳之意,当即指此。

盖急惊本是实热,急下不嫌其峻,一鼓荡平,岂不省事,而俗医误认外感,妄投发散,则散之适以助其发扬,那不愈张烈焰?钱用大黄丸,仍是下泄退热。玉露散、惺惺丸,则清镇抑降,皆治实热生惊正法,但惺惺丸已有脑麝牛黄,而钱又谓加以牛黄脑麝解之,则芳香走窜,恐嫌泄散,所以热不能退,结聚於表,而发痘疮(钱之所谓斑疮,以痘之属於心藏者言之,前卷及上条,自有明史,此症发於心火,故谓之斑,非俗世所谓胃热之发斑),此是误投表药,逼热达表所致。寿颐尝谓近之俗医,凡治时病发热,无不一例解表,荆防柴葛,接踵以投,口说防其发疹发斑(此是肺热达表之疹,胃热达表之斑,与仲阳此书之所谓斑疹大异),而其热不已。数日後成斑成疹,无不应手以出。病家方赞扬医者有先见之明,而不知皆其表药有以造成之。苟於下手之初,兼能泄化肺胃痰湿,去其凭据之巢穴,斑疹将何自而来?故善治时病者,必无发疹发斑之事,正与此案之发表成痘,同一机杼。盖医学荒芜,固已自昔皆然,未必于今为烈。至痘已发,而仲阳仍以必胜膏之治实热倒靥黑陷者为治,则此儿始终皆是大实大热。议者弗以案语之不详,而误认凡是痘疮,竟恃此以操必胜之券也。

必胜膏即牛李膏,方见下卷,但牛李不知是何种李子耳。

(选自张山雷《小儿药证直诀笺正》)

要点

(1) 证候特点:急惊,後生大热,肌肤生热,而后发斑。

(2) 病因病机:因坠而惊,震动心神,心火炎上,气血冲脑。

(3) 治则:息风止痉,解毒化斑。

案例10　疮疹

睦亲宅一大王病疮疹,始用一李医,又召钱氏,钱留抱龙丸三服,李以药下之,疮疹稠密,钱见大惊曰,若非转下,则为逆病,王言李已用药下之,钱曰,疮疹始出,未有他证,不可下也。但当用平和药,频与乳食,不受风冷可也,如疮疹三日不出,或出不快,即微发之,微发不出即加药,不出即大发之,如大发後不多,及脉无证者,即疮本稀,不可更发也。有大热者,当利小便,小热者,当解毒,若出快,勿发勿下,故止用抱龙丸治之,疮痂若起,能食者,大黄丸下一二行,即止,今先下,一日疮疹未能出尽,而稠密甚,则难治,此误也。纵得安,其病有三,一者疥,二者痈,三者目赤,李不能治,经三日黑陷,复召钱氏,曰,幸不发寒,而病未困也，遂用百祥丸治之，以牛李膏为助，若黑者，归肾也。肾旺胜脾，土不克本，故脾虚寒战则难治，所用百祥丸者，以泻膀胱之腑，腑若不实，藏自不盛也，何以不泻肾，曰，肾主虚，不受泻，若二服不效，即加寒而死。

（选自《小儿药证直诀》）

解读

按 以误下而痘反稠密，当是中气骤虚，而热毒尽归於表，绎钱氏若非转下，则为逆病二句，可悟痘初出时，不当下而妄下者，自然必有此稠密之候，仍是热盛之实证，不能以下後而遂认为虚，故三日後之黑陷，钱仍以百祥丸、牛李膏为治，明是热盛之倒靥黑陷治法。其谓脾虚寒战难治者，则指脾肾虚寒之黑陷而言，根本已竭，复何所恃。钱谓肾旺胜脾土不克水，殊属费解，断不可泥。前段论痘初出时，未有大实见症，必不可下，又谓出不快则发，出快者不发不下，皆是痘家至理名言，一语胜人千百。

（选自张山雷《小儿药证直诀笺正》）

要点

（1）证候特点：疮疹误下后，致痘疹稠密，三日后黑陷。

（2）病因病机：中气骤虚，热毒于表。

（3）治则：清泻脏腑实热，凉血解毒。

第三节　许叔微医案解读

医家简介　许叔微（1079—1154年），字知可，宋真州（今江苏仪征县）白沙人。是宋代研究《伤寒论》的大家之一，对辨证施治理论多有阐述和补充。指出“伤寒治法，先要明表里虚实。能明此四字，则仲景三百九十七法，可坐而定也”。其在学术思想中较突出的是对脾肾关系的理解，认为肾是一身之根抵，脾胃乃生死之所系，二者之中又当以肾为主，补脾“常须暖补肾气”。这一见解对后世进一步研究脾肾关系和临床作用，很有启发。许氏立足于临床，对伤寒、杂病、方剂学均有所研究，他一生著述颇丰，辑有《本事方》等多部医著。

案例1　桂枝麻黄各半汤证

尝记一亲戚病伤寒，身热、头疼、无汗、大便不通已四五日，予讯之，见医者治大黄朴硝等，欲下之。予日：子姑少待，予为视之。脉浮缓，卧密室中，自称甚恶风。予曰：表证如此，虽大便不通数日，腹又不胀，别无所苦，何遽便下？大抵仲景法，须表证罢方可下，不尔，邪乘虚入，不为结胸，必为热利也。予作桂枝麻黄各半汤与之，继以小柴胡，禁禁汗出，大便亦通而解。仲景云：“凡伤寒之病，多从风寒得之，始表中风寒，入里则不消矣。拟欲攻之，当先解表，乃可下之。若表已解而内不消，大满大坚，实有燥屎，自可徐下之，虽四五日不能为祸也。若不宜下而便攻之，内虚邪入，协热遂利，烦躁之变，不可胜数，轻者困笃，重者必死矣。”大抵风寒入里不消，必有燥屎，或大便坚秘，须是脉不浮，不恶风，表证罢，乃可下，故大便不通虽四五日不能为害，若不顾表而便下之，遂为协热利也。

（选自《类证普济本事方》）

解读

按　全案过程，并非桂枝麻黄各半汤证，但脉来浮缓，确是桂枝汤脉；身热无汗，确是麻黄汤症，故用之亦无不合。小柴胡汤达表和里，临床上用之，固常常有汗出便通的验证，《伤寒论》230 条亦说："阳明病，胁下硬满，不大便而呕，舌上白苔者，可与小柴胡汤，上焦得通，津液得下，胃气因和，身濈然汗出而解。"就属于这种转机。即有表证，复有里证，必先解表，后攻里，这是治疗原则，不可违失。所以《伤寒论》90 条说："本发汗，而复下之，此为逆也；若先发汗，治不为逆。"协热利，往往就是由于表证误下的结果，故 163 条说："太阳病，外证未除，而数下之，遂协热而利，利下不止，心下痞硬。"看来，许叔微按《伤寒论》理法辨证，可谓丝丝入扣。

（选自《中医各家学说》任应秋按）

要点

（1）证候特点：身热、头疼、无汗、大便不通，脉浮缓。

（2）病因病机：伤寒表邪未解，复有里证。

（3）治则：先解表，后攻里。

案例 2　抵当丸证

有人病伤寒七八日，脉微而沉，身黄，发狂，小腹胀满，脐下冷，小便利。予曰：仲景云："太阳病，身黄，脉沉结，小腹硬，小便不利者，为无血也；小便自利，其人如狂者，血证谛也。"遂投以抵当丸，下黑血数升，狂止，得汗解。经云：血在上则妄，在下则狂，太阳膀胱，随经而蓄于膀胱，故脐下膨胀，由瘀血渗入大肠，若大便黑者，此其症也。

（选自《类证普济本事方》）

解读

按　病伤寒而身黄，血液之色外见，已可定为血证，加以脉微而沉，少腹胀满而冷，知非太阳之标热内结，而是血瘀水府所致。血瘀之如狂，并非由于热伤神明，而是由于瘀阻神明也。故下其瘀血，神机畅利，而如狂之证以愈。蓄血去而津以布，故身黄亦因之而退。叔微所引仲景之说，可参看《伤寒论》125、126 两条。

（选自《中医各家学说》任应秋按）

要点

（1）证候特点：伤寒七八日，脉微而沉；身黄，发狂，小腹胀满，脐下冷，小便利。

（2）病因病机：伤寒表邪，随经入腑，与血结于下焦，瘀阻经络。

（3）治则：化瘀散结。

案例 3　阳微结证

有人患伤寒五六日，但头汗出，自颈以下无汗，手足冷，心下痞闷，大便秘结，或者见四肢冷，又汗出满闷，以为阴证。予诊其脉，沉而紧。予曰：此证诚可疑，然大便秘结，非虚结也，安得为阴？虽脉沉紧为少阴证，然多是自利，未有秘结者。此证半在里半在表也，投以小柴胡汤得愈。

（选自《类证普济本事方》）

解读

按　本案即《伤寒论》148 条在临床上的验证。因此，要了解许叔微治验的道理，首先要对 148 的主要精神有所体会，分述如下：①太阳标阳盛，则表证多汗而传阳明；本寒盛，则水结心下，由三焦连属胁下而病延少阴之脏，所以标阳外绝，便会出现脏结无阳之证。②伤寒五六日，已将一候。假使标阳盛，势必见潮热而转阳明。今头汗出，微恶寒，手足冷，心下满，口不欲食，大便硬，是一派阴寒之象见于外，寒湿之气凝于里，尽管大便硬，也不可判为阳明承气汤证。③头汗出，是标热尚存，微恶寒，手足冷，心下满，乃水汽结于心下，很像寒湿结胸证，因寒湿结胸亦有五六日不大便的。④脉细沉紧，与少阴"脏结"的小细沉紧（见129条），有些类似。但从症情而论，不仅"脏结证"无汗，即"结胸证"亦不当有汗，因此，本证的头汗出，是很值得注意的。⑤头汗出而心不烦，所以称之为"阳微结"，也就是标阳微而水气结的意思。标阳微于外，故头汗出；本寒结于里，故微恶寒。手足冷而心下满，口不欲食，大便硬者，上湿而下燥也。⑥但头出汗而不及全身，所以叫"阳微"；心下满，故知为水结。假使是"寒结"，外必无汗，今有头汗，故知其不属于纯阴的"脏结"，所以不属于少阴证，仅用小柴胡汤达心下水气，还出太阳而为汗，病即可愈。⑦若不了了，是下燥未化也，故曰"得屎而解"。此证的紧要，只在去心下之满，原不急于消大便之硬，上湿既散，津液自当下行，故不待硝黄的攻下，自能得屎而解。

许叔微是分析透了这条病机的，所以他抓住了头汗出与大便秘这两点，头汗出是标阳在表，大便秘是本寒里结，是属于半在表半在里的"阳微结证"，尽管脉沉紧，毫不考虑少阴病"纯阴结"的问题，终于用小柴胡汤和里达表而愈。

（选自《中医各家学说》任应秋按）

要点

（1）证候特点：伤寒五六日，但头汗出，自颈以下无汗，手足冷，心下痞闷，大便秘结；四肢冷，又汗出满闷；脉沉而紧。

（2）病因病机：伤寒表邪，侵及少阳阳明，少阳枢机不利，阳明内结，津液耗伤。

（3）治则：和解表里。

案例4　惊悸失眠

绍兴癸丑，予待次四明，有董生者，患神气不宁，每卧则魂飞扬，觉身在床而魂离体，惊悸多魇，通夕无寐，更数医而不效。予为诊视，询之曰：医作何病治？董曰：众皆以为心病。予曰：以脉言之，肝经受邪，非心病也。肝经因虚，邪气袭之，肝藏魂者也，游魂为变，平人肝不受邪，故卧则魂归于肝，神静而得寐。今肝有邪，魂不得归，是以卧则魂飞扬若离体一也。肝主怒，故小怒则剧。董欣然曰：前此未之闻，虽未服药，已觉沉疴去体矣，愿求药治。予处此二方（珍珠丸、独活汤）以赠，服一月而病悉除。此方大抵以珍珠母为君，龙齿佐之。珍珠母入肝经为第一，龙齿与肝同类故也。

（选自《本事方·中风肝胆筋骨诸风》）

解读

按　案中言"肝经因虚，邪气袭之"，但未言究为何邪？《素问·阴阳应象大论》云："在志为怒，怒伤肝"。本案明言"小怒则剧"，故所受之邪，乃属情志为病，肝经受邪，肝失所养，阴虚阳亢，水不涵木，故魂不守舍，神气不宁，惊悸失眠由生。神气不宁，惊悸失眠，为心肝二经皆有之症，并常兼有之。如何分辨属心属肝？需据脉象与其他症状仔细分辨。本案虽未明言何脉，但有"以脉言之，肝经受邪，非心病也"，可知其脉必弦。病人自觉"每卧则魂飞扬，觉身在床而魂离休，惊悸多魔"故属肝经为病无疑。况"小怒则剧"，加之前医按心病治之无效，更证明不是心病。"魇"，《说文》释为"梦惊也，睡则多梦而惊"是肝不藏魂，游魂为变的一个症状。珍珠丸以滋水涵木、安魂息风，独活汤以驱风养血，敛阴扶正。两方配合使用，于阴虚阳亢而肝经有邪之失眠证最为合拍。故服药一月而病悉除。许叔微对《伤寒杂病论》颇有研究，辨证精细入微，化裁仲景《金匮》之酸枣仁汤而为珍珠丸（珍珠母、熟地黄、当归、人参、柏子仁、酸枣仁、茯神、犀角、龙齿、沉香、辰砂）善于师仲景之法，而不拘泥于经方。另外，通过本例医案的分析，可见了解病史和治疗经过的重要性，众医皆按心病论治无效，启发了许氏另辟途径，从肝论治，因而获得显著效果。

（选自《历代名医案选讲》陈大舜按）

要点

（1）证候特点：神气不宁，每卧则魂飞扬，觉身在床而魂离体；惊悸多魇，通夕无寐，脉弦。

（2）病因病机：肝经受邪，肝失所养，阴虚阳亢，水不涵木。

（3）治则：滋水涵木，养血息风。

案例5　热入血室

辛亥巾寓居毗陵，学官王仲礼，其妹病伤寒发寒热，遇夜则有鬼物所凭，六、七日忽昏塞，涎响如引锯，牙关紧急，瞑不知人，病势极危。召予视，予曰：得病之初，曾值月经来否？其家曰：月经方来，病作而经遂止，得一二日，发寒热，昼虽静，夜则有鬼祟，从昨日来，涎生不省人事。予曰：此热入血室证也。仲景云：妇人中风，发热恶寒，经水适来，昼日明了，暮则澹语，如见鬼状，发作有时，此名热入血室。医者不晓，以刚剂与之，遂致胸膈不利，涎潮上脘，喘急息高，昏冒不知人。当先化其涎，后除其热。予急以一呷散投之，两时顷，涎下得睡，即省人事，次授以小柴胡加地黄汤，三服而热除，不汗而自解矣。

（选自《本事方·伤寒时疫上》）

解读

按　热入血室的机制，成无己在《注解伤寒论》里已经说得很清楚："伤寒发热者，寒已成热也。经水适来，则血室空虚，邪热乘虚入于血室。"其典型症状是发热恶寒，昼日明了，暮则谵语，如见鬼状，发作有时。但本案不仅夜间谵妄，甚至冥不知人，兼见痰响如引锯，所以知为痰涎阻塞胸隔，痰迷清窍，而致神昏。热入血室，病在血而不在气，气属阳，所以昼日明了，血属阴，所以暮则谵语，如有鬼物所凭。发寒热，为正邪抗争之势。牙关紧闭，昏塞，不省人事，兼见痰鸣、喘急息高等，乃痰涎阻塞胸隔，进而痰迷清窍所致。热入血室的治疗常法，宜以小柴胡汤助其转枢，以驱邪外出。但前医不晓，妄用刚剂（可能是辛温解表之类，强发其汗），遂致胸隔不利，涎潮上壅，喘急息高，痰迷清窍，昏塞口噤。因此，许氏先用一呷散（南星一味）化胸中之痰，服后两时许，涎下得睡，即省人事，再以小柴胡加地黄汤和之，血结散，寒热除，故三服不汗而自解。

（选自《历代名医案选讲》陈大舜按）

要点

（1）证候特点：伤寒发寒热；六、七日忽昏塞，涎响如引锯，牙关紧闭，瞑不知人；月经方来，病作而经遂止，得一二日，发寒热，昼虽静。

（2）病因病机：伤寒发热，寒已成热，经水适来，血室空虚，邪热乘虚入于血室，灼津为痰，痰涎阻塞胸膈，痰迷清窍，而致神昏。

（3）治则：先化胸中之痰，再散血室之热结。

案例6　反胃

治一妇人，年四十余，久患反胃，面目黄黑，历三十余年，医不能效，脾俞诸穴，烧灸交遍，其病愈甚。服此药顿然全愈，服至一月，遂去其根。方名附子散。用附子一枚极大者坐于砖上，四面煮火，渐渐逼热，淬入生姜自然汁中，再用火逼再淬，约尽生姜汁半碗，焙干，入丁香二钱。每服二钱，水一盏，粟米少许同煎七分。不过三服瘥。

（选自《续名医类案·反胃》）

解读

按 久患反胃，历三十余载，最后服附子散而瘥，从方测证推断病机，当属虚寒不属实热。乃脾胃虚寒，火不暖土，致胃气不降，反而上逆。久患反胃，面目黄黑，黄为土色，黑为水色，知脾肾虚寒，其色上泛，而见黄黑。元阳虚衰，火不暖土，脾胃虚寒，胃气上逆而反胃久久不愈。许氏处方用熟附子为君，大温命门真火，俾元酬一壮，则胃土自有生化之源。淬以生姜自然汁者，是取其散寒下气，可平胃腑冲逆。复入丁香者，以丁香者禀纯阳之气，为暖胃温肾之上品。煎加粟米少许。因粟米最能安胃故也。此案用药丝丝入扣，故获效显著。然本方只宜于虚寒，实热万不可用。

（选自《历代名医案选讲》陈大舜按）

要点

(1) 证候特点：反胃，面目黄黑。

(2) 病因病机：脾肾虚寒，元阳虚衰，火不暖土，脾胃虚寒，胃气上逆。

(3) 治则：温补脾肾，和胃降逆。

案例 7

一乡人伤寒身热，大便不通，烦渴郁冒，医者用巴豆药下之，顷得溏利，宛然如旧。予视之，阳明结热在里，非大柴胡、承气等不可。巴豆止去积，不能荡涤邪热蕴毒。亟进大柴胡等，三服得汗而解。以下作汗，亦是一法。

（选自《名医类案》）

解读

按 医案中患者症见“伤寒身热，大便不通，烦渴郁冒”，提示病邪虽以少阳为主，但已入阳明，有化热成实的热结之象。许叔微辨证为阳明里热，予大柴胡汤，得汗而解。大柴胡汤出自《伤寒杂病论》，是和解为主与泻下并用的方剂。方中重用柴胡，配以黄芩和解清热，轻用大黄配以枳实内泻阳明热结，行气消痞。以芍药缓急，半夏降逆。用此方并不悖于少阳禁下的原则，可使少阳与阳明合病得以双解。故医案末尾小字注有“以下作汗，亦是一法”之语。许叔微认为分析病情、决定治则的关键在于辨清阴阳、表里、寒热、虚实。从他的诊治可知其重视八纲辨证与六经辨证的结合，因而也提高了辨证的正确性。

（选自鲍健欣从《名医类案》中伤寒医案看许叔微学术思想．四川中医，2009，27(3)：31-32.）

要点

(1) 证候特点：伤寒身热，大便不通，烦渴郁冒。

(2) 病因病机：伤寒表邪，侵及少阳，入于阳明，化热内结。

(3) 治则：和解少阳，泻热散结。

案例 8 伤寒表实里虚

一乡人邱生者病伤寒，许为诊视，发热，头痛，烦渴，脉虽浮数而无力，尺以下而弱。许曰：虽麻黄证，而尺迟弱。仲景云：尺中迟者，荣气不足，血气微少，未可发汗。用建中汤加当归、黄芪令饮。翌日脉尚尔，其家煎迫，日夜督发汗药，言几不逊矣，许忍之，但只用建中调荣而已。至五日尺部方应，遂投麻黄汤，啜一服，发狂，须臾稍定，略睡，已得汗矣。信知此事为难，仲景虽云，不避晨夜即宜便治，医者须察其表里虚实，待其时日。若不循次第，暂时得安，亏损五脏，以促寿限，何足贵一也。

（选自《名医类案》）

解读

按　医案中患者"发热头痛烦渴"，根据症状可辨为外感风寒表实证，但许叔微诊脉时又发现"脉虽浮数而无力，尺以下而弱"，引用仲景论述指出尺脉迟弱是气血不足的表现，在治疗上应健脾补气，调和阴阳在先；发汗解表，调和营卫在后。建中汤属温中补虚之剂，方中饴糖甘温入脾，补益脾气，为君药。配以芍药养阴缓急，桂枝温阳散寒，为臣药。炙甘草益气，生姜温胃，大枣补脾，再加上当归补血和血，黄芪增强益气建中之力。待到中焦生发之气得以升腾，"至五日尺部方应"，才投以麻黄汤发汗而解。对病邪表里虚实的辨证十分精确，治疗先后的思路也十分清晰。

（选自鲍健欣从《名医类案》中伤寒医案看许叔微学术思想．四川中医，2009，27(3)：31-32.）

要点

(1) 证候特点：发热，头痛，烦渴，脉虽浮数而无力，尺以下而弱。

(2) 病因病机：体虚脾弱，外感风寒，腠理闭塞，营卫失和。

(3) 治则：温中健脾，调和营卫。

案例 9　伤寒下利

"有人病伤寒下利，身热神昏多困，谵语不得眠。或见下利，便以谵语为郑声，为阴虚症。予曰：此小承气证。众骇然曰：下利而服小承气，仲景之法乎？予曰：此仲景之法也。仲景云：下利而谵语者，有燥屎也。属小承气汤而得解。予尝读《素问》云：微者逆之，甚者从之，逆者正治，从者反治，从少从多，观其事也。帝曰：何谓反治？岐伯曰：塞因塞用，通因通用。王冰注云：大热内结，注泻不止，热宜寒疗，结复未除，以寒下之，结散立止，此通因通用也。正合于此"。

（选自《普济本事方》）

解读

按　伤寒下利，易作阳虚治；神昏谵语不眠则常作内热阴虚治，此临床习惯辨治之大体。许氏认定本案属小承气汤证，其脉、舌、证必另有所凭，而为案中所略，如脉沉实、苔垢腻、腹痛等，否则亦不能断然结论。以下利言，非清稀无秽水之泻，当是热结旁流、协热下利之类，热邪里郁为本，下利邪欲外出下泄为标，许氏谆谆于仲景《内经》、王冰注解之论，无非告诫勿为迷离表象所惑，治病必伏其所主，先其所因，方能切中肯綮，而为上工。

（选自王莉．许叔微《普济本事方》选案阐微．上海中医药大学学报，2006，20(3)：12-13.）

要点

(1) 证候特点：伤寒下利，身热神昏多困，谵语不得眠，下利。

(2) 病因病机：伤寒袭表，随经入腑，燥热内结，热结旁流，扰及神明。

(3) 治则：通腑泻热。

案例 10　膀胱气闭

顷在徽城日，歙尉宋荀甫，膀胱气作疼不可忍。医者以刚剂与之，疼愈甚，小便不通三日矣，脐下虚胀，心闷，予因候之。见其面赤黑，脉洪大。予曰："投热药太过，阴阳痞塞，气不得通，为之奈何？"宋尉尚手持四神丹数粒，云："医者谓痛不止，更服之。"予曰："若服此定毙，后无悔。”渠恳求治。予适有五苓散一两许，分三服，易其名，用连须葱一茎，茴香一撮，盐一钱，水一盏半，煎七分，令接续三服。中夜下小便如墨汁者一、二升，脐下宽得睡。翌日诊之，脉已平矣。续用硇砂圆与之，数日差。大抵此疾因虚得之，不可以虚而骤补药。经云：“邪之所凑，其气必虚。”留而不去，其病则实。故必先涤所蓄之邪，然后补之。是以诸方多借巴豆气者，谓此也。

（选自《普济本事方》）

解读

按 本案膀胱气闭者，今膀胱结石发作之类，当以通利为主，医者虚虚实实，滥自用刚剂热药，阴阳痞塞，病痛转剧。许氏五苓散加葱、茴香，盖辛味通络法也。方中白术、茯苓、猪苓、泽泻等健脾利水，桂枝、葱、茴香辛润通络。此治此方，叶天士习用之，《临证指南医案》及《未刻本叶天士医案》中比比皆是。久痛病证，叶氏立言为络病，并称络以辛为泄，临床确有实效，不知其络病诊治，源自许氏，盖见其学术之本，故天士持《本事方》为枕中秘也。

（选自王莉．许叔微《普济本事方》选案阐微．上海中医药大学学报，2006，20(3)：12-13.）

要点

（1）证候特点：膀胱气作疼不可忍；小便不通三日，脐下虚胀，心闷；面赤黑，脉洪大。

（2）病因病机：肾、三焦气化不利，膀胱气化失司，由于误治，阴阳痞塞，经络不通。

（3）治则：健脾利水，通络止痛。

附：淳于意医案五则

淳于意（公元前205～前150年），西汉临淄（今山东淄博）人，因曾任齐国的太仓长，人称仓公。年轻时喜钻研医术，拜公孙光为师，学习古典医籍和治病经验。公孙光又将仓公推荐给临淄的公乘阳庆。当时公乘阳庆已年过六十，收下淳于意为徒，将自己珍藏的黄帝、扁鹊脉书、根据五色诊断疾病、判断病人预后的方法以及药物方剂等书传给他。三年后仓公出师四处行医，足迹遍及山东，曾为齐国的侍御史、齐王的孙子、齐国的中御府长、郎中令、中尉、中大夫、齐王的侍医遂等诊治过疾病。《史记仓公传》记载了淳于意25例医案，其中治愈15例，不治10例，涉及现代医学的消化、泌尿、呼吸、心血管、内分泌、脑血管、传染病、外科、中毒、妇产科、儿科等。现择录五则，以鉴赏其医案风格。

案例1

齐侍御史成，自言头痛，臣意诊其脉，告曰：君之病恶，不可言也，即出，独告成弟昌曰：此病疽也，内发于肠胃之间，后五日当痈肿，后八日呕脓死，成之病得之饮酒且内。成即如期死……臣意切其脉得肝气，肝气浊而静，其病主在于肝。

（选自《史记·扁鹊仓公列传》）

案例2

史记曰：临女子薄吾病甚，众医皆以为寒热笃，当死。臣意诊其病，曰：蛲瘕为病，腹大，上肤黄粗，循之戚戚然，臣意饮以芫花一撮，即出蛲虫数升，病已，三十日如故。蛲得之寒湿，寒湿气郁笃不发，化为虫，臣意所以知薄吾病者，切其脉，循其尺，其尺索刺粗而毛美奉发，是虫气也。其色泽者，虫藏无邪气及重病。

（选自《史记·扁鹊仓公列传》）

案例3

齐王中子诸婴儿小子病，召臣意诊切其脉，告曰：“气鬲病，病使人烦懑，食不下，时呕沫，病得之忧，数忔食饮。”臣意即为之作下气汤以饮之，一日气下，二日能食，三日即病愈。

（选自《史记·扁鹊仓公列传》）

案例 4

齐郎中令循病，众医皆以为蹷入中，而刺之。臣意诊之，曰："涌疝也，令人不得前後溲。"循曰："不得前後溲三日矣。"臣意饮以火齐汤，一饮得前溲，再饮大溲，三饮而疾愈。

（选自《史记·扁鹊仓公列传》）

案例 5

齐中御府长信病，臣意入诊其脉，告曰："热病气也。然暑汗，脉少衰，不死。"曰："此病得之当浴流水而寒甚，已则热。"信曰："唯，然！往冬时，为王使於楚，至莒县阳周水，而莒桥梁颇坏，信则揽车辕未欲渡也，马惊，即堕，信身入水中，几死，吏即来救信，出之水中，衣尽濡，有间而身寒，已热如火，至今不可以见寒。"臣意即为之液汤火齐逐热，一饮汗尽，再饮热去，三饮病已。即使服药，出入二十日，身无病者。

（选自《史记·扁鹊仓公列传》）

第二章　金元中医名家医案解读

导读

金元时代，我国医学发展出现“诸子蜂起，百家争鸣”的局面，以刘完素、张从正、李杲、朱震亨为代表的四大家，竞相著书立说，扬其所长，各抒己见，独树一帜，自立一说，导致医学学术上的变革，大大推动了祖国医学理论的发展。因其具有独特的理论建树，突出的学术成就，卓越的医学贡献，深远的历史影响，故有“金元四大家”之誉。

金元医学特点

注重医学实践，证治方论完备，重视医案积累“金元四大家”之学说理论，是长期临证实践的结果，他们在各自领域的医疗实践是其理论产生的根源，可以说，没有医疗实践就没有“金元四大家”。自仲景至晋、唐、宋，绵延八百余年，王叔和、皇甫谧、陶弘景、孙思邈、王焘等医家搜集整理大量医学方书，宋朝更有大量官修方书及民间效方，成无己首次注解《伤寒论》并对其中20首方剂进行方论、方解后，研究方书蔚然成风。“金元四家”受宋代医学理论和思维方式的强烈影响，通过对经典中医学理论的深化，通过对临床经验的概括，形成了具有独特理论体系的医学。他们在医学理论和医术方面，勇于创新，各成一家，风之所被，延续至明清两代，开拓了中医学发展的新局面。

理论创新，法理相合；勤于笔耕，著书立说；师承体系特征明显。刘完素、张元素、张从正、李杲、王好古、朱震亨等医学家相继兴起，他们从实践中对医学理论作出新的探讨，阐发了各自不同认识，创立各具特色的理论学说，形成以刘完素为代表的河间学派和以张元素为代表的易水学派，展开了学术争鸣。

本章选择金元四大家部分医案解读，通过医家临证实践案例，学习临床辨证技能与组方用药规律，辅助《各家学说》课程学习，加深对医家学术思想的理解与把握。

第一节　刘河间医案解读

医家简介　刘河间，名完素，字守真，生于北宋大观四年（公元1110年），宋金时代河间（今河北省河间县）人，故后人称之为刘河间。他非常重视《黄帝内经》理论研究，认为医学的“法之与术，悉出《内经》之玄机”。注重对五运六气和亢害承制的研究，在深入研究《内经》病机十九条的基础上，对火热病证详加阐发，提出了“六气皆能化火论”及“五志过极皆为热甚”的观点。其代表作有《素问玄机原病式》、《素问病机气宜保命集》、《黄帝素问宣明论方》。在这些论著中，提出了不少独创性的学术见解，为后世医学的发展奠定了坚实的基础。刘河间医案主要在其医论、方论中表现为追忆式案例形式。本节选择刘河间具有代表性的热证治验解读，以把握其证候特点、病机、治法与具体方药。

案例1　怫热郁结表证

解读

(1) 证候特点：身热，微恶风寒（或战栗），头痛咳嗽，口渴咽痛，舌红或燥，苔薄白或微黄，脉数浮。

"且如一切怫热郁结者，不必止以辛甘热药能开发也，如石膏、滑石、甘草、葱、豉之类寒药，皆能开发郁结。以其本热，故得寒则散也。夫辛甘热药，皆能发散者，以力强开冲也。然发之不开者，病热转加也。"

"如桂枝、麻黄类辛甘热药，攻表不中病者，其热转甚也。是故善用之者，须加寒药，不热，则恐热甚发黄，惊狂或出矣。"

（2）病因病机：怫热郁结（或阳证似阴）。

（3）治疗：辛凉解表法。方药：石膏、滑石、甘草、葱、豉之类（葱豉汤）。

案例2　怫热郁结表里相兼证

解读

（1）证候特点

1）身热，微恶风寒（或战栗），头痛咳嗽，口渴咽痛，舌红或燥，苔薄白或微黄，脉数浮。

2）大便秘结，腹部胀满或疼痛拒按，潮热谵语，苔黄脉实。

"怫热郁结，复得开通，则热蒸而作汗也！凡治上下中外一切怫热郁结者，法当仿此。随其浅深，察其微甚，适其所宜而治之。慎不可悉如发表，但以辛甘热药而已。"

（2）病因病机：怫热郁结，阳证似阴。

（3）治疗：表里双解法，散风壅，开结滞，使气血宣通。方药：双解散（益元散合防风通圣散）。

附：怫热郁结表里相兼证医案

杨玉衡治一案，"年八旬，患温病，表里大热，气喷如火，舌苔黄，口燥渴，谵语发狂，脉洪长滑数，用河间双解散治之，大汗不止（因方中有麻黄），复饮一服汗止，但本证未退，改制增损双解散：

白僵蚕三钱，蝉蜕十二枚，片姜黄五分，防风、薄荷、荆芥穗、当归、白芍、黄连、连翘、栀子各一钱，黄芩、桔梗各二钱，石膏六钱，滑石三钱，甘草一钱，酒浸大黄二钱，芒硝二钱，水煎去渣，冲芒硝入白蜜三勺，黄酒半杯，和匀冷服，两剂而愈。因悟麻黄春夏时不可轻用"。

（选自《寒温条辨》）

案例3　怫热郁结里证

解读

（1）证候特点：大便秘结，腹满实痛，烦渴，或谵妄，或狂躁喘满，目睛不和，苔黄脉实。"无问风寒暑湿，有汗无汗，内外诸邪所伤，但有可下诸证，或表里两证俱不见而日深，但目睛不了了，睛不和者，或腹满实痛者，或烦渴，或谵妄，或狂躁喘满者，或蓄热极而将死者，通宜大承气汤下之，或三一承气汤尤良。"

（2）病因病机：怫热郁结于内，腹实热极。

（3）治疗：通里泻下。方药：大承气汤，三一承气汤。

附：怫热郁结里证医案

吴孚先治一人伤寒，身寒逆冷，时或战栗，神气昏昏，大便秘，小便赤，六脉沉伏。或凭外象谓阴症，投热剂；或以脉沉伏，亦作阴治。吴诊之，脉沉伏，而重按之则滑数有力，愈按愈甚，视其舌则燥，探其足则暖。曰：此阳症似阴，设投热药，火上添油矣。乃用苦寒峻剂，煎成乘热顿饮而痊。（寒因热用法）

按　内真寒而外假热，诸家尝论之矣。至内真热而外假寒，论及者罕。此案故宜熟玩。

（选自《续名医类案》）

此案即河间所谓"里热亢极，阳极似阴，反为寒战"。（大便秘，小便赤，有此二端，便非阴证。宜三一承气汤下之。)

案例4　怫热郁结伤阴证

解读

(1) 证候特点:下后热稍退而未愈者;烦渴甚;身冷脉微,昏冒将死。

"下后热稍退而未愈者,黄连解毒汤调之,或微热未除者,凉膈散调之。或失下热极,以致身冷、脉微,而昏冒将死者,若急下之,则残阴暴绝,阳气后竭而立死,不下亦死,当以凉膈散或黄连解毒汤养阴退阳,蓄热渐以宣散,则心胸复暖,脉渐以生,至于脉复有力,方可以三一承气汤下之。"

(选自《伤寒直格》)

(2) 病因病机:下后热未尽,阴已伤。

(3) 治疗:先以养阴退阳,至阳脉复有力后微下。方药:凉膈散或黄连解毒汤养阴退阳;三一承气汤。

附:刘河间学术思想与证治经验学习要点

1. 刘河间医学思想的理论基础与发挥

对阴阳学说的认识。

对五运六气学说的认识。

对亢害承制的认识。

对《伤寒论》的认识。

对《内经》发病与病机学的认识。

2. 刘河间病因论——《素问玄机原病式》

六气皆从火化。

五志过极皆为热病。

3. 刘河间病机论——病机要素

在表:阳气怫郁。

在里:阳气郁结、火热为患。

4. 刘河间病证论

《素问玄机原病式》详辨补注六十一病证。

《素问病机气宜保命集》病论二十二篇。

5. 刘河间治法方论

《宣明论方》,共计三百四十八首,皆有详尽而精辟论述。许多为河间自拟方集,体现其学术大家风范临证构方用药风格。

创立辛凉解表,表里双解,下法,养阴退阳,外托内疏法。

6. 刘河间养阴退阳法:甘寒滋阴以清热—苦寒清热以养阴

代表方剂

凉膈散:连翘　山栀子　大黄　薄荷叶　黄芩　甘草　朴硝

黄连解毒汤:黄连、黄柏、黄芩、黄栀子各半两

内疏黄连汤:黄连　黄芩　栀子　桔梗　木香　槟榔　连翘　芍药　薄荷　甘草　归身　大黄

倒换散:大黄(小便不通减半),荆芥穗(大便不通减半)各等分

三花神佑丸:甘遂、大戟、芫花(醋拌湿炒)各半钱,牵牛二两,大黄一两(研细),轻粉一钱

葱豉汤—通圣—双解—凉膈—黄连解毒—三一承气汤

治则与方药共性特点:宣、通、散、泻、清、利;外宣透,内疏通,清下。

第二节　张从正医案解读

医家简介　张从正，字子和，号戴人，金代睢州考城人，约生于公元1156年，卒于公元1228年，享年约72岁。私淑刘完素，主要著作有《儒门事亲》。张从正认为“病之一物，非人身素有之，或自外而入，或由内而发，皆邪气也”。一经致病则应设法驱邪，其具体方法则以《伤寒论》的汗、吐、下三法为原则。凡风寒之邪所发病，在皮肤与腠理之间的可用汗法；风痰宿食，在胸膈上脘的可用吐法；寒湿痼冷或热客下焦等在下疾病可用下法。后世称之为攻邪派。其主要论点是“六门三法”。六门是风寒暑湿燥火六气分证，三法是实则应攻，虚则应补，有邪当先攻邪，邪去则正自复，攻邪应因势利导，就其近而去之；养生当食补，治病当药攻，药不宜久服，中病即止。

案例1

戴人过曹南省亲，有姨表兄病大便燥涩，无他证，常不敢饱食，饱则大便极难，结实如针石，或三、五日一如圊，目前星飞，鼻中血出，肛门连广肠痛，痛极则发昏，服药则病转剧烈。巴豆、芫花、甘遂之类皆用之，过多则困，泻止则复燥。如此数年，遂畏药性暴急不服，但卧病待尽。戴人过，诊其两手脉息俱滑实有力，以大承气汤下之，继服神功丸、麻仁丸等药，使食菠菱葵菜及猪羊血作羹，百余日充肥，亲知见骇之。呜呼！粗工不知燥分四种：燥于外则皮肤皱揭；燥于中，则精血枯涸；燥于上，则咽鼻焦干；燥于下，则便溺结闭。夫燥之为病，是阳明化也。水寒液少，故如此然。可下之，当择之药之。巴豆可以下寒；甘遂、芫花可下湿；大黄、朴硝可以下燥。《内经》曰：辛以润之，咸以软之。《周礼》曰：以滑养窍。

（选自《儒门事亲 · 燥形》）

解读

按　便秘：又称大便难。指大便燥结，排便时间延长，便次减少，或时间虽不延长但排便困难的症状。胃肠积热，或阳虚寒凝，或气血阴津亏损，或腹内癥块阻结等，可导致肠道燥化太过，肠失濡润，或推运无力，传导迟缓，气机阻滞而成便秘。执简驭繁来分则便秘无非有二，虚实也。实证分热积、寒积；虚证分气虚、阴血亏虚。热积、阴血亏虚多致燥化太过、肠失濡润；寒积、气虚多致推运无力、传导缓慢。二者皆成便秘。

本案病人主症大便燥涩多年，兼症有鼻出血及腹痛症，甚则两目星飞，两手脉息，俱滑实有力。由兼症及其“巴豆，芫花，甘遂之类峻下”等治疗不效可知，本案非寒积，非气虚也。当属肠道燥化太过，肠失濡润之便秘，对此燥结于肠之实证，张氏以大承气汤下之，继服神功丸、麻仁丸等药，又使其食菠菱葵菜，及猪羊血作羹。此案先攻再调后养，治疗颇有章法次第。本案充分反映了张氏“治病当论药攻”、“养生当论食补”的学术思想。

（编者按）

要点

（1）证候特点：便秘；腹痛、鼻出血、目星飞、脉息滑实有力。

（2）病因病机：或外感热病，久病伤阴，饮食不节，肠胃燥热，肺经热盛，伤津耗液，肠失濡润，热伤血络，迫血妄行。

（3）治疗：寒凉泻下，荡涤肠胃。

案例 2

张叟年七十一，暑月田中，因饥困伤暑，饮食不进，时时呕吐，口中常流痰水，腹胁作痛。医者概用平胃散、理中丸，导气丸不效，又加针灸，皆云胃冷，乃问戴人。戴人曰，痰属胃，胃热不收，故流痰水。以公年高，不敢上涌，乃使一箭探之，不药而吐痰涎一升，次用黄连清心散（凉膈散加黄连），导饮丸，玉露散以调之，饮食加进。唯大便秘，以生姜，大枣煎调胃承气汤一两夺之遂愈。

（选自《儒门事亲·十形三疗》）

解读

按 本病为饥困伤暑，以饮食不进，呕吐，口中流痰水，腹胁作痛为主证。先用温散法予平胃散、理中丸之类无效。这是因为暑月因热伤冷，迫热入内所致。张从正认为痰属胃，胃热不收，故流痰水。治则为涌吐去痰而后清泻胃热。本病伤于暑，暑为阳邪，其性炎热，暑性升散。吐其痰涎的同时亦可调畅气机，气机疏而不郁，热而不生，且吐法亦可以越上焦之火邪自表而出，宣膈通腑后采用黄连清心饮，玉露散之属以清热祛暑，清泻胸膈郁热而收到效果。另本病采用吐法时并未运用涌吐药，而采用"撩痰"法达到涌吐的目的，正体现其"不药之药"的学术思想。

（编者按）

要点

(1) 证候特点：伤暑，以饮食不进，呕吐，口中流痰水，腹胁作痛。

(2) 病因病机：外感暑邪，内伤饮食。暑月因热伤冷，迫热入内，胃热偏盛，气机郁滞。

(3) 治则：清热祛暑，宣膈通腑。

案例 3

项关令之妻忧郁致病，常好呼叫怒骂，欲杀左右，恶言不缀，不欲食。戴人视之曰，此难以药治。乃使二妇涂丹粉作伶人状，其妇大笑。次日，又令作角抵，又大笑。其旁，常以两个能食之妇夸其食美，其妇亦索其食而为一尝之。不数日，怒减食增，不药而瘳。

（选自《儒门事亲》）

解读

按 此病为情志病。常好呼叫怒骂，欲杀左右，恶言不缀者，乃有郁气未消，郁气者，怒气也，情志过激可使气机紊乱，阴阳失调。肝系引急而失疏，气逆而上则失降，失降者浊阴不潜而盛实，干扰清窍故也，张氏巧妙运用五行反克之变，认为木能生火，木为火之母，但火亦能反克其母。故使二娼化装为伶人状使其喜，因喜可缓肝急，通达百脉，消其郁气，利其枢机，使浊降清升，脑为之聪，则如狂自解。

（编者按）

要点

(1) 证候特点：好呼叫怒骂，欲杀左右，恶言不缀，不欲食。

(2) 病因病机：情志过激，七情内伤，气机紊乱，阴阳失调，气逆于上，浊阴不潜。

(3) 治则：疏肝理气，通达百脉。

案例 4

治卫德新之妻，旅中宿于楼上，夜值盗劫人烧舍，惊堕床下，自后每闻有响，则惊倒不知人，家人辈蹑足而行，莫敢冒触有声，岁余不痊。诸医作心病治之，人参、珍珠及定志丸皆无效。张见而断之曰：惊者为阳从外入也，恐者为阴从内出也。惊者谓自不知故也，恐者自知也。足少阳胆经属肝木，胆者敢也，惊怕则胆伤矣。乃命二侍女执其两手，按高椅之上，当面前置一小几。张曰：娘子当视此，一木猛击之，其妇大惊。张曰：我以木击几，何以惊乎？伺少定击之，惊又缓。又斯须连击三五次，又以杖击门，又遣人画背后之窗，徐徐惊定而笑，曰：是何治法？张曰：《内经》云，惊者平之。平者，常也。平常见之，必无惊。是夜使人击门窗，自夕达曙。夫惊者神上越，从下击几，使其下视，所以收神也。一二日虽闻雷亦不惊。

（选自《儒门事亲》）

解读

按　本案即"一朝被蛇咬，十年怕井绳"。戴人新解"惊者平之"堪称活学活用《黄帝内经》之楷模。子和云："夫惊，以其忽然而遇之也，使夕见夕闻则不惊矣"。《素问·举痛论》曰："惊则心无所依，神无所归，虑无所定，故气乱矣。思则心有所存，神归，正气留而不行，故气结矣。"所以，不见不听不可以惊，心有所依亦不可以惊。戴人谓："惟习可以治惊"。习乃习以为常，平者，常也；常者，平也。本案惊恐由外而入、治疗却由内而出，可谓造诣高深，见识非凡。戴人治病，确不仅以汗、吐、下三法见长也。

（编者按）

要点

(1) 证候特点：每闻有响，则惊倒不知人。

(2) 病因病机：受惊而为恐。心无所依，神无所归，虑无所定，气机紊乱(心胆气虚)。

(3) 治则：壮胆实气，使心有所依。

案例 5

陈下酒监魏德新，因赴冬选，犯寒而行，真气原衰，加之坐卧冷湿，饮食失节，以冬遇此，遂作骨痹。腰之高骨坏而不用，两胯似折，面黑如炭，前后兼痛，痿厥嗜卧。先以玲珑灶熨蒸数日，次以苦剂上涌讫寒痰三、二升，次以淡剂，用白术除脾湿，茯苓养肾水，官桂伐风木，寒气偏胜，则加姜、附，又刺肾腧、太䜣二穴，二日一刺，前后一月，平复如故。

（选自《儒门事亲》）

解读

按　本病因真气衰弱又犯寒湿之邪所致。外有寒湿之邪入侵，内而脾胃运化功能失常，水湿内停，聚而成痰且与寒邪蕴结，痹阻经络而为病。寒气胜为痛痹，腰之高骨坏而不用，两胯似折，说明痛处不移，面黑如炭，为寒凝瘀阻。现用"玲珑灶"熨蒸以散寒邪，温运血脉。再以苦寒之剂上涌寒痰，内服苓、术、官桂。助脾土以制寒水之势上凌，温散寒湿而止痹痛。并针刺肾俞、太溪两穴辅治，以宣畅少阴肾经的阳气，阳通则痹解。

张从正说"痹病以湿热为源，风寒为兼，三气合而为痹。奈何治此者，不问经络，不分脏腑，不分表里，便作寒湿脚气，用乌、附、乳、没，种种燥热攻之，中脘灸之，脐下烧之，三里火之，蒸之熨之，汤之炕之，以致便溺涩滞，前后具闭，虚燥转甚，肌肤日削，饮食不下，虽遇扁华，亦难措手，若此者何哉？胸膈间有寒痰故也"。法当涌吐以涤寒痰，蒸汗以疏经络，渗下分解湿滞。由此可看出，张氏治疗痹症，无论是痛痹、行痹，还是着痹，都是以通阳为主，不能离开汗吐下三法以求治则。

（编者按）

要点

(1) 证候特点：因赴冬选，犯寒而行，真气原衰，加之坐卧冷湿，饮食失节，以冬遇此，遂作骨痹。腰之高骨坏而不用，两胯似折，面黑如炭，前后兼痛，痿厥嗜卧。

(2) 病因病机：外感寒湿，饮食失节。真气衰弱，寒湿入侵，脾胃运化失常，水湿内停，聚而成痰，痹阻经络而为病。

(3) 治则：温散寒湿，通络止痛。

案例 6

常仲明，病湿痹五、七年矣。戴人令上涌之后，可泄五、七次，其药则舟车丸、浚川散、通经散、益肾散，自春及秋，必十余次方能愈。公之病，不必针灸，与令嗣皆宜涌，但腊月非其时也。欲候春时，恐予东适。今姑屏病之大势，至春和时，人气在上，可再涌之，以去其根。卒如所论矣。

（选自《儒门事亲》）

解读

按 湿气胜称为着痹。病程五、七年。然戴人不以为虚，而用系列攻下之法，从春到秋下十余次才见好转；冬令时阳气闭藏，涌吐、泻下均“扰乎阳”，有悖《内经》养生之理，于春三月发陈之际，阳气上升之时，“在上者因而越之”，再用吐法以伸郁滞于湿中之阳气，则营卫周流，痹证消失。

（编者按）

要点

(1) 证候特点：病湿痹五、七年。可有沉重、酸痛、麻木、肿胀等症。

(2) 病因病机：风寒湿三气合至，以湿为主。肝肾不足，寒湿入侵，流注、侵及关节，痹阻为病。

(3) 治则：蠲痹除湿，疏通经脉。

案例 7

一衲子，因阴雨卧湿地，一半手足皆不随，若遇阴雨，其病转加。诸医皆作中风偏枯治之，用当归、芍药、乳香、没药、自然铜之类，久反大便涩，风燥生，经岁不已。戴人以舟车丸下三十余行，去青黄沫水五升；次以淡剂渗泄之，数日，手足皆举。戴人曰：夫风湿寒之气，合而成痹。水湿得寒，而浮蓄于皮腠之间，久而不去，内舍六腑。曰：用去水之药可也。水湿者，人身中之寒物也。寒去则血行，血行则气和，气和则愈矣。

（选自《儒门事亲》）

解读

按 风气胜称为行痹。主要症状是手足麻痹不遂。外因风湿合邪，所以天气阴雨增剧，内因风甚燥生，所以大便反涩。虽然病理变化不同，仍不能离风寒湿三气合而为痹的发病机理。因此，使用舟车丸以荡涤留滞经络的风痰，继以淡渗之剂导水化湿出于体外，则风湿无所附，静脉流畅，气血运行，其痹自除。

（编者按）

要点

(1) 证候特点：手足麻痹不遂，遇阴加剧。

(2) 病因病机：因阴雨卧湿地。风寒湿三气合，风气偏胜。

(3) 治则：祛风除湿，通络止痛。

由以上 3 案可以看出，张从正治疗痹证，不论是痛痹、着痹还是行痹，都是以通阳为主，不能离开汗吐下三法以求治则。

案例 8

一妇人年三十余，经水不行，寒热往来（痰能作寒热），面色痿黄（表无症），唇焦颊赤，时咳三两声。向者所服之药，黑神散、乌金丸、四物汤、烧肝散、鳖甲散、建中汤、宁肺散，针艾。百计转剧，家人意倦，不散求治。子和悯之，先涌痰五六升，午前涌毕，午后食进，余症悉除。后三日复轻涌之，又去痰一二升，食益进，不数日，又下通经散，泻讫一二升，数日，去死皮数重，小者如麸片，大者如苇膜，不一月，经水行，神气清健。

（选自《名医类案》卷十一）

解读

按　本案用温剂，不能痊愈经闭证。原因是，由于经血停闭，虚火内灼，面色痿黄，唇焦颊赤，经血日枯不荣于脉，再用温热诸方更损阴血，因而形羸病剧。案中须知，痰能作寒热往来，其少阳气机不达乃痰湿阻滞所为，非少阳证也。张从正先用涌后泄方剂，促使邪去正复，气机调达，血脉通畅而经自行，不用补法而补法寓其中。

（编者按）

要点

(1) 证候特点：经水不行；寒热往来，面色痿黄，唇焦颊赤，时咳三两声。

(2) 病因病机：或情志郁滞，或饮食不节，痰浊壅阻，气脉不通。

(3) 治则：祛痰除湿，调畅气机，通调冲任。

附：张从正学术思想与证治经验学习要点

1. 主攻论（汗、吐、下三法）

凡解表者皆汗法：灸、蒸、渫、洗、熨、烙、针刺、砭射、导引、按摩。

凡上行者皆吐法：引涎、漉涎、嚏气、追泪。

凡下行者皆下法：催生、下乳、磨积、逐水、破经、泄气。

汗吐下法拓展应用的立论依据：

(1) 邪气致病论：此为张氏的病因发病学观点的基本内容。《儒门事亲》说“夫病之一物，非人身素有之也，或自外而入，或由内而发，皆邪气也”。邪气侵犯人体有虚实两端“表实者里必虚，里实者表必虚；经实者络必虚，络实者经必虚，病之常也”。所谓实，指邪实；所谓虚，指正虚。“邪气加诸身，速攻之可也，速去之可也……先论攻其邪，邪去而元气自复也”。由此可见，病因邪生，证由邪定，邪去正安是张氏的病因发病学观点。并在此观点支配下，确立了“论病首重邪气，治病先论攻邪”的诊治疾病总原则。

(2) 天地人三邪发病论：张氏在《内经》理论的指导下总结出三邪理论。《灵枢·百病始生》篇说“夫百病始生也，皆生于风雨寒暑，清湿喜怒，喜怒不节则伤脏，风雨则伤上，清湿则伤下。三部之气所伤异类。喜怒不节则伤脏，脏伤则病起于阴也；清湿袭虚则病起于下；风雨袭虚，则病起于上，是谓三部”，认为邪气的由来有三个途径，分别来自于“天”、“地”、“人”，并称之为“天邪”、“地邪”、“人邪”。《儒门事亲》中说“天之六气，风暑火湿燥寒；地之六气，雾露雨雹冰泥；人之六味，酸苦甘辛咸淡。故天邪发病，多在乎上；地邪发病，多在乎下；人邪发病，多在乎中。此为发病之三也”。由于三邪造成发病的部位和症状各不相同，这就为汗吐下三法的使用初步确立了适应范围，即在表者皆用汗，在下者皆用下，在上者皆用吐。在确立治疗方法，驱邪途径的基础上，把诸药统论于三法当中“辛、甘发散，淡渗泄，酸、苦、咸涌泄。发散者归于汗，涌泄者归于吐，泄者归于下。渗为解表归于汗，泄为利小便归于下。”这样就把病因发病中的病邪性质、发病规律和治疗中的立法用药联系起来。张氏以天地人三部，人体上中下三部，以“天人相应”的观点来阐发发病和治疗，从而形成独特的三邪理论。

(3) 攻即为补：张氏认为“病之一物，非人身素有”，而是“邪气加诸身”所致。因此主张治病应先攻邪，邪去而元气自复也，即“邪去正安”。力主“驱邪即所以扶正”。提出“下中自有补”的观点，即寓补于攻之意。认为“陈莝去则肠胃洁，癥瘕尽而荣卫昌，不补之中，有真补者存焉”。“大积大聚，大病大秘，大固大坚，下药乃补药也”。辨证地提出了攻即是补的观点。

(4) 贵流不贵滞，贵平不贵强：流，畅行流动也；滞，结涩闭塞也。气血流通，阴阳平衡，人即健康，即“阴平阳秘，精神乃治”。强调气血流通对人体的重要性。即《金匮要略》“若五脏元真通畅，人即安和”之论。务使脏腑、经络、气血经常通畅，运行无阻，这是确保脏腑正常生理功能，祛病延年的重要条件。

平，阴阳平衡也；强，亢盛也。治病要调整偏盛而达于平衡。如果长期应用偏盛的药物会使阴阳失调，将导致不良后果，“若用金石草木补之者，必久而增气，物化之常，气增而久，夭之由也”。对饮食的摄入也不可偏盛。

(5) 就近祛邪：诸风寒之邪，结于皮肤之间，藏于经络之内，可汗而出之；风痰宿食，在膈或上脘，可涌而出之；寒湿痼冷，热客下焦，在下之病，可泄而出之。“风寒暑湿之气，入于皮肤之间而未深，欲速去之，莫如发汗”，”温热者为汗药，岂知寒凉者亦能汗也”，“然自胸以上，大满大实，痰如胶粥，微丸微散，皆儿戏也，非吐病安能出?”这充分体现张子和治疗中的就近祛邪原则。

2. 食疗补虚

张氏对食疗的运用可分为食补、食疗和食养三个方面。食补，即以食物调养以补其虚。明确提出了“养生当论食补，治病当论药攻”的观点。他说“补者，以谷、肉、果、菜养口体者也”，“五谷为养，五果为助，五畜为益，五菜为充，气味合而服之，以补精益气”，并指出“若人无病，粱肉而已，及其有病，当无诛伐有过。病之去也，粱肉补之”，“攻邪之后以食疗补养胃气”。这种首先驱邪，继而食补以善其后的治疗原则是张子和治病祛疾恢复健康的论治观。食疗是以食疗病，不将药饵。食疗即无药物毒性之害，又能保护胃气，对病重体虚，或平素正虚者尤益。食养，主要是指“浆粥”以助胃，当忌杂进肥甘，以免碍胃伤中。如“涌后用淡粥食之”。食补和食养一养，目的在于扶养胃气，若胃气得固，中焦健运，诸邪退却，百病无生。

3. 时气病证论

张氏对时气病证也有独到见解，现简要分述如下。

伤寒：病在三阳——双解散，先引吐后发汗。

风温：防风通圣加葱白、豆豉、生姜——吴鞠通辛凉轻解。

温疫：从伤寒，病从太阳肌表而入，用双解——吴有可：疫戾之气，从口鼻而入，膜原受病——达原法。

湿温：三日以内，河间辛凉法，六七日不大便，仲景承气汤法——薛生白、叶天士卫气营血诸法。

伏热：伏热于里，病在少阴，口燥，咽干，下利(脉沉数)，邪发于外的时气病，当用辛凉解表以散邪热，热发于内的伏气病，则当寒凉急下以求津液，一以泄入胃之伏热，一以救欲绝之肾水；如咽痛下利，心烦不眠，伏热内陷，上下充斥，当以黄连阿胶汤以治热灼津伤。

中暑：“大暑为病，多发暑气，头痛，身热，发渴，不宜作热病治，宜以白虎汤，得此病不传染”，伤寒论白虎加参—张从正白虎汤—李东垣清暑益气汤(湿重)—王孟英清暑益气汤(热重)。

风疟，疫痢，霍乱：秋之疟痢为时病，霍乱为时病。

4. 情志病证治

心理疗法，又称情志相胜法，以情胜情法，是中医传统的治疗方法之一。《素问·举痛论》“怒则气上，喜则气缓，悲则气消，恐则气下，寒则气收，炅则气泄，惊则气乱，劳则气伤，思则气结”。《素问》指出：“怒伤肝，悲胜怒；喜伤心，恐胜喜；思伤脾，怒胜思；忧伤肺，喜胜忧；恐伤肾，思胜恐。”这些内容无疑是后世沿用“五行相胜”治法的依据，同时也是张氏巧施情志疗法的理论渊源。张子和在心理疗法方面不但继承了《内经》中的治疗方法，而且在此基础上进行了进一步的发挥，提出了以情胜情的方法治疗情志病，如“悲可以治怒，以怆恻苦楚之言感之；喜可以治悲，以谑浪亵狎之言娱之；恐可以治喜，以迫遽死亡之言怖之；怒可以治思，以污辱欺罔之言触之；思可以治恐，以虑彼志此之言可以夺之；凡此五者，必诡诈谲怪，无所不至，然后可以动人耳目，易人视听”。对《内经》云“惊者平之”，张子和说“平者常也，平常见之必无惊”。治惊不用抑制之法，而采用从治之法，“习见习闻则不惊矣”。张氏治疗卫德新之妻一案便采用了该法。

刘完素十分重视情志致病，并提出“五志过极皆为热甚”的著名观点。他认为“五脏之志者，怒、喜、悲、思、恐也。若志过度则劳，劳则伤本脏，凡五志所伤皆热也”。说明了心理与疾病的相互关系。张子和私淑于刘完素，提出五志七情并从“心”发的观点。他说五志所发，皆从心造，凡喜怒悲思恐之证，皆以平心火为主。张氏平心火的主张，不但为后世治疗“五志过极”运用寒凉药物提供了理论根据，而且平心以调神也是治疗精神疾病和心因性疾病的主要法则，另采用移情法治疗，达到自身平衡调节以控制疾病的目的。如“好棋者与之棋，好乐者与之乐，勿缀”。张子和不仅常以心理治疗疑难杂症，且注意人的心理情况和药中情忌。如“性行刚强，好笑喜淫之人，不可变化，左右多嘈杂之言，不可吐；病人颇读医书，实非真解者，不可吐……”，所以治疗疾病时，以针、药、情并重，才能收到满意效果。

5. 七方十剂绳墨

“七方”源自《内经》；“十剂”出自北齐徐之才。张氏在《儒门事亲》“七方十剂绳墨订”中提出“剂者，和也。方者，合也。故方如瓦之合，剂尤羹之和也。”方和剂二者既有联系又有区别。张氏同意刘完素“方不对病非方也，剂不蠲疾非剂也”的见解，强调方剂组合的意义在于治疗疾病。

七方，大、小、缓、急、奇、偶、复。《内经》：“近者奇之，远者偶之，补上治上制以缓，补下治下制以急”，“近而奇偶，制小其服也，远而奇偶，制大其服也”，“奇之不去则偶之，是谓重（复）方”。张氏在此基础上给予新义，即方是用以治疗某种疾病相类同药物组合的原则。并认为大方有二，小方有二，缓方有五，急方有四，奇方有二，偶方有三，复方有三。

十剂，唐陈藏器在《本草拾遗》中首先提出“主要由宣、通、补、泻、轻、重、滑、涩、燥、湿，此十种药，是药之大体”。并未涉及方剂的分类。而成无己在《伤寒明理论》中始称为“十剂”作为方剂分类而正式提出的。张子和《儒门事亲》中对十剂的含义作了较全面的讨论和补订。如“宣可决壅，通可行滞，补可扶弱，泻可去实，轻可开闭，重可镇怯，滑可去著，涩可固脱，燥可去湿，温可润燥，寒可胜热，热可制寒”。

第三节　李东垣医案解读

医家简介　李杲，字明之，晚号东垣老人，宋金时真定人（今河北保定县），生活于公元1180—1251年。其著作颇多，代表作有《脾胃论》、《内外伤辨惑论》和《兰室秘藏》等。李氏的学术经验甚丰，既精于内伤，又长于伤寒、痈疽、眼目病。最突出的贡献是系统而深刻地阐述了脾胃的生理、病理及其诊治规律，从而确立了脾胃内伤论。本节选择六则案例解读，以领会和把握其学术思想与临证辨证技能，其中案例1“内伤热中证”为追忆式案例。

案例1

“火热上行独燎其面，身热而烦，气高而喘，口渴，肌体沉重，四肢不收，怠惰嗜卧，大便泄泻，气短精神少，脉洪大”。

解读

要点

（1）证候特点：肌体沉重，四肢不收，怠惰嗜卧，气短精神少；火热上行独燎其面，身热而烦，气高而喘，渴而脉洪大，以及三焦九窍积热。

（2）病因病机：脾胃虚弱，火热亢盛，阳气不升，伏留化火，津伤血弱，内燥化火，谷气下流，湿火相合，心君不宁，化而为火。

（3）治疗：益气泻火、升清降浊。

案例2

李正臣夫人病，诊得六脉具中得弦洪缓相合，按之无力，弦在上，是风热下陷于阴中，阳道不行，其证闭目则浑身麻木，昼减而夜盛，觉而开目，则麻木渐退，久则绝止。常开其目，此证不作，惧其麻木，不敢合眼，致不得眠。身体皆重，是有咳嗽，觉胸中常似有痰而不利，时烦躁，气短促而喘，肌肤充盛，饮食不减，大小便如常。

解读

按 本案以补气升阳为治疗重点，而佐以祛湿调经。李杲认为，"麻木乃气不行"，气之所以不行，是由于阳气不能升发，湿邪停滞的缘故。阳气升发，则湿邪自能运。这和"阳气升发，阴火自降"的道理是一样的，至于方中泻火的药物，则在"火与元气不两立"的理论指导下，是用来除去贼火，以助阳气的升发。

（《中医各家学说》任应秋主编）

此案例中出现麻木，不得眠，身体昏重，咳嗽，觉胸中常似有痰而不利，气短促而喘，肌肤充盛这些主要症状，是因为夜晚阳气不足，闭目则浑身麻木，昼减而夜甚，不得眠。咳嗽，觉胸中常似有痰而不利，气短促而喘，肌肤充盛系肺气不宣热盛证，李东垣针对"内伤脾胃、百病由生"的病机，提出"唯以辛甘温之剂，补其中而升其阳，甘寒以泻其火"的治疗原则。风药合甘寒药升阳不燥，如补气升阳和中汤中补血养阴的当归、白芍用量大于升麻、柴胡、防风药量，使风药升阳而不致温燥耗阴。

（编者按）

要点

(1) 证候特点：闭目则浑身麻木，昼减而夜盛，觉而开目，则麻木渐退；身体皆重，咳嗽、觉胸中常似有痰而不利，气短促而喘，肌肤充盛。

(2) 病因病机：外感风热，内伤脾胃。肺气不宣，中阳不足，痰热蕴肺。

(3) 治疗：补气升阳，清热宣肺。

案例3

泰和二年四月，民多疫病。初觉憎寒壮热体重，次传头面肿甚，目不能开，上喘，咽喉不利，舌干口燥。俗云大头伤寒，染之多不救。张县丞患此。医以承气汤加蓝根下之。稍缓。翌日。其病如故，下之又缓，终莫能愈，渐至危笃，请东垣视之。乃曰：半身以上，天之气也。邪热容于心肺之间，上攻头面而为肿，以承气泻胃，是珠伐无过，殊不知适其病所为故。

遂用黄芩15克、黄连15克，苦寒泻心肺之火；元参6克，连翘3克，板蓝根3克，马勃3克，苦辛平清火散肿消毒；僵蚕2.1克，清痰利膈；甘草6克，以缓之；桔梗0.9克，以载之。则诸药浮而不沉。升麻2.1克，升气于右；柴胡1.5克，升气于左。清阳升于高巅。则浊邪不能复居其位。

经曰："邪之所凑，其气必虚。"用人参6克，以补虚。再佐陈皮6克，以利其壅滞之气。名普济消毒饮子。若大便秘者。加大黄。共为细末。半用汤调。时时服之。半用蜜丸含化，且施其方，全活甚众。

解读

按 大头天行，为感受风湿热毒。清热解毒乃其正治之法。但治疗需因人而异，平素正气本虚，或老人妇幼，罹患此疾，标症虽急，亦必得适当加入补中升阳之品。此患者经屡下之后，正气必伤。故东垣以少量人参、陈皮、甘草扶助正气；升麻、柴胡之用，一举有三善：一引诸药直达病所；而诸药苦寒，升麻、柴胡发散，可防其凝聚；三人之气机，肝升于左，肺降于右，脾胃为枢，故升麻入肺、柴胡升肝，且升柴可助升发脾阳，资助正气抗邪。再以诸苦寒清热解毒之主药攻之则效果显著。

（编者按）

要点

(1) 证候特点：初觉憎寒壮热体重，次传头面肿甚，目不能开，上喘，咽喉不利，舌干口燥。

(2) 病因病机：外感风湿热毒。风湿热毒犯肺，上攻头面，化燥伤阴而致。

(3) 治疗：疏散风热，清热解毒。

案例4

李东垣医案：治一人，病脾胃弱，与补剂愈。继而居暖室，卧热炕，咳而吐血。余谓此久虚弱，外有寒形，邪不得舒伸，故血出于口。因思仲景治伤寒脉浮紧，当以麻黄汤发汗，而不与之，遂成衄血，却与麻黄汤立愈，与此甚同。因此处方，麻黄芍药人参汤：麻黄（去外寒）3克、白芍（安太阴）3克、甘草（补元气）3克、黄芪（实表益卫）3克、桂枝（和表）1.5克、当归（和血养血）1.5克、人参（益元气而实表）1克、麦冬（保肺清心）1克、五味子（收肺气，安五脏）1克。水二杯半，先煎麻黄去沫，再入群药同煎一杯，去渣，乘热临卧一服愈。

解读

按　本案亦麻黄汤之变证。患者致病因素为久病体弱，感受外寒，邪不得舒伸，故血出于口，病理机制与前案无异，故仍仿麻黄汤意用药，虚实互参，补泻并用，创立麻黄芍药人参汤治之。方系麻黄汤与桂枝汤加减，并以生脉散与当归补血汤合进，虚人外感吐血，治无余蕴矣。东垣为金元四大家之一，平生善用补药，对脾胃病尤为擅长，世传补中益气汤，即为其所创制，学古而不泥古，一般少用成方，本案即是一个例证。

（选自《熊寥笙伤寒名案选新注》）

要点

(1) 证候特点：病脾胃弱，与补剂愈。继而居暖室，卧热炕，咳而吐血，脉浮紧。

(2) 病因病机：脾胃虚弱，外感寒邪。久病体弱，气血不足，感受外寒，气机阻滞，迫血于口。

(3) 治疗：发汗解表，益气养阴，养血和血。

案例5

外阳内阴案牌印将军完颜公之子小将军，病伤寒六七日，寒热间作，腕后有斑三五点，鼻中微血出，医以白虎汤、柴胡等药治之不愈。及余诊之。两手脉沉涩。胸膈间及四肢按执之殊无大热，此内寒也。问其故，因暑热卧殿角之侧，先伤寒，次大渴，饮冰酪水一大碗。外感者轻，内伤者重，外从内病，俱为阴也，故先斑衄，后显内阴，寒热间作，脾亦有之，非往来少阳之寒热也。与调中汤数服而愈。

（选自《阴证略例 · 治验录》）

解读

按　饮食冷无，内伤脾胃，外现假热，与东垣所说脾胃内伤的热中病大致略同。所不同者，本案是脾阳伤，而不是脾阳下陷，故不用升柴，以调中汤（理中汤加茯苓）温养脾胃即可。其鉴别内寒的关键，在于脉沉涩和胸膈四肢无大热。否则，脉来弦数，胸膈四肢扪之烙手矣。

（选自《中医各家学说》任应秋主编）

王好古论阴证，使内伤外感阴寒病证的讨论走向深入，提出了阴证学说的系统认识，其虽师承张元素、李东垣之学，然又为之一变，为后世虚损病证的辨证治疗提供了一种思路与方法。

（编者按）

要点

（1）证候特点：胸膈间及四肢按执之殊无大热，脉沉涩；寒热间作，皮肤有斑点，鼻微出血。

（2）病因病机：先伤寒，后饮冷。内外均寒，外寒轻，内寒重，寒伤脾阳，阳虚不能温煦、不能统摄。

（3）治疗：温养脾胃。

案例 6

真定府张大，年二十有九，素好嗜酒，至元辛未五月间，病手指节肿痛，屈伸不利，膝膑亦然，心下痞满，身体沉重，不欲饮食，食即欲吐，面色痿黄，精神减少。至六月间，来求予治之。诊其脉沉而缓。缓者脾也。《难经》云：腧主体重节痛。腧者脾之所主，四肢属脾。盖其人素饮酒，加之时助，湿气大胜。流于四肢，故为肿痛。《内经》云：诸湿肿痛，皆属脾土。（按：《内经》原文“诸湿肿满，皆属于脾。”）仲景云：湿流关节，肢体烦痛。此之谓也。宜以大羌活汤主之。《内经》云：湿淫于内，治以苦温，以苦发之，以淡渗之。又云：风能胜湿，羌活、独活苦温，透关节而胜湿，故以为君。升麻苦平，威灵仙、防风、苍术、苦辛温发之者也，故以为臣。血壅而不流则痛，当归辛温以散之。甘草甘温，益气缓中。泽泻咸平，茯苓甘平，导湿而利小便，以淡渗之也。使气味相合，上下分散其湿也。

（选自《卫生宝鉴》）

解读

按 本案于散风祛湿中并重用升麻以升发阳气，佐以二术茯苓以培补脾土。意思是阳气升发则津液得运，脾土健旺则湿邪自去，可以看出，这也是在李东垣的理论指导下所采取的措施。

（选自《中医各家学说》任应秋主编）

要点

（1）证候特点：手指节肿痛，屈伸不利，膝膑亦然；心下痞满，身体沉重，不欲饮食，食即欲吐，面色痿黄，精神减少；脉沉而缓。

（2）病因病机：嗜酒伤脾。嗜酒湿重，湿困脾土，脾阳不升，湿气不去，流注关节。

（3）治疗：祛风利湿，益气升阳。

附：李东垣学术思想与证治经验学习要点

1. 李东垣主要学术思想与理论创新

脾胃为元气之本

脾胃为气机升降之枢纽

内伤热中证

甘温除热

升阳散火

2. 李东垣临证经验

（1）论辨阴证、阳证

(2) 内外伤十二条辨：辨脉，辨寒热，辨手背手心，辨头痛，辨口鼻，辨气少气盛，辨筋骨四肢，辨渴与不渴，辨表虚表实，辨恶食不恶食，辨外感俗邪与内伤，辨劳倦与中热。

(3) 诸病证治经验：内伤热中证，外感病，眼目病，痈疽病，妇科病证，儿科病证。

3. 李东垣临床治则与方药特点

(1) 治则：益气泻火、升清降浊。

(2) 代表方剂：补中益气，甘温除大热方；升脾阳与降阴火方；枳术丸系列。

李东垣制方遣药特点：对于脾胃内伤各种疾患，李杲非常重视升降浮沉之理，故其治法重在补益脾胃、升发元气、潜降阴火。在用药过程中，不仅忌寒凉淡渗及辛热之品，以免重泻阳气，更助阴火，而且在饮食方面也注意及此，提出温食、减食、美食等食养事宜。

(3) 李东垣升阳益气泻火用药配伍：①甘温益气，滋养元气。甘温补气药联用：黄芪、炙甘草、人参；甘温佐以养阴：当归、白芍；②辛温风药，鼓蕴升阳。风药助甘温药补气升阳：升麻、柴胡、羌活、独活；风药合甘寒药升阳不燥：当归、白芍；风药伍燥湿药升阳胜湿：苍术、猪苓、泽泻、法半夏；③佐用苦寒，微泻阴火。单纯风药散火：升麻、柴胡、羌活、独活、葛根；苦寒直折泻火：龙胆草、黄连、黄芩、知母；甘温苦寒潜降阴火：人参、黄芪、甘草、黄芩、黄连；甘苦合化泻火：当归、白芍、知母。

第四节　朱丹溪医案解读

医家简介　朱震亨(公元 1281－1358)，字彦修，浙江义乌县人。丹溪继承了刘、张、李诸家学术思想，其治医发挥经旨，参合哲理，融会诸家，结合临床实践而创立新说。其代表作是《局方发挥》和《格致余论》。门人整理编著《丹溪心法》、《丹溪手镜》、《脉因证治》和《金匮钩玄》等。本节选录后人精选详解的七则案例，通过学习以把握朱丹溪临证辨识与立法、处方用药特点。

案例 1

一女子十七八岁，头发尽脱，饮食起居如常，脉微弦而涩，轻重皆同。丹溪认为是厚味生热，痰湿在膈间，复因多食酸梅，以致湿热之痰，随上升之气至于头部，熏蒸发根之血，渐成枯槁，遂一时脱落，宜补血升散之药，用防风通圣散，去芒硝，方中大黄三度酒炒，兼以四物汤(酒制)，合作水剂，煎汤频与之，两月余，诊其脉，湿热渐解，乃停药，淡味调养，二年发长如初。

(选自《名医类案》)

解读

按　本案中该女子脉弦，饮食起居如常，丹溪认为是厚味生痰生热，痰热病邪凝聚而化为火，又多食酸梅，酸敛火，火性炎上，以致湿热之痰，随上升之气至于头部，熏蒸发根之血，头皮不得润养；同时湿热之痰瘀阻脉络，局部血运不畅，而致头发尽脱。治宜补血升散。方中防风通圣散表里双解，分消凝聚状态之邪气，去芒硝，大黄三度酒炒使其先升而后降，四物汤补血，酒制后补中有升，使邪去而发长。

(编者按)

要点

(1) 证候特点：女子十七八岁，头发尽脱，饮食起居如常，脉微弦而涩。

(2) 病因病机：饮食不节。食肥甘厚味，酿生痰湿，痰湿凝聚化火，湿热之痰阻于头皮，局部气血运行不畅，头皮、毛发失于濡养，致尽脱。

(3) 治疗：清热燥湿化痰，养血活血通络。

案例 2

一女许嫁后，夫经商二年不归，因不食，困卧如痴，无他病，多向里床睡，朱诊之，肝脉弦出寸口，曰此思想气结也，药难独治，得喜可解。不然，令其怒。脾主思，过思则脾气结而不食，怒属肝木，木能克土，怒则气升发，而冲开脾气矣。令激之，大怒而哭，至三时许，又令慰解之，与药一服，即索粥食矣。朱曰，思气虽解，必得喜，则庶不再结，乃诈以其夫有书，旦夕且归，后三月夫果归，而愈。

（选自《名医类案》）

解读

按 本案患者因忧思过度，导致气机郁结。《素问·举痛论》云"思则心有所存，神有所归，正气留而不行，故气结矣。"气机郁结阻滞，脾运化无力，可出现纳呆等症，故不食，气机失调则困卧如痴。诸药难治，丹溪以怒激之，脾主思，过思则脾气结而不食，怒属肝木，木能克土，怒则气升发，而冲开脾气矣，而后再服药，患者得解。

（编者按）

要点

(1) 证候特点：夫经商二年不归，因不食，困卧如痴，无他病，多向里床睡，脉弦出寸口。

(2) 病因病机：情志失调。忧思过度，气机郁结阻滞，脾的运化失常。

(3) 治疗：理气开郁。

案例 3

东阳傅文，年逾六十，性急作劳，患两腿痛甚，动则甚痛。予视之曰：此兼虚证，当补血温血，病当自安。遂与四物汤加桃仁、陈皮、牛膝、生甘草，煎入生姜，研潜行散，热饮三四十帖而安。（潜行散：黄柏酒浸焙干研末，每服一钱，生姜汤下）

案例 4

朱宅阃(kun)内，年近三十，食味甚厚，性躁急，患痛风，挛缩数月，医寿不应。予视之曰：此夹痰与气证，当和血疏气导痰，病自安。遂以潜行散入生甘草、牛膝、炒枳壳、通草、陈皮、桃仁、姜汁，煎服半年而安。

案例 5

邻鲍六，年二十余，因患血痢，用涩药取效。后患痛风，叫号撼邻。予视之曰：此恶血入经络证。血受湿热，久必凝浊，所下未尽，留滞隧道，所以作痛。经久不治，恐成偏枯。遂与四物汤加桃仁、红花、牛膝、黄芩、陈皮、生甘草，煎入生姜，研潜行散，入少酒饮之数十帖。又与刺委中，出黑血近三合而安。

（选自《格致余论》）

解读

按 以上三案系朱丹溪《格致余论》痛风三案，虽诱因与症状表现有所不同，但患者皆为血热沸腾，局部凝聚不通，郁阻脉络，主要矛盾在血。故三方均为活血通瘀与苦寒凉血并用，并加升提药物以升补阴血，体现朱丹溪临证用药特点。

（编者按）

要点

(1) 证候特点：案例 3，痛风挛缩数月；案例 4，两腿动则甚痛；案例 5，痛风，叫号撼邻。

(2) 病因病机：血热沸腾(或血热体质)；其后或涉冷水，或立湿地，或扇取凉，或卧当风。湿热凝聚，而致痛风。寒凉外抟，热血得寒，污浊凝涩，所以作痛。

(3) 治疗：以辛热之剂，流散寒邪，开发腠理。

案例 6

丹溪治一老人，饥寒作劳，患头痛发热恶寒，骨节疼，无汗，妄语时作时止，自服参苏饮取汗，汗大出而面热不退。至第四日诊其脉，洪数而左甚。朱曰：此内伤证，因饥而胃虚，加以作劳，阳明虽受寒气，不可攻击，当大补其虚，俟胃气充实，必自汗而解。遂以参、芪、归、术、陈皮、甘草，加附子二片，一昼夜尽五服。至三日，口稍干，言有次序，诸证虽解，热尚未退，乃去附，加芍药。又两日，渐思食，颇精爽，间与肉羹。又三日，汗自出，热退，脉虽不散，洪数尚存。朱渭此脉洪当作大论，年高而误汗，以后必有虚证。又与前药。至次日，自言病以来，不更衣十三日矣。今谷道虚坐努责，进痛如痢疾，自欲用大黄等物，朱曰：大便非实闭，乃因误汗，而虚不得充，仍用前药，间以肉汁粥，及苁蓉粥与之。翌日浓煎葱汤浸下体，方大便。诊其脉，仍未敛，此气血仍未复。又与前药，两日小便不通，小腹满闷，但仰卧点滴而出。朱曰：补药未至，与前方倍加参、芪，两日小便方利，又服补药半月而安。

(选自《古今医案按》卷一)

解读

按　高年气血两衰，而饥寒劳作，感邪易入。参苏饮虽专为虚人感冒而设，然苏叶辛散，葛根升泄，未始非发汗猛剂，汗大出而热不退，已引起虚阳升腾莫制。第四日之脉，但言洪数而左甚，尚似阳明热甚之实证。然下文一则曰脉虽不散，再则曰仍未敛，可见当初洪数之中，不任寻按，外似有余而豁然中空，宁非过汗阴液大泄，浮阳飞腾，几有欲脱之虑，丹溪谓当大补其虚，俟胃气充实，必自汗而解，正与仲圣须表里实，津液自和，便自汗出愈之一条，同符共轨。而参、芪、归、术之中，引以少许附片，是预为亡阳防闭，目送手挥，尤其心细。连授三日而言语有绪，养阴涵阳，魂魄精神始返其宅，而热犹未退，仍是阴液未充，附去芍加，专顾阴分。至胃气昭苏，更以血肉有情助其布。又三日汗出热除，脉乃不散，可见老人阴耗本少，伤之甚易，调复大难，过汗变端，思之可畏。其十三日不更衣者，凡非汗后液伤，胃肠枯涸，虚坐努责，岂可与滞下齐观，误与通肠，必使前功尽弃，此又不仅在识之既确，而仍在守之能坚，方不有始鲜终，功亏一篑。案中叙述证情，曲折明白，无一模糊浮泛之辞，是古书中最不可多得者，断不可草草读过，食而不知其味。

(选自《古今医案评议—张山雷》)

此案作虚证治也，然外证与伤寒一般，脉洪数不虚而亦用补者，凭于老年饥寒作劳致病。其审证精细，非粗人所能及。而用参、芪、归、术佐附子，一周时进五帖，轻重缓急，各臻其妙，至谓脉洪当作大论。可见洪与大原有分别，非通用字义。

(选自《古今医案按—俞震》)

要点

(1) 证候特点：老人，头疼、恶寒、发热，骨节疼，无汗；妄语时作时止；服参苏饮取汗，汗大出、面热不退，脉洪数而左甚。

(2) 病因病机：外感、正虚。正虚邪盛，发汗伤津、虚阳外越。

(3) 治疗：扶阳敛阴。

案例7

丹溪治一壮年，恶寒，多服附子，病甚。脉弦而似缓，以江茶入姜汁，香油些少，吐痰一升，减绵衣大半，又与防风通圣散，去麻黄、大黄、芒硝，加地黄、当归，百贴而安。知其燥热已多，血伤亦深，须淡食以养胃，内观以养神，则水可升，火可降，必多服补血凉血药乃可。否则，内外不静，肾水不生，附毒必发。彼以为迂，果疽发背死。

（选自《古今医案按》）

解读

按 经曰：恶寒战栗，皆属于热。又曰：禁栗如丧神守，皆属于火。《原病式》曰：病热甚而反觉自冷，此为病热，实非寒也。丹溪曰：古人遇战栗之症，有以大承气汤下燥粪而愈者。恶寒战栗，明是热症，但虚实有别。观数说而恶寒治法可想矣。

本病恶寒，因痰热内蕴，阳气不伸所致。吐其痰而清阳舒布，吉尔清其郁热，益其阴血。这是丹溪运用河间、戴人之法。然而，患者曾过服附子，“药邪”为患，耗血劫阴。阴血伤水不能升，燥热甚则火难以降，因而丹溪强调在益阴凉血的同时，必须茹淡，辅以静养，俾水升火降，以防后患。

（选自《中医各家学说》任应秋主编）

要点

（1）证候特点：恶寒、脉弦而似缓。

（2）病因病机：药毒（阳热），饮食不节。痰热内蕴，“药邪”为患，耗血劫阴。

（3）治疗：益阴凉血。

附：朱丹溪学术思想与证治经验学习要点

1. 阳有余阴不足论

人之阴阳动静，动多静少。

人之生长衰老，阴精难成易亏。

人之情欲无涯，相火易夺阴精。

2. 相火论

（1）相火为生命之动力：丹溪所言的相火，是推动和维持人体生命的动力，对人体具有极其重要的作用。

（2）相火妄动则为贼邪：丹溪所言的相火妄动，是指人体的机能处于亢奋的一种病理状态，它能耗损阴精、损伤元气，对人体危害甚大。

3. 滋阴降火法

丹溪对相火妄动所致的内火，创滋阴降火法治之，其代表方为大补阴丸。凡阴精虚而相火妄动者宜大补阴丸，阴血虚而相火妄动者用四物汤加知、柏。

4. 阴升阳降论

丹溪从五脏、水火、气血三方面论述其阴升阳降之观点：从五脏言，“心肺之阳降，肝肾之阴升”；从水火言，“心为火居上，肾为水居下，水能升而火能降，一升一降，无有穷也”；从气血言，“气为阳宜降，血为阴宜升，一升一降无有偏胜，是谓平人”。

5. 养老论

（1）继承河间“阴虚阳实”，老年阴精耗损者居多。

（2）继承河间“慎不可以热药养其真气”。

（3）强调节制饮食。

（4）重视动静与长寿关系。

6. 气病治疗经验

“人以气为主，一息不运则机缄穷，一毫不续则穷壤判。阴阳之所以升降者，气也；血脉之所以流行者，亦气也；荣卫之所以运转者，此气也；五脏六腑之所以相养相生者，亦此气也……气也者，独非人身之根本乎？”

请注意丹溪这里所称的“气”，决非单指动气而言，而指的是正气，即阴气和阳气，是广义之气，不是狭义之气。丹溪十分重视元气，尤其重视后天脾胃之气及气机失调的治疗。其擅用四君子汤。

（《丹溪心法》）

7. 血病治疗经验

（1）血证治疗经验：丹溪对血证论治，多从阴虚火旺立论，善用养血活血之四物汤加清相火之品，为其治疗特色，并重视辨证论治。

（2）妇科血病的治疗经验：丹溪治疗月经不调，以气血虚实为纲，以四物汤养血调经为主剂来进行辨证论治。

8. 痰证治疗经验

（1）痰证的病因病机：痰证因多种原因产生，“或因忧郁，或因厚味，或因无汗……”。其病机与脾虚和气郁有密切联系。

（2）痰证的临床表现：痰成之后，随气机升降流注全身，定位于某部位而产生多种病证。丹溪提出了“百病兼痰”的著名观点。

（3）痰证的治疗：丹溪治痰善用理气健脾、燥湿化痰之法。他指出：“治痰者，实脾土，燥脾湿是治其本”、“善治痰者，不治痰而治气，气顺则一身之津液随气而顺矣。”

9. 郁证治疗经验

丹溪十分重视元气，尤其重视后天脾胃之气及气机失调的治疗。认为气血痰郁中，“郁”为核心。“气血冲和，万病不生，一有怫郁，诸病生焉，故人身疾病，多生于郁”。郁者，结聚而不得发越也。当升者不得升，当降者不得降，当变化者不得变化也。此为传化失常，六郁（气、湿、痰、热、血、食）之病见矣。郁证多源于思虑不伸，而气先受病，故丹溪用越鞠丸总解诸郁，并随证加入诸药。凡郁在中焦，以苍术、香附川芎开提其气以升之，假如食在气上，提其气则食自降矣，余皆仿此。

（选自《丹溪心法·六郁》）

（1）郁证的病因病机：丹溪认为情志内伤、六淫外感、饮食失节等因素都可使人体气血怫郁而产生郁证。郁证的病机是气血郁滞。他还认为“凡郁皆在中焦”。

（2）郁证的辨证：如气郁者，胸胁痛，脉沉涩；湿郁者，周身走痛或关节疼，遇阴寒则发，脉沉细。

（3）郁证的治疗：丹溪治郁重在调气，同时兼顾郁久化火之治，故其善用辛热温散之剂解郁，又配伍寒凉清泻之剂清火。其所创制的越鞠丸便是此意，故越鞠丸统治诸郁证。

代表方：越鞠丸

香附　川芎　苍术　栀子　神曲

五药治六郁（气、湿、痰、热、血、食）

10. 升补阴血法

丹溪治疗阴虚阳盛之证，不同于习俗所用育阴潜阳之治法，而是采用升补阴血而使阳降的治法，使阴升阳降达到“阴阳平和”的目的。朱丹溪非常重视脾在阴升阳降中的作用，常用参芪补脾之气、四物补脾之阴而助其转输，辅助补阴之品，达到“阴阳平和”的目的。

方论

代表方：大补阴丸，虎潜丸，越菊丸，保和丸，左金丸，二妙丸，固经丸，痛泻要方，萆薢分清饮，参芦饮。

用药特点：

滋阴与降火并施，如四物和黄连、知柏；用滋阴药少佐辛香，则滋而不腻，寒凉药少佐温散，则寒而不腻。如四物汤加小茴香。

第三章　明清中医名家医案解读

导读

明清时期医家个人医案专著大量增加，医案类书开始出现，对前代医案开始进行系统研究，这是这一时期医案发展的重要标志。在医案数量增加的同时，质量也明显提高。主要体现在以下几方面：①内容完整、客观；②格式多样、规范；③说理透彻、详明；④出现专科医案、专题医案、会诊医案、医案评注及宫廷医案等；⑤医案文笔秀美、流畅。本节选择张景岳、吴有性、薛雪、叶天士和王旭高五家典型医案解读，通过医家临证实践案例，学习临床辨证技能与组方用药规律，辅助《各家学说》课程学习，加深对医家学术思想的理解与把握。

第一节　张景岳医案解读

医家简介　张介宾（公元1563—1640），字会卿，号景岳，祖籍四川绵竹，后定居会稽（今浙江绍兴）。自幼聪慧好学，博览诸家，谙通经史。张氏潜心研究《内经》，将两书合纂，以类分门，详加注释成《类经》32卷，并撰有《类经图翼》4卷，对《内经》全面系统地进行分类编述。其代表作有《景岳全书》、《伤寒典》、《杂人谟》、《痘疹诠》、《古方八阵》等。明代中后期是中国医学哲学化、理论化的重要时期，张景岳作为这一时期的代表人物之一，其学术思想深受宋明理学影响，认为"万事不能外乎理，而医之于理尤切"。他运用理学的哲学思想和方法来指导并建立其医学理论体系，形成自己独特的学术思想，主要体现为：重视阴阳理论；阐发阴阳互根；强调命门水火；倡言"阳非有余，阴常不足论"。其治疗经验主要为阴中求阳，阳中求阴；养阴治形，填补精血；善用温补，而不偏执。

案例1　阳结

余尝治一少年，素好火酒，适于夏月，醉则露卧，不畏风寒。此其食性脏气，皆有大过人者，因致热结三焦，二便俱闭。余先以大承气汤，用大黄五七钱，如石投水。又用神佑丸及导法，俱不能通，且前后俱闭，危剧益甚。遂仍以大承气汤加生大黄二两，芒硝三钱，加牙皂二钱，煎服。黄昏进药，四鼓始通，大便通而后小便渐利。此所谓盘根错节，有非斧斤不可者，即此之类。若优柔不断，鲜不害矣。

（选自《景岳全书·秘结》）

解读

按　秘结一证，古有虚、气、风、湿、寒、热等诸秘之称。阳结证，邪有余，宜攻宜泻；阴结证，正不足，宜补宜滋。阳结证，必因邪火有余，以致津液干燥。此或以饮食之火起于脾，或以酒色之火炽于肾，或以时令之火蓄于脏，凡因暴病，或以年壮气实之人，方有此证。邪结甚者，非攻不可，宜诸承气汤、神佑丸、百顺丸之类主之。火盛水亏，阴虚而燥者，宜丹溪补阴丸、人参固本丸，或六味地黄加黄柏、知母、麻仁之类主之。本案患者年壮气实邪盛，古用峻犯之剂攻击，大刀阔斧，下其邪热而病痊，于此，足见景岳不仅善温补，亦善寒攻。

（编者按）

要点

(1) 证候特点：素好火酒，适于夏月，二便俱闭。

(2) 病因病机：饮食不节，外感风寒，起居失常。素好火酒，易酿生痰湿，醉则露卧，外感风寒，与痰湿凝聚化火，阻于三焦，气血津液运行不畅而致二便俱闭。

(3) 治则：清热通腑，峻下热结。

案例2　胃火上冲呕吐

金宅少妇，宦门女也，素任性，每多胸胁痛及呕吐等证，随调随愈。后于秋尽时，前证复作，而呕吐更甚，病及两日，甚至厥脱不省如垂绝者。再后延予，至，见数医环视，佥云汤饮诸药皆不能受，入口即吐，无策可施。一医云：惟用独参汤，庶几可望其生耳。余因诊之，见其脉乱数甚，而且烦热躁扰，莫堪名状，意非阳明之火，何以急剧若此。

乃问其欲冷水否？彼即点首，遂与以半钟，惟此不吐，且犹有不足之状，乃复与一钟，稍觉安静。余因以太清饮投之，而犹有谓此非伤寒，又值秋尽，能堪此乎？余不与辩，及药下咽，即酣睡半日，不复呕矣。然后以滋阴轻清等剂调理而愈。大都呕吐多属胃寒，而复有火证若此者，经曰：诸逆冲上，皆属于火，即此是也。自后凡见呕吐，其有声势涌猛，脉见洪数，证多烦热者，皆以此法愈之，是又不可不知也。

（选自《景岳全书·呕吐》）

解读

按　患者呕吐颇剧，以至于厥脱不省，似乎正气欲尽。但景岳察其脉证，从病者口渴审证，确定是胃火上冲，诊断为“阳明之火”，一反温补之习，以凉水试之，续投太清饮，直清阳明蕴热。吐之后，再用轻清之剂，清余热而养胃阴，终获良效，此案亦见景岳虽以温补见长，但未尝不善用寒凉。

（编者按）

要点

(1) 证候特点：素任性，多胸胁痛及呕吐等证，随调随愈。秋尽时，前证复作，而呕吐更甚，病及两日，甚至厥脱不省如垂绝者。脉乱数甚，烦热躁扰。

(2) 病因病机：情志不畅，肝气不舒，气郁化火，横逆犯胃，胃火上冲而上逆，病久耗伤胃阴。

(3) 治则：先清热泻火，生津止渴；后以滋阴清热为法。

案例3　格阳喉痹

余友王蓬雀，年出三旬，初未识面。因患喉痹十余日，见其头面浮大，喉颈粗极，气急声哑，咽肿口疮，痛楚之甚，一婢倚背，坐而不卧者，累日矣。及察其脉，则细数微弱之甚。问其言，则声微似不能振者。询其所服之药，则无非芩、连、栀、柏之属。此盖以伤阴而起，而复为寒凉所逼，以致寒盛于下，而格阳于上。即水饮之类俱已难入，而尤畏烦热。余曰：危哉，再迟半日，必不救矣。遂与镇阴煎，以冷水顿冷，徐徐使咽之。用毕一煎，过宿而头项肿痛尽消如失。余次早见之，则然一瘦质耳，何昨日之巍然也。遂继用五福饮之类，数剂而起。疑者，始皆骇服。自后，感余再生，遂成莫逆。

（选自《景岳全书·咽喉》）

解读

按　患者症见头面浮肿，喉颈粗极，咽肿口疮，若实热有余之象，但张氏细察其脉，则细数微弱，为不足之脉，加之声微，询其所服之药断为凉药所误，此为寒盛于下，格阳于上，故用镇阴煎剂，方中重用熟地等峻补真阴而涵阳，佐桂附，炮姜引火归元而愈之。

（编者按）

要点

(1) 证候特点：患喉痹十余日，头面浮大，喉颈粗极，气急声哑，咽肿口疮，痛楚之甚，一婢倚背，坐而不卧者，累日矣。脉细数微弱之甚。声微似不能振，所服之药为寒凉之品。

(2) 病因病机：虚热蕴结咽喉，闭阻气机，过服寒凉之品，而致寒盛于下，格阳于上。

(3) 治则：育阴潜阳，引火归元。

案例4　下消不寐

省中周公者，山左人也，年逾四旬，因案牍积劳，致成羸疾。神困食减，时多恐惧，自冬春达夏，通宵不寐者凡半年有余，而上焦无渴，不嗜汤水，或有少饮则沃而不行，然每夜必去溺二三升，莫知其所从来，且半皆如膏浊液，羸至极，自分必死。及予诊之，察其脉犹带缓，肉亦未脱，知其胃气尚存，慰以无虑。乃用归脾汤去木香及大补元煎之属，一以养阳，一以养阴，出入间用，至三百余剂，计人参二十斤，乃得痊愈。此神消于上，精消于下之证也，可见消有阴阳，不得尽言为火，姑纪此一按，以为治消治不寐者之鉴。

（选自《景岳全书·三消干渴》）

解读

按　本案为张景岳治疗消渴验案之一。本案消渴夜尿甚多兼通宵不寐，根据病者思虑过度，劳伤心脾气血而出现的神困食减，身体羸瘦，久病累及肝肾，肝气虚则恐，肾失固涩则夜尿如膏之证，景岳断为消渴，乃神消于上，精消于下，阴阳俱消，心脾肝肾俱虚之症。故用其创制的大补元煎，重培在下之肾元，又用归脾汤去香燥之木香，以补在上之心脾，可谓阴阳精气双补，形神并养，守方长期服用，终得痊愈，充分体现了其温补治疗思想。

（选自《古今名医案赏析》，高新彦按）

要点

(1) 证候特点：神困食减，时多恐惧，自冬春达夏，通宵不寐者凡半年有余。不嗜汤水，或有少饮则沃而不行，每夜必去溺二三升，且半皆如膏浊液，羸至极，脉犹带缓，肉亦未脱。

(2) 病因病机：因案牍积劳，耗伤阴血，发为神消于上，精消于下之证。

(3) 治则：补肾填精，养心安神。

案例5　因食滞气痛胀

余尝治一姻家子，年力正壮，素日饮酒，亦多失饥伤饱。一日偶因饭后胁肋大痛，自服行气化滞等药，复用吐法，尽出饮食，吐后逆气上升，胁痛虽止，而上壅胸膈，胀痛更甚，且加呕吐。余用行滞破气等药，呕痛渐止，而左乳胸肋之下，结聚一块，胀实拒按，脐腹隔闭，不能下达，每于戌、亥、子、丑之时，则胀不可当。因其呕吐既止，已可用下，凡大黄、芒硝、棱、莪、巴豆等药，及萝卜子、朴硝、大蒜、橘叶捣罨等法，无所不尽，毫不能效，而愈攻愈胀，因疑为脾气受伤，用补尤觉不便，汤水不入者凡二十余日，无计可施，窘剧待毙，只得用手揉按其处。彼云肋下一点，按着则痛连胸腹，及细为揣摸，则正在章门穴也。章门为脾之募，为脏之会，且乳下肋间，正属虚里大络，乃胃气所出之道路，而气实通于章门，余因悟其日轻夜重，本非有形之积，而按此连彼，则病在气分无疑也。但用汤药，以治气病，本非不善，然经火则气散，而力有不及矣。乃制神香散，使日服三四次，兼用艾火灸章门十四壮，以逐散其结滞之胃气，不三日胀果渐平，食乃渐进，始得保全，此其证治俱奇，诚所难测。

（选自《景岳全书·肿胀》）

解读

按　此为食滞中满之证，案中患者素日饮酒，多失饥伤饱，致饮食积滞结聚于胃，复又用行气化滞破气之品，伤及脾胃，脾气受损，失于运化，则腹胀更甚，正如《内经》所云："下之则胀已"。仲景治伤寒邪入于里，而成腹满坚实，大便秘而不利者，宜以三承气汤下之可也；若因脾虚内寒，而气不能运化精微，以成腹满者，故宜以甘温补脾为主，少佐辛热，以行壅滞之气，即塞因塞用法口。若惟执下之胀已，急于获效，喜行利药，以求通快，则真气愈伤，腹胀愈甚。俗谓气无补法者，以其痞塞似难于补，不思正气虚而不能营运为病。壮者气行则愈。故治宜理气散结，健脾和胃。

（编者按）

要点

(1) 证候特点：素日饮酒，亦多失饥伤饱，饭后胁肋大痛，服行气化滞等药，复用吐法，胁痛虽止，胀痛更甚，且加呕吐，用行滞破气等药，呕痛渐止，而左乳胸肋之下，结聚一块，胀实拒按，痛连胸腹。

(2) 病因病机：饮食失常，食积于胃，胃气不和，气机郁滞。

(3) 治则：理气散结，健脾和胃。

案例 6

余尝治一陶姓之友，年逾四旬，因患伤寒，为医误治，危在呼吸，乃以大剂参、附、熟地之类，幸得挽回。愈后喜饮，未及两月，忽病足股尽肿，胀及于腹，按之如鼓，坚而且硬，因其前次之病，中气本伤，近日之病，又因酒湿，度非加减肾气汤不可治，遂连进数服，虽无所碍，然终不见效，人皆料其必不可治。余熟计其前后，病因本属脾肾大虚，而今兼以渗利，未免减去补力，亦与实漏卮者何异，元气不能复，病必不能退。遂悉去利水等药，而专用参附理阴煎，仍加白术，大剂与之，三剂而足胫渐消，二十余剂而腹胀尽退，愈后人皆叹服，曰：此证本无生理，以此之胀，而以此之治，何其见之神也。自后凡治全虚者，悉用此法，无一不效，可见妙法之中，更有妙焉，顾在用者之何如耳。塞因塞用，斯其最也，学人当切识此意。

（选自《景岳全书·肿胀》）

解读

按　水肿若因脾虚不能制水，水渍妄行，当以参、术补脾，使脾气得实，则自健运而水自行。诸家治水肿，若仅用导湿利小便，用诸去水之药，导水丸、舟车丸、神佑丸之类大下之，此速死之兆。盖脾气虚极而肿，愈下愈虚。本案中患者中气本伤，又因酒湿，伤及脾肾，水湿运化失司，足股尽肿，胀及于腹，按之如鼓，坚而且硬，其病之本为脾肾亏虚，不能制水之故也，故遂悉去利水等药，而专用参附理阴煎，仍加白术，大剂与之，治宜健脾温肾，而水自除。《素问·至真要大论》云："塞因塞用，通因通用，必伏其所主，而先其所因"。

（编者按）

要点

(1) 证候特点：肿胀初愈，愈后喜饮，未及两月，忽病足股尽肿，胀及于腹，按之如鼓，坚而且硬。

(2) 病因病机：二月前因伤寒误治，中气本伤，复因酒湿，伤及脾肾，水湿内停而成肿胀。

(3) 治则:补火暖土,温肾健脾。

案例7

余尝治一强壮少年,遭酷吏之恐,病似胀非胀,似热非热,绝食而困。众谓痰火,宜清中焦。余诊之曰:此恐惧内伤,少阳气索,而病及心肾,大亏证也。遂峻加温补,兼治心脾,一月而起,愈后形气虽健如初,而阳寂不举。余告之曰:根蒂若斯,肾伤已甚,非少壮所宜之兆。速宜培养心肾,庶免他虞。彼反以恐吓为疑,全不知信,未及半载,竟复病而殁。可见恐惧之害,其不小者如此。

(选自《景岳全书·阳痿》)

解读

按 恐伤肾,凡惊恐不释者,亦致阳痿。遇大惊卒恐,能令人遗失小便;又或于阳旺之时,忽有惊恐,则阳道立痿。命门火衰,精气虚寒而阳痿者,宜右归丸、赞育丹、石刻安肾丸之类主之。若火不胜衰,血气薄弱者,宜左归丸、斑龙丸、全鹿丸之类主之。凡因思虑惊恐,以致脾肾亏损而阳道痿者,必须培养心脾,使胃气渐充,则冲任始振,元气可复,宜七福饮、归脾汤之类主之。然必大释怀抱,以舒神气,庶能奏效,否则徒资药力无益。其有忧思恐惧太过者,每多损抑阳气,宜七福饮加桂附枸杞之类主之。

(编者按)

要点

(1) 证候特点:遭酷吏之恐,病似胀非胀,似热非热,绝食而困,大亏证也,形气虽健如初,而阳寂不举。

(2) 病因病机:七情内伤,惊恐内伤,病及心肾。

(3) 治则:培补心肾。

案例8

余尝治一董翁者,年逾六旬,资禀素壮,因好饮火酒,以致湿热聚于太阳,忽病腰痛不可忍,至求自尽,其甚可知。余为诊之,则六脉洪滑之甚,且小水不通而膀胱胀急,遂以大厘清饮倍加黄柏、龙胆草,一剂而小水顿通,小水通而腰痛如失。

(选自《景岳全书·腰痛》)

解读

按 患者因好饮火酒,酿生湿热,以致湿热聚于太阳,湿热乘之,则小水不通而膀胱胀急。《经脉篇》曰:"膀胱足太阳也,是动则病冲头痛,目似脱,项如拔,脊痛腰似折"。燥可以去湿,以大厘清饮倍加黄柏、龙胆草清热燥湿,通到太阳经脉,以治腰痛。

(编者按)

要点

(1) 证候特点:因好饮火酒,以致湿热聚于太阳,忽病腰痛不可忍,且小水不通而膀胱胀急,六脉洪滑之甚。

(2) 病因病机:饮食失节,好饮火酒,湿热内生,湿热下注。

(3) 治则:清热燥湿。

案例9

倪孝廉者,年逾四旬,素以灯窗思虑之劳,伤及脾气,时有呕吐之证,过劳即发,余常以理阴煎、温胃饮之属，随饮即愈。一日于暑末时，因连日交际，致劳心脾，遂上为吐血，下为泄血，俱大如手片，或紫或红，其多可畏。急以延余，而余适他往，复延一时名者，云：此因劳而火起心脾，兼以暑令正旺，而二火相济，所以致此。乃与犀角、地黄、童便、知母之属，药及两剂，其吐愈甚，脉益紧数，困惫垂危。彼医云：此其脉证俱逆，原无生理，不可为也。其子惶惧，复至恳余，因往视之，则情势俱剧，第以素契不可辞，乃用人参、熟地、干姜、甘草四味大剂与之。初服毫不为动。次服觉呕恶稍止而脉中微有生意，及复加附子、炮姜各二钱，人参、熟地各一钱，白术四钱，炙甘草一钱，茯苓二钱，黄昏与服，竟得大睡。直至四鼓，复进之，而呕止血亦止。遂大加温补，调理旬日而复健如故。余初用此药，适一同道者在，见之惊骇，莫测其谓，及其既愈，乃始心服，曰：向始不有公在，必为童便、犀角、黄连、知母之所毙，而人仍归誉于前医，曰：彼原说脉证俱逆，本不可治。终是识高见到，人莫及也。嗟嗟！夫童便最能动呕，犀角、知、连最能败脾，时当二火，而证非二火，此人此证，以劳倦伤脾而脾胃阳虚，气有不摄，所以动血，再用寒凉，脾必败而死矣。倘以此杀人，而反以此得誉，天下不明之事类多如此，亦何从而辩白哉！此后有史姓等数人，皆同此证，予悉用六味回阳饮活之。此实至理，而人以为异，故并纪焉。

（选自《景岳全书·血证》）

解读

按　本案为张景岳治疗吐血验案之一。血症大多为火热所致。《济生方·吐衄》曰："夫血之妄行也，未有不因热之所发"。张景岳总结前人经验，归纳出血原因为火与气两方面。《景岳全书》谓："血动之由，惟火惟气耳。故察火者，但察其有火无火，察气者，但察其气虚气实。"此案患者劳于灯窗思虑，时有呕吐，过劳即发，服理阴煎（由熟地黄、炙甘草、肉桂组成）、温胃饮（由人参、白术、炒扁豆、陈皮、干姜、炙甘草、当归组成）随饮即愈，说明患者脾气素虚，复因连日致劳心脾由上下失血，其为中焦虚损而不能统血摄血所致。医用清热凉血降火之犀角地黄汤，此正如《先醒斋医学广笔记》中所批评一些医者"降火必用寒凉之剂，反伤胃气，胃气伤则脾不统血，血虚不能归经矣"。

时当盛夏，天人相应，人身本上热下寒，外热里寒。景岳以附子理中汤加减治此血症，深和"天人相应"之妙，不仅体现其深得血化中焦之旨，尤具有"热无远热"之胆识。说明临床中只有辨证准确，才能立法选药无误，若辨证失误，寒热虚实颠倒，即可陷入"人不为病杀，反为药毙"的危险境地。

（选自《古今名医案赏析》高新彦按）

要点

（1）证候特点：素以灯窗思虑之劳，时有呕吐之证，过劳即发，因连日交际，遂上为吐血，下为泄血，俱大如手片，或紫或红。

（2）病因病机：脾气素虚，劳伤心脾，脾肾阳虚，气不摄血。

（3）治则：温阳健脾止血。

附：张景岳学术思想与证治经验学习要点

1. 张景岳哲学思想

制三圆太极图，述天地一体。

倡阴阳一体论，力主一分为二。

尊水重阳，邪正不两立。

融阴阳五行于一体，主水火为人身之根。

志意所出无不从乎形质。

动静相衡，以平为期。

2. 张景岳的温补学说

(1) 阳常不足论

从形气上看，阴阳相根，阳非有余。

从寒热上看，四季变化，阴阳相衡。

从水火上看，天一生水，阴阳不离。

(2) 相火不可言贼

(3) 命门学说

(4) 阳以阴为根，阴非有余

从五个方面对真阴作了阐发。第一，精、形为真阴之象。第二，肾与命门为真阴之脏。第三，脏腑阴阳变化为真阴之用。第四，虚为真阴之病。第五，补肾命为真阴之治。

其左归丸治真阴肾水不足，以培左肾之元阴；右归丸治元阳不足，以培右肾之元阳；左归饮治命门之阴衰阳胜；右归饮治疗命门之阳衰阴胜者。

3. 辨证论治的特点

辨证明确，治贵精专。

治病重在治形，治形以治精血为先。

倡言扶正，重视补阴。

详辨虚寒，善用温补。

补泻温凉，审证而行。

行医不识气，治病从何据。

脏气有强弱，察赋有阴阳，体质可变化。

治病贵在求本，善治痰饮者，使之不生。

4. 方药规律

在方药的运用上颇具匠心，在《景岳全书》中，专列"本草正"以论药，设"古方八阵"以述古方之运用，设"新方八阵"阐释其所创的方剂。他主张用药需识别药性的阴阳属性，在方药的运用上重肾命，主用填精补血之品。

(1) 辨药性药味，首重阴阳：张景岳在论述药性、药味时，确立阴阳为药性的总纲，他说："用药之道无他，惟在精其气味，识其阴阳。"他结合药物的多种性能，综合剖析药性，提出："升散者为阳，敛降者为阴，辛热者为阳，苦寒者为阴，行气分者为阳，行血分者为阴。"在阴阳理论的运用方面，他还强调须知常达变，要认识药性的复杂性，认识到药性因阳动阴静的过程而出现"阴中有阳，阳中有阴"。

(2) 养精血，首推熟地、当归：张景岳熟悟经旨，深察人体"形质所在，无非精血之用"。非精血无以立形体之基，非精血，生命活动难以正常进行。因此，他主张人之形体以阴言，又"实惟精血二字，足以尽之"，真阴精血之盛衰与生命存在与否休戚相关，所以张景岳在治疗上大倡"凡欲治病者必以形体为主，欲治形者必以精血为先"的重要治则。熟地、当归二药，一补精，一补血，是张景岳于诸药中最为重视的。

(3) 顾护阳气，遣药甘温甘平：张景岳认为"甘能滋阴"，而"阴性柔缓"，"岂苦劣难堪之物所能填补，月沉寒之性绝无生意，非惟不能补阴，抑且善败真火"，真火者，即真阳之气也，最畏苦寒之克伐，因此张景岳在药物运用上，反对丹溪以知母、黄柏泻火坚阴之法，而主张以纯甘壮水，柔润濡养之品温补真阴精血。

(4) 谈刚柔归经，论升降浮沉：以刚柔剖别药性与辨别药物本质为诸家所重视，张景岳对药性刚柔论理透彻，在《类经·论治篇》中云："形证有柔刚，脉色有柔刚，气味尤有柔刚。"在《景岳全书·传忠录》中又曰："气味之刚柔：柔者纯而缓，刚者躁而急。纯者可和，躁者可劫。"说明药性之刚柔，刚急之性可治急暴之病，柔和之药以调节机能，补养正气为功。

(5) 喻设八阵，用药如用兵：人们常说"用药如用兵"，张景岳早年从戎，精于韬略。他把治病立法比做战略战术，把立方选药喻为选兵布阵。他在长期的医疗实践中，深感古方繁杂重复，不便临床应用，于是借鉴古代军事战术中的布阵规律，设“八略”专论治则治法，设“八阵”分列方药以主诸病之治疗。“八略”亦称“新方八略”，分补略、和略、攻略、散略、寒略、热略、固略和因略等八个方面讨论治疗法则。他运用古代朴素的军事辩证法思想，认识人体邪正力量对比和胜负转归的机制，以固正于内，御邪于外的精神为指导，具体阐释中医治法。根据八略分列“八阵”，八阵又分为“古方八阵”与“新方八阵”。

（根据明清名医全书大成《张景岳医学全书》整理）

第二节　吴有性医案解读

医家简介　吴有性，字又可，号淡斋，江苏吴县人，明末清初医家，生活于公元 1582—1652 年。吴氏生活时代正值明末战乱，灾荒不断，致使疫病流行。崇祯辛巳（1641）年，山东、河南、河北、浙江等省疫病流行，诸医以伤寒法治之不效，有性推究病情，悟出疫病的病因是天地间存在着一种特别的“异气”为患，以致延门阖户，传染猖獗，死亡者不计其数，这明明是一种温疫，可是自古以来，缺乏叙述的专书，即使有论述伤寒而兼及温疫的，也极为简略，致后来治疫病的，很少有所凭依。鉴于以上情况，吴有性潜心钻研，认真总结，提出了一套新的理论，强调这种病属温疫，非风非寒，非暑非湿，非六淫之邪外侵，而是由于天地间存在有一种异气感人而致，与伤寒病决然不同。不论从病因、病机到诊断、治疗均有区别，使其与伤寒病分开另论，为温病学说的形成与发展做出了贡献。其代表作《瘟疫论》2 卷，成书于明代崇祯壬午年（公元 1642 年），其学术思想使温疫学说独立成一体系。

案例 1　因证数攻

温疫下后二三日，或一二日，舌上复生苔刺，邪未尽也。再下之，苔刺虽未去，已无锋芒而软，然热渴未除，更下之，热渴减，苔刺脱，日后更复热，又生苔刺，更宜下之。余里周因之者，患疫月余，苔刺凡三换，计服大黄二十两，始得热不复作，其余脉证方退也。所以凡下不以数计，有是证则投是药，医家见理不透，经历未到，中道生疑，往往遇此证，反致耽搁。但其中有间日一下者，有应连下三四日者，有应连下二日间一日者，其中宽缓之间，有应用柴胡清燥汤者，有应用犀角地黄汤者。至投承气，某日应多与，某日应少与，其间不能得法，亦足以误事，此非可以言传，贵乎临时斟酌。

朱海涛，年四十五岁，患疫得下证，四肢不举，身体如塑，目闭口张，舌上苔刺。问其所苦，不能答。因问其子两三日所服何药？云进承气汤三剂，每剂投大黄两许不效，更无他策，惟待日而已。但不忍坐视，更祈一诊。余诊得脉尚有神，下证悉具，药轻病重也。先投大黄一两五钱，目有时而转动；再投，舌刺无芒，口渐开能言；三剂，舌苔少去，神思稍清。四日服柴胡清燥汤，五日复生芒刺，烦热有加，再下之，七日，又投承气养营汤，热少退。八日，仍用大承气汤，肢体力能少动。计半月，共服大黄十二两而愈。数日后，始进糜粥，调理两月才平复。曾治多人，所遇此证，百中仅有者，始存案以备参酌耳。

（选自《温疫论 · 叠下医案》）

解读

按　此乃吴氏所谓“但里不表”之证，案中虽无具体脉证记载，但以“脉尚有神”一句看来，最低限度，沉中犹有带弦带滑之象。再以“下证悉具”一语推断，其人必有大便秘结，心腹胀满，按之疼痛，或前后履闭等，故知四肢不举，身卧如塑，口不能答，是由里气不通，表气里闭而形成的肢体强直，舌本强硬现象。目闭口开，原是虚脱特征，然本案既无呕吐泄利，又无自汗亡血，则元气当不致有外越之机，故在此证应作实极似虚论。因此，吴氏才敢放胆运用大承气汤，并连服半月下药，邪结程度之浅深，已可不言而喻。

（选自《中医各家学说》任秋按）

要点

（1）证候特点：四肢不举，身体如塑，目闭口张，舌上苔刺；脉尚有神，下证悉具。

（2）病因病机：阳明腑实证，燥热内结。

（3）治则：峻下热结。

案例2　温疫初起

温疫初起，先憎寒而后发热，日后但热而无憎寒也。初得之二三日，其脉不浮不沉而数，昼夜发热，日晡益甚，头疼身痛。其时邪在伏脊之前，肠胃之后，虽有头疼身痛，此邪热浮越于经，不可认为伤寒表证，辄用麻黄桂枝之类强发其汗。此邪不在经，汗之徒伤表气，热亦不减。又不可下，此邪不在里，下之徒伤胃气，其渴愈甚。宜达原饮。

达原饮

槟榔（二钱）　浓朴（一钱）　草果仁（五分）　知母（一钱）　芍药（一钱）　黄芩（一钱）　甘草（五分）

上用水二钟，煎八分，午后温服。

（选自《温疫论》）

解读

按　槟榔能消能磨，除伏邪，为疏利之药，又除岭南瘴气；浓朴破戾气所结；草果辛烈气雄，除伏邪盘踞；三味协力，直达其巢穴，使邪气溃败，速离膜原，是以为达原也。热伤津液，加知母以滋阴；热伤营血，加白芍以和血；黄芩清燥热之余；甘草为和中之用；以后四味，不过调和之剂，如渴与饮，非拔病之药也。凡疫邪游溢诸经，当随经引用，以助升泄，如胁痛、耳聋、寒热、呕而口苦，此邪热溢于少阳经也，本方加柴胡一钱；如腰背项痛，此邪热溢于太阳经也，本方加干葛一钱；如目痛、眉棱骨痛、眼眶痛、鼻干不眠，此邪热溢于阳明经也，本方加干葛一钱。证有迟速轻重不等，药有多寡缓急之分，务在临时斟酌，所定分两，大略而已，不可执滞。间有感之轻者，舌上白苔亦薄，热亦不甚，而无数脉，其不传里者，一二剂自解，稍重者，必从汗解，如不能汗，乃邪气盘踞于膜原，内外隔绝，表气不能通于内，里气不能达于外，不可强汗。或者见加发散之药，便欲求汗，误用衣被壅遏，或将汤火熨蒸，甚非法也。然表里隔绝，此时无游溢之邪在经，三阳加法不必用，宜照本方可也。感之重者，舌上苔如积粉，满布无隙，服汤后不从汗解，而从内陷者，舌根先黄，渐至中央，邪渐入胃，此三消饮证。若脉长洪而数，大汗多渴，此邪气适离膜原，欲表未表，此白虎汤证。

如舌上纯黄色，兼之里证，为邪已入胃，此又承气汤证也。有二三日即溃而离膜原者，有半月十数日不传者，有初得之四五日，淹淹摄摄，五六日后陡然势张者。凡元气胜者毒易传化，元气薄者邪不易化，即不易传。设遇他病久亏，适又染疫能感不能化，安望其传？不传则邪不去，邪不去则病不瘳，延缠日久，愈沉愈伏，多致不起，时师误认怯证，日进参，愈壅愈固，不死不休也。

（选自《温疫论》按）

要点

（1）证候特点：温疫初起，先憎寒而后发热，日后但热而无憎寒；脉不浮不沉而数，昼夜发热，日晡益甚，头疼身痛。

(2) 病因病机:温疫之邪,侵袭膜原,气机郁滞,化燥伤阴。

(3) 治则:解表清里,滋阴清热。

案例3 表里分传

温疫舌上白苔者,邪在膜原也。舌根渐黄至中央,乃邪渐入胃。设有三阳现证,用达原饮三阳加法。因有里证,复加大黄,名三消饮。三消者,消内消外消不内外也。此治疫之全剂,以毒邪表里分传,膜原尚有余结者宜之。

三消饮

槟榔 草果 浓朴 白芍 甘草 知母 黄芩 大黄 葛根 羌活 柴胡 姜、枣煎服。

(选自《温疫论》)

解读

按 三消饮即达原饮加大黄、羌活、葛根、柴胡、生姜、大枣而成,可治疗温疫之邪出表入里,表证、里证、半表半里证兼见者。由于邪出于表,则可见三阳经证,见太阳经之腰背强痛,故加羌活;见阳明经之目痛、眉棱骨痛、眼眶痛、鼻干不得眠,故加葛根;见少阳经之胁痛、耳聋、呕而口苦,故加柴胡;若见有里证,故加大黄以泻里热。

此方既透达募原之邪,又外散表邪,还可内泻在里之热,所谓消内消外消不内外也,故起名"三消饮"。

(编者按)

要点

(1) 证候特点:温疫舌上白苔者;舌根渐黄至中央。

(2) 病因病机:温疫之邪,侵袭膜原,出表入里。

(3) 治则:外散表邪,内泻里热。

案例4 热邪散漫

温疫脉长洪而数,大渴复大汗,通身发热,宜白虎汤。

白虎汤

石膏(一两) 知母(五钱) 甘草(五钱) 炒米(一撮)

加姜煎服

(选自《温疫论》)

解读

按 白虎汤辛凉发散之剂,清肃肌表气分药也。盖毒邪已溃,中结渐开,邪气分离膜原,尚未出表,然内外之气已通,故多汗,脉长洪而数。白虎辛凉解散,服之或战汗,或自汗而解。若温疫初起,脉虽数未至洪大,其时邪气盘踞于膜原,宜达原饮。误用白虎,既无破结之能,但求清热,是犹扬汤止沸也。若邪已入胃,非承气不愈,误用白虎,既无逐邪之能,徒以刚悍而伐胃气,反抑邪毒,致脉不行,因而细小。又认阳证得阴脉,妄言不治,医见脉微欲绝,益不敢议下,日惟杂进寒凉,以为稳当,愈投愈危,至死无悔。此当急投承气缓缓下之,六脉自复。

(选自《温疫论》按)

要点

(1) 证候特点:温疫脉长洪而数,大渴复大汗,通身发热。

(2) 病因病机:温疫之邪,侵袭膜原,邪传气分,里热炽盛。

(3) 治则:清热生津。

案例5 蓄血

大小便蓄血,便血,不论伤寒时疫,盖因失下,邪热久羁,无由以泄,血为热搏,留于经络,败为紫血,溢于肠胃,腐为黑血,便色如漆,大便反易者,虽结粪得瘀而润下,结粪虽行,真元已败,多至危殆。其有喜忘如狂者,此胃热波及于血分,血乃心之属,血中留火延蔓心家,宜其有是证矣。仍从胃治。

发黄一证,胃实失下,表里壅闭,郁而为黄,热更不泄,搏血为瘀。凡热经气不郁,不致发黄,热不干血分,不致蓄血,同受其邪,故发黄而兼蓄血,非蓄血而致发黄也。但蓄血一行,热随血泄,黄因随减。尝见发黄者,原无瘀血,有瘀血者,原不发黄。所以发黄,当咎在经瘀热,若专治瘀血误也。胃移热于下焦气分,小便不利,热结膀胱也。移热于下焦血分,膀胱蓄血也。小腹硬满,疑其小便不利,今小便自利者,责之蓄血也。小便不利亦有蓄血者,非小便自利便为蓄血也。胃实失下,至夜发热者,热留血分,更加失下,必致瘀血。初则昼夜发热,日晡益甚,既投承气,昼日热减,至夜独热者,瘀血未行也,宜桃仁承气汤。服汤后热除为愈,或热时前后缩短,再服再短,蓄血尽而热亦尽。大势已去,亡血过多,余焰尚存者,宜犀角地黄汤调之。至夜发热,亦有瘅疟,有热入血室,皆非蓄血,并未可下,宜审。

桃仁承气汤

大黄　芒硝　桃仁　当归　芍药　丹皮

照常煎服。

犀角地黄汤

地黄(一两)　白芍(三钱)　丹皮(二钱)　犀角(二钱,研碎)

上先将地黄温水润透,铜刀切作片,石臼内捣烂,再加水如糊,绞汁听用,其滓入药同煎,药成去滓,入前汁合服。

抵当汤

大黄(五钱)　虻虫(二十枚,炙干,研末)　桃仁(五钱,研加酒)　水蛭(炙干为末,五分)

照常煎服。

(选自《温疫论》)

解读

按　伤寒太阳病不解,从经传腑,热结膀胱,其人如狂,血自下者愈。血结不行者,宜抵当汤。今温疫起无表证,而惟胃实,故肠胃蓄血多,膀胱蓄血少。然抵当汤行瘀逐蓄之最者,无分前后二便,并可取用。然蓄血结甚者,在桃仁力所不及,宜抵当汤。盖非大毒猛厉之剂,不足以抵当,故名之。然抵当证,所遇亦少,此以备万一之用。

(选自《温疫论》按)

要点

(1) 证候特点:大小便蓄血,便血;血为热搏,留于经络,败为紫血,溢于肠胃,腐为黑血,便色如漆;发黄一证,胃实失下,表里壅闭,郁而为黄,热更不泄,搏血为瘀。

(2) 病因病机:伤寒时疫之邪,邪热久羁,血热相搏,留于经络,溢于肠胃。

(3) 治则:活血逐瘀。

案例6　发黄

发黄疸是腑病，非经病也。疫邪传里，遗热下焦，小便不利，邪无输泄，经气郁滞，其传为疸，身目如金者，宜茵陈汤。

茵陈汤

茵陈（一钱）　山栀（二钱）　大黄（五钱）

水姜煎服。

（选自《温疫论》）

解读

按　茵陈为治疸退黄之专药，今以病证较之，黄因小便不利，故用山栀除小肠屈曲之火，瘀热既除，小便自利。当以发黄为标，小便不利为本。及论小便不利，病原不在膀胱，乃系胃家移热，又当以小便不利为标，胃实为本。是以大黄为专功，山栀次之，茵陈又其次也。设去大黄而服山栀、茵陈，是忘本治标，鲜有效矣。或用茵陈五苓，不惟不能退黄，小便间亦难利。

（选自《温疫论》按）

要点

（1）证候特点：发黄疸是腑病，非经病也。疫邪传里，遗热下焦，小便不利，邪无输泄，经气郁滞，其传为疸，身目如金者。

（2）病因病机：湿热交蒸，热不得外越，湿不得下泄，湿热合邪，郁蒸肌肤。

（3）治则：清热利湿退黄。

案例7　补泻兼施

证本应下，耽搁失治，或为缓药羁迟，火毒壅闭，耗气搏血，精神殆尽，邪火独存，以致循衣摸床，撮空理线，筋惕肉瞤，邪热一毫未除，元神将脱，补之则邪毒愈甚，攻之则几微之气不胜其攻，攻不可，补不可，补泻不及，两无生理。不得已勉用陶氏黄龙汤。此证下亦死，不下亦死，与其坐以待毙，莫如含药而亡，或有回生于万一。

黄龙汤

大黄　浓朴　枳实　芒硝　人参　地黄　当归

照常煎服。

人参养营汤

人参（八分）　麦冬（七分）　辽五味（一钱）　地黄（五分）　归身（八分）　白芍药（一钱五分）　知母（七分）　陈皮（六分）　甘草（五分）

照常煎服。

如人方肉食而病适来，以致停积在胃，用大小承气连下，惟是臭水稀粪而已。于承气汤中但加人参一味服之，虽三四十日所停之完谷及完肉于是方下。盖承气藉人参之力鼓舞胃气，宿物始动也。

（选自《温疫论》）

解读

按　前证实为庸医耽搁，及今投剂，补泻不及。然大虚不补，虚何由以回，大实不泻，邪何由以去，勉用参、归、生地以回虚，承气以逐实，此补泻兼施之法也。或遇此证，纯用承气，下证稍减，神思稍苏，续得肢体振战，怔忡惊悸，心内如人将捕之状，四肢反厥，眩晕郁冒，项背强直，并前循衣摸床撮空等证，此皆大虚之候，将危之证也，急用人参养营汤。虚候少退，速可摒去。盖伤寒温疫俱系客邪，为火热燥证，人参固为益元气之神品，偏于益阳，有助火固邪之弊，当此又非良品也，不得已而用之。

（选自《温疫论》按）

要点

（1）证候特点：证本应下，耽搁失治；缓药羁迟，火邪壅闭，耗气搏血，精神殆尽，邪火独存；循衣摸床，撮空理线，筋惕肉瞤，体热一毫未除，元神将脱。

（2）病因病机：实证误治，火热壅闭，耗气搏血，阳明腑实，气血不足。

（3）治则：攻下热结，益气养血。

案例8　脉证不应

表证脉不浮者，可汗而解，以邪气微，不能牵引正气，故脉不应。里证脉不沉者，可下而解，以邪气微不能抑郁正气，故脉不应。阳证见阴脉，有可生者，神色不败，言动自如，乃禀赋脉也。再问平日无此脉，乃脉厥也。下后脉实，亦有病愈者，但得证减，复有实脉，真乃天年脉也。夫脉不可一途而取，须以神气形色病证相参，以决安危为善。

张昆源，正年六旬，得滞下。后重窘急，日三四十度，脉常歇止，诸医以为雀啄脉，必死之候，咸不用药。延予诊视，其脉参互不调，或二动一止，或三动一止，而复来，此涩脉也。年高血弱，下利脓血，六脉短涩，固非所能任，询其饮食不减，形色不变，声音烈烈，言语如常，非危证也。遂用芍药汤加大黄三钱，大下纯脓成块者两碗许，自觉舒快，脉气渐续，而利亦止。数年后又得伤风，咳嗽，痰涎涌甚，诊之又得前脉，与杏桔汤二剂，嗽止脉调。方知此妇，凡病俱作此脉，大抵治病，务以形色脉证参考，庶不失其大体，方可定其吉凶也。

（选自《温疫论》）

解读

按　大便不通，伴有里急后重，发热，脉有歇止，疑为危重之候，难以用药。吴诊其脉涩，由于年高血弱，下利脓血，六脉短涩，与病情有所不符，询其饮食不减，形色不变，声音烈烈，言语如常，非危证也。遂用芍药汤加大黄三钱，大下纯脓，自觉舒快，脉气渐续，而利亦止。数年后又得伤风，咳嗽，痰涎涌甚，诊之又得前脉，与杏桔汤二剂，嗽止脉调。可见，治疗疾病时，病证与脉象不符时，务必形脉相参，仔细辨识。

（编者按）

要点

（1）证候特点：滞下，后重窘急，日三四十度，脉常歇止；脉参互不调，或二动一止，或三动一止，而复来，此涩脉也；年高血弱，下利脓血，六脉短涩，固非所能任，询其饮食不减，形色不变，声音烈烈，言语如常。

（2）病因病机：湿热塞滞肠中，气血失调所致，湿热下注大肠，搏结气血，酿为脓血，肠道气机阻滞，里急后重。

（3）治则：清热化湿，行气活血。

案例9　逐邪勿拘结粪

温疫可下者，约三十余证，不必悉具，但见舌黄、心腹痞满，便于达原饮加大黄下之。设邪在膜原者，已有行动之机，欲离未离之际，得大黄促之而下，实为开门祛贼之法，即使未愈，邪亦不能久羁。二三日后，余邪入胃，仍用小承气彻其余毒。大凡客邪贵乎早治，乘人气血未乱，肌肉未消，津液未耗，病患不至危殆，投剂不至掣肘，愈后亦易平复。欲为万全之策者，不过知邪之所在，早拔去病根为要耳。但要量人之虚实，度邪之轻重，察病之缓急，揣邪气离膜原之多寡，然后药不空投，投药无太过不及之弊。是以仲景自大柴胡以下，立三承气，多与少与，自有轻重之殊。勿拘于下不厌迟之说，应下之证，见下无结粪，以为下之早，或以为不应下之证，误投下药，殊不知承气本为逐邪而设，非专为结粪而设也。必俟其粪结，血液为热所搏，变证迭起，是犹养虎遗患，医之咎也。况多有溏粪失下，但蒸作极臭如败酱，或如藕泥，临死不结者，但得秽恶一去，邪毒从此而消，脉证从此而退，岂徒孜孜粪结而后行哉！假如经枯血燥之人，或老人血液衰少，多生燥结；或病后血气未复，亦多燥结。在经所谓不更衣十日无所苦，有何妨害？是知燥结不致损人，邪毒之为殒命也。要知因邪热致燥结，非燥结而致邪热也。但有病久失下，燥结为之壅闭，瘀邪郁热，益难得泄，结粪一行，气通而邪热乃泄，此又前后之不同。总之，邪为本，热为标，结粪又其标也。能早去其邪，安患燥结耶！

假令滞下，本无结粪，初起质实，频数窘急者，宜芍药汤加大黄下之。此岂亦因结粪而然耶。若去积以为治，已成之积方去，未成之积复生，须用大黄逐去其邪，是乃断其生积之源，营卫流通，其积不治而自愈矣。更有虚痢，又非此论。

或问：脉证相同，其粪有结有不结者何也？曰：原其人病至，大便当即不行，续得蕴热，益难得出，蒸而为结也。一者其人平素大便不实，虽胃家热甚，但蒸作极臭，状如粘胶，至死不结。应下之证，设引经论初硬后必溏不可攻之句，诚为千古之弊。

大承气汤

大黄（五钱） 浓朴（一钱） 枳实（一钱） 芒硝（三钱）

水姜煎服，弱人减半，邪微者各复减半。

小承气汤

大黄（五钱） 浓朴（一钱） 枳实（一钱）

水姜煎服。

调胃承气汤

大黄（五钱） 芒硝（二钱五分） 甘草（一钱）

水姜煎服。

（选自《温疫论》）

解读

按 三承气汤，功用仿佛。热邪传里，但上焦痞满者，宜小承气汤；中有坚结者，加芒硝软坚，惟存宿结而有瘀热者，调胃承气宜之。三承气功效俱在大黄，余皆治标之品也。不奈汤药者，或呕或畏，当为细末，蜜丸汤下。

（选自《温疫论》按）

要点

(1) 证候特点：温疫但见舌黄、心腹痞满。

(2) 病因病机：温疫邪传阳明之腑，入里化热，与肠中燥屎相结而成之里热实证，实热与积滞互结，浊气填塞，腑气不通，故大便秘结，脘腹痞满疼痛，里热消灼津液，糟粕结聚，燥粪积于肠中，故腹痛硬满。

(3) 治则：峻下热结。

案例 10 体厥

阳证阴脉，身冷如冰，为体厥。

施幼声，卖卜颇行，年四旬，禀赋肥甚，六月患时疫，口燥舌干，苔刺如锋，不时太息，咽喉肿痛，心腹胀满，按之痛甚，渴思冰水，日晡益甚，小便赤涩，得涓滴则痛甚，此下证悉备，但通身肌表如冰，指甲青黑，六脉如丝，寻之则有，稍按则无，医者不究里证热极，但引《陶氏全生集》，以为阳证。但手足厥逆若冷过乎肘膝，便是阴证，今已通身冰冷，比之冷过肘膝如无，比之无力更甚，宜其为阴证二也；阴证而得阴脉之至，有何说焉？以内诸阳证竟置不问，遂投附子理中汤。未服，延予至，以脉相参，表里正较，此阳证之最者，下证悉具，但嫌下之晚耳。盖因内热之极，气道壅闭，乃至脉微欲绝，此脉厥也。阳郁则四肢厥逆，若素禀肥盛，尤易壅闭，今亢阳已极，以至通身冰冷，此体厥也。六脉如无者，群龙无首之象，证亦危矣。急投大承气汤，嘱其缓缓下之，脉至厥回，便得生矣。其妻闻一曰阴证，一曰阳证，天地悬隔，疑而不服。更请一医，指言阴毒，须灸丹田，其兄叠延三医续至，皆言阴证，妻乃惶惑。病者自言：何不卜之神明。遂卜得从阴则吉，从阳则凶，更惑于医之议阴证者居多，乃进附子汤，下之如火，烦躁顿加。乃叹曰：吾已矣，药之所误也。言未已，更加之，不超时乃卒。嗟乎！向以卜谋生，终以卜致死，欺人还自误，可为医巫之戒。

（选自《温疫论》）

解读

按 厥是指手足厥冷甚则全身厥冷，但有寒热虚实之不同。患者疫后出现“通身肌表如冰，指甲青黑，六脉如丝”，看似虚寒证的表现。但“口燥舌干，苔刺如锋”，“咽喉肿痛”，“渴思冰水”，“小便赤涩，得涓滴则痛甚”均为一派热盛之象。“不时太息”，“心腹胀满，按之痛甚”，“日晡益甚”为阳明腑实可现之证。故前述之虚寒证当是“热深厥深”，“大实有羸状”的假象。本案提示厥证有寒热虚实之不同，医师一定要透过假象，审证求因。

（编者按）

要点

(1) 证候特点：疫后“通身肌表如冰，指甲青黑，六脉如丝”；“口燥舌干，苔刺如锋”、“咽喉肿痛”、“渴思冰水”、“小便赤涩，得涓滴则痛甚”；“不时太息”、“心腹胀满，按之痛甚”、“日晡益甚”。

(2) 病因病机：温疫之邪，传及阳明之腑，入里化热，与肠中燥屎相结，而成里热实证，热盛伤津，阴液大伤，筋脉失养，内热之极，气道壅闭，乃至脉微欲绝。

(3) 治则：峻下热结，行气散结。

第三节　薛雪医案解读

医家简介　薛雪(1661—1750年)，字生白，自号一瓢，又号槐云道人、磨剑道人、牧牛老朽。江苏吴县人，与叶桂同时而齐名。薛雪自幼好学，颇具才气，所著诗文甚富，又工书画，善拳勇，博学多通。乾隆初年，两征博字鸿词科，均不就。因母患湿热之病，而悉心研医，博览群书，精于医术，尤长于湿热病。所著《湿热条辨》即成传世之作，于温病学贡献甚大。又尝选辑《内经》原文，成《医经原旨》六卷(1754)。《吴医汇讲》录其《日讲杂记》八则，阐述医理及用药；另有《膏丸档子》(专刊稿)、《伤科方》、《薛一瓢疟论》等。

案例 1

病本湿温，元气不能载邪外出，有直犯中焦之势矣。拟以栀豉上下分开之，姜芩左右升降之，芳香之草横解之，以冀廓清诸邪，未识得奏肤功否？

黑山栀、淡芩、川郁金、生香附、炒香豉、生姜、鲜石菖蒲、生甘草。

（选自《三家医案合刻》）

解读

按　香豉使邪从上而泄，山栀使邪从下而走。生姜左宣，淡芩右降，郁金、香附、菖蒲一类芳香之品，所以横解四旁，苦燥与辛散并用，凡湿温邪在募原而未入腑脏者，最宜此法。

（选自《中医各家学说》任应秋按）

要点

(1) 证候特点：病本湿温，元气不能载邪外三日，有直犯中焦之势。

(2) 病因病机：湿温之邪外袭，正邪相搏，正气不足，病邪由表入里。

(3) 治则：辛散解表，清热燥湿。

案例 2

体盛之人气必弱，寒热乍起，即现小便短数，头项瞤动，舌干齿燥，气促，脉左弦右弱，渴不欲饮，皆元不胜邪之象，恐其乘津液之衰，遂尔内陷，宜谨慎斟酌，缘此时正当燥令故耳。

天花粉、卷竹叶、厚橘红、青蒿梗、麦冬、六一散。

（选自《三家医案合刻》）

解读

按　此为素体湿盛气虚，感伤风温邪气之证，寒热、小便短数、头项瞤动、舌干齿燥、气促而渴、脉左弦，统为风热伤津之症。脉右弱、不欲饮，津气虽虚，而邪尚未内陷，故用麦冬、花粉以保津气，其余诸品所以胜风热也。

（选自《中医各家学说》任应秋按）

要点

(1) 证候特点：体盛之人气必弱，寒热乍起；小便短数，头项瞤动，舌干齿燥，气促，脉左弦右弱；渴不欲饮。

(2) 病因病机：素体湿盛气虚，感伤风温邪气，耗气伤津，筋脉失于濡养。

(3) 治则：清热利湿，养阴生津。

案例 3

昨所同议之方，以两关按之脉弦，特借仲景旋覆代赭法，同四磨饮投之，旋覆有转旋之功，代赭为镇坠之品，咸寒可降，酸可入肝，四磨则渐磨运化，使手太阴得行清肃之令，足厥阴无克侮之暴。今诊得两关弦象已减，面浮少退，是药已应，而暴渴欲饮，则仍然如故。是则阳明之腑中垢不去，煎熬津液，下流一日不通，上流一日上泛，虽有补虚之策，孰敢泛投？且其虚脉虚象，显然彰著，势不容缓。前既借仲景之法，以退两关之弦，此独不可借仲景急去宿垢，以存津液。然未可以子和霸法投之，拟以缓法，推陈致新，仍候昨日两道长印可，何如。

旋覆花、代赭石、人参，煎送沉香化气丸二钱五分。

（选自《三家医案合刻》）

解读

按　用旋覆代赭汤同四磨饮，尽去其两关脉弦及退面肿，知其为肝胃之气上逆，必有哮气血气、胸闷、气促诸症。两方的主要功用，即在和中降逆也。今又见暴渴引饮，断为胃腑有宿垢，煎熬津液之证，其有大便秘结之症又可知，故仍用旋覆代赭汤以和中降逆，并以沉香化气丸去其宿垢。三方均可以治虚中实证，则本证患者的湿热邪气虽不盛，而津气已先伤矣又可知。

（选自《中医各家学说》任应秋按）

要点

（1）证候特点：两关按之脉弦；两关弦象已减，面浮少退，是药已应，而暴渴欲饮。

（2）病因病机：胃气虚弱，痰浊内阻，肝气横逆犯胃，气机郁滞，热结于腑，耗伤津液。

（3）治则：和中降逆，舒肝和胃。

案例4

失血五年。今夏秋发作最重。脉左涩右弦。冲气逆则咳甚，天明汗泄。议用柔剂阳药以治下。病者四十三岁。

紫胡桃肉　五味子　炒黑枸杞子　沙苑蒺藜　芡实　紫石英　石壳湖莲

（选自《扫叶庄一瓢老人医案》）

解读

按　失血数发，卧枕气冲至喉，似乎痰阻，其实吐咯不出。此任脉不司提任，冲脉阳气直冲于上。纳食多嗳，下损及胃，秦越人尚称难治。便溏，凡填补下焦，必佐益胃，最忌清肺，寒润更伤中气。

（选自《扫叶庄一瓢老人医案》按）

要点

（1）证候特点：失血五年；夏秋发作最重；脉左涩右弦。冲气逆则咳甚，天明汗泄。

（2）病因病机：失血日久，耗气伤血，气机不畅上逆，冲任脉失司，脾胃受损，运化失常。

（3）治则：调冲任，益脾胃。

案例5

劳伤肝肾，奇脉不用，遇烦必腰痛背垂，虽有失血，未可沉阴滋降。以柔剂温通补下，以充奇脉。

淡苁蓉　炒杞子　茯神　炒当归身　淡补骨脂　杜仲　生羊肉肾

（选自《扫叶庄一瓢老人医案》）

解读

按　中年夏秋失血再发，劳烦内伤，背痛腰板，肝肾下亏，跷维奇脉，不主用串。子后汗出，阳明发泄，是包举温养勿迟。苟不安逸，药必无功。

（选自《扫叶庄一瓢老人医案》按）

要点

（1）证候特点：遇烦必腰痛背垂；失血。

（2）病因病机：劳烦内伤，肝肾下亏。

（3）治则：滋补肝肾。

案例6

脉左涩伏，右弦。呕吐，脘痛引及胁肘，痛甚则四肢冷麻。是肝厥心痛，惊起怫郁致痛。

高良姜　沙延胡　吴萸　青皮子　川楝子　茯苓

接服苏合香丸，真川椒，乌梅肉泡汤化服。

（选自《扫叶庄一瓢老人医案》）

解读

按　脉伏者起，似宜病减。而痛胀脘痞。口涌涎沫，舌仍白，鼻窍煤，面欲赤，头汗，显然肝厥犯胃。左升之气逆乱攻络，胸胁乳大皆胀。辛香开气不应，便秘溺少。用河间金铃子散，佐以润液，两通气血。

（选自《扫叶庄一瓢老人医案》按）

要点

（1）证候特点：脉左涩伏，右弦；呕吐，脘痛引及胁肘，痛甚则四肢冷麻。

（2）病因病机：肝气郁滞，横逆犯胃。

（3）治则：疏肝行气，和逆降胃。

案例 7

六旬外阳气不旋反闭，上不纳食，下不更衣，此为关格。脉小结涩，伤于无形，最为难治。

妙香丸　每日三粒，十服。

（选自《扫叶庄一瓢老人医案》）

解读

按　大凡噎膈反胃，老年闭于胃脘之上，是对清阳不主提转。乃无形之结。辛香通关，反觉热闷上升，虚症无疑。以大半夏汤合加黄连合泻心法。

（选自《扫叶庄一瓢老人医案》按）

要点

（1）证候特点：六旬外阳气不旋反闭，上不纳食，下不更衣；脉小结涩。

（2）病因病机：年老阳气不足，清阳不升，难以运化水谷，温化水湿，饮食不下，隔塞不通，结聚于胃。

（3）治则：补中降逆，开结散痞。

案例 8

今年疟疾，半由雨湿阴晦之邪。当以芳香逐秽理气分消。但三疟系在阴伏，起必左足微冷，热过有汗。仍知饥知味，乃劳乏气怯之病，不必专以攻邪。是岁系湿土司天。

桂枝木　生牡蛎　炒黑蜀漆　生芪　当归　防风根　生姜　大枣

（选自《扫叶庄一瓢老人医案》）

解读

按　寒在四肢，热起额准至腹，此太阴三疟也，经水来期不移，脾主营，前议和血托邪，服后疟来热多，口渴，此太阴、阳明两病。

（选自《扫叶庄一瓢老人医案》按）

要点

（1）证候特点：疟疾，半由雨湿阴晦之邪；起必左足微冷，热过有汗；仍知饥知味。

（2）病因病机：外感疟邪、疫瘴湿毒之气或风、寒、暑、湿之气，舍于营气，伏藏于半表半里。

（3）治则：散寒除湿、驱邪截疟。

案例 9

久痢，久泻，肛坠，频频不爽。此乃肾伤。脉来数小。医作脾胃病治，故不效。

熟地黄炭　炒焦归身　漂淡补骨脂　炒菟丝子　五味子

（选自《扫叶庄一瓢老人医案》）

解读

按　久痢治法，非通即温。既曰肾病，则阳宜通，阴宜守矣。

（选自《扫叶庄一瓢老人医案》按）

要点

（1）证候特点：久痢，久泻，肛坠，频频不爽；脉来数小。

（2）病因病机：久病耗伤肾阳。

（3）治则：温通肾阳。

案例 10

诊脉左沉右弦虚，过劳阳伤，清气不主流行。温中丸不应，非有形之滞。以辛温通其阳。

桂枝薤白汤。

（选自《扫叶庄一瓢老人医案》）

解读

按　形盛气衰是阳虚。平素多饮酒，有湿有痰。其筋骨中渐渐畏寒刺痛，却主阳气不流行矣。

（选自《扫叶庄一瓢老人医案》按）

要点

（1）证候特点：脉左沉右弦虚；过劳阳伤，清气不主流行。

（2）病因病机：过度劳倦，阳气受损，清阳不升，脾胃运化失常。

（3）治则：温阳健脾。

第四节　叶天士医案解读

医家简介　叶桂（公元 1666—1745 年），字天士，号香岩，江苏吴县人。出生于中医世家，幼承庭训，除熟读医典外，还兼通经史子集，青年时即博采众长，广结良师益友，先后从师 17 人。闻人有某术擅长者，以礼师事之，汲取众人之长，刻苦钻研，诊治疾病疗效卓著，享誉大江南北。惜生平忙于诊务，著述较少，所传著作均系门人所著。其代表作有《温热论》、《临证指南医案》等。在继承发扬吴又可等温病学理论的基础上，系统总结了温病的辨证论治规律，指出伤寒与温病的病因病机不同，治法各异。对杂病的贡献中以胃阴学说最为突出。其学术成就主要可以归纳为以下 10 点：①创立温病学说，建立了卫气营血的辨证论治体系；②创立胃阴学说，开养胃阴法治疗内伤杂病的先河；③提出肝风内动是中风的主要病机，并制定了相应的治则；④阐发络病机制，建立起系统完整的络病治疗方法；⑤发展奇经学说，创立调补奇经大法解决疑难病症；⑥发展运气学说，临床析病选方重视季节时令变化；⑦师古而不泥古，用经方善于根据病情而灵活变通；⑧重视心理因素，倡用血肉有情之品，为药膳学奠定基础；⑨揭示衰老机制，从临床促进中医老年学的发展；⑩弘扬祖辈儿科，融化自身经验，亲订《幼科要略》。

案例 1

华某，38 岁，劳怒用力，伤气动肝，当春夏天地气机皆动，病最易发，食减过半，热升冲咽，血去后，风阳皆炽。镇养胃阴，勿用清寒理嗽。

生扁豆、沙参、天冬、麦冬、川(石)斛、茯神。

解读

按　吐血病人，时值春夏之季，肝气正旺，又"劳怒用力，伤气动肝"，加之"食减过半"，知胃阴必虚，木失水涵，肝升太过，犯胃贯膈冲咽入肺，伤血动血后，风阳更炽，必咳逆欲呕，故"勿用清寒理嗽"，当"镇养胃阴"，所用扁豆、茯神，为甘缓以治其急之意。胃阴伤而内有燥热者，证见风温咳嗽、舌咽干燥、思凉饮、便秘、咳血等，用药纯取甘凉，如麦冬、沙参、蔗浆、石斛、知母、桑叶等。此治法为甘凉法，叶氏关于甘凉养胃阴之法在其著述中应用广泛。倡导以甘平或甘凉濡润为主的濡养胃阴之法。

(选自刘庆，张得林．从《临证指南医案》看叶天士对胃阴虚的治疗特色．山东中医药大学学报，2000，24(5)：338-339.)

要点

(1) 证候特点：劳怒用力，伤气动肝，当春夏天地气机皆动，食减过半，热升冲咽，血去后，风阳皆炽。

(2) 病因病机：劳怒用力，伤气动肝，化燥伤阴，横逆犯胃，贯膈冲咽入肺，虚火灼伤血络。

(3) 治则：养阴益胃。

案例 2

苏某，54 岁，向来翻胃，原可撑持，秋季骤加惊忧，厥阳陡升莫制，遂废食不便，消渴不已，如心热，呕吐涎沫，五味中喜食酸甘。肝阴胃汁，枯槁殆尽，难任燥药通关。胃属阳土，宜凉宜润；肝为刚脏，宜柔宜和，酸甘两济其阴。

乌梅肉、人参、鲜生地、阿胶、麦冬汁、生白芍。

解读

按　本案为肝阴不足，虚阳逆上，乃犯胃土，翻胃呕吐，为胃病阴伤。病已及肝，徒养胃阴难收其功，故以乌梅肉、白芍酸养肝阴以泻虚阳，生地、阿胶补养阴血，兼以麦冬滋养胃阴。此酸甘两济其阴之法，当用于"肝阴胃汁，枯槁殆尽"，见于肝胃阴伤者，证见呕恶、唇赤舌干、眩晕等，药用乌梅、麦冬、生白芍、石斛、生地黄、木瓜等药酸甘两济其阴。叶氏一再强调"胃为阳土，宜凉宜润"，反对滥用温燥之品，故均选用甘寒益胃养阴之品。

(选自宋起佳，苏云放．从《临证指南医案》看叶天士辨治便秘的特色．中医药学刊，2006，24(5)：912-913.)

要点

(1) 证候特点：向来翻胃，秋季骤加惊忧，废食不便，消渴不已，呕吐涎沫，五味中喜食酸甘。

(2) 病因：脏腑内伤；肝胃之阴枯槁，肝气犯胃，胃气上逆。

(3) 治则：养血柔肝，益胃养阴。

案例 3

程，21，脉左小数，右弦，食减不饥；易于伤风，大便结燥，冬春已见血症。夫胃阳外应卫气，九窍不和，都属胃病，由冬失藏聚，发生气少，遇长夏热蒸，真气渐困故也。急宜绝欲静养，至秋分再议。

参须、黄芪皮、鲜莲子、茯神、炒麦冬、生甘草。

解读

按 此病案可见易于伤风，为脾气不足之症，脾阴胃阴相互滋渗，胃阴减少则脾阴化源不足；脾阴不足则不能为胃行其津液，致胃津减少。故脾阴不足，后天营血必无以化生，胃津匮乏，肠燥失却濡润。为脾肺阴虚，故以甘淡为旨，麦冬炒用以防过于寒凉，阻遏脾藏清阳升发之气。此为甘淡甘缓濡养脾阴之法。脾气胃阴俱不足者，多见神倦、食少、咳血、易于伤风、色黄、脉空大等证，叶氏多以人参、黄芪、粳米、大枣、甘草以扶脾气，北沙参、麦冬、生扁豆以养胃阴。

（选自宋起佳，苏云放．从《临证指南医案》看叶天士辨治便秘的特色．中医药学刊，2006，24(5)：912-913.）

要点

(1) 证候特点：脉左小数，右弦，食减不饥；易于伤风，大便结燥，冬春已见血症。

(2) 病因病机：外感风寒，脾胃内伤；脾胃内伤，气阴不足。

(3) 治则：益气养阴。

案例 4

王某，数年病伤不复，不饥不纳，九窍不和，都属胃病。阳土喜柔偏恶风燥，若四君异功等，竟是治脾之药，腑宜通即是补。甘濡润，胃气下行，则有效验。

麦冬一钱、火麻仁一钱半、水炙黑小甘草五分、生白芍二钱，临服入青甘蔗浆一杯。

久病之人，“不饥不纳”，大便秘结，乃胃中津液枯竭，胃气不得下行，故以麦冬、甘蔗浆之甘凉，养胃中津液，生白芍、炙甘草取酸甘化阴之意，用火麻仁滑润胃肠，使大便得通，胃气得降，药取甘凉，体现其养胃阴之甘凉法。

解读

按 首先扼要记叙病史及症状，并作出诊断；然后就胃腑的生理特性、治疗原则进行议论。从“九窍不和”一句推测，患者当有口干燥、目干涩、便燥结等症状。诸症皆病久胃阴不足之故。治法以甘寒濡润以复津液，为叶氏养胃阴之主法。用药以麦冬养胃为主，佐芍药、甘草酸甘化阴，火麻仁润燥通便，甘蔗有“天生复脉汤”之称，用于胃燥津伤之证尤为适宜。徐灵胎曾评此案“方极灵妙”。

[选自刘庆，张得林．从《临证指南医案》看叶天士对胃阴虚的治疗特色．山东中医药大学学报，2000，24(5)：338-339.]

要点

(1) 证候特点：数年病伤不复，不饥不纳，九窍不和。

(2) 病因病机：脾胃内伤；久病耗伤胃中气阴。

(3) 治则：甘凉润胃。

案例 5

腹鸣晨泄。巅眩脘痹。形质似属阳不足。诊脉小弦。非二神四神温固之症。盖阳明胃土已虚。厥阴肝风振动内起。久病而为飧泄。用甘以理胃。酸以制肝。

人参、茯苓、炙草、广皮、乌梅、木瓜。

解读

按　本案为肝脾不和型腹泻，患者头巅昏眩，诊脉稍弦，为肝气上逆之象。而肠鸣脘痹，久病飧泄，足见脾气不足。立法宜健脾益气、敛肝之逆。泄泻之本，无不由于脾胃。故处方为四君子汤加减，因久泻伤阴，故去白术之燥，用参、苓、草健脾益气以治本，加陈皮行气和胃，加木瓜、乌梅敛肝止痛、酸收止泻。药仅6味，功分两路。观此案可知叶氏书案突出主证，明辨病机，用药精简平和，要言不繁。

（选自《古今名医案赏析》高新彦按）

要点

(1) 证候特点：腹鸣晨泄，巅眩脘痹，诊脉小弦。

(2) 病因病机：阳明胃土虚而不降，太阴脾土虚而不升。厥阴肝风振动内起乘脾，脾气下陷而成飧泻。

(3) 治则：抑木扶土（甘以理胃，酸以制肝）。

案例6

舌白头胀。身痛肢疼。胸闷不食。溺阻。当开气分除湿。（湿阻上焦肺不肃降）

飞滑石、杏仁、白蔻仁、大竹叶、炒半夏、白通草。

解读

按　此例为湿阻上焦，肺不肃降之证。肺主一身之气，位居上焦，职司肃降。湿为阴邪，其性重浊腻滞，最易阻遏气机，影响肺气肃降，气化不得宣展，而引起头胀、身痛肢疼；肺气不降，脾湿不化则舌白、胸闷不食；肺不肃降，膀胱气化失司故溺阻。脾为湿土之脏，崇土化湿，古训昭然，唯叶氏独具慧眼，不泥古训，尝云："先论上焦，莫如治肺，肺主一身之气化也。"依据湿阻上焦，肺气不降之机，立清宣上焦肺气为法，气化则湿亦化也。制方简洁精纯，取芳香、苦温、淡渗诸品为一炉，意图周密，总以宣开肺气为要着。华岫云说："观先生治法，若湿阻上焦者，用开肺气，佐淡渗，通膀胱，是即启上闸，开支河，导水势下行之理也。"徐灵胎赞曰："疏肺气而和膀胱，此为良法。"

[选自蒋萍．叶天士宣肺法治疗温病医案4则选析．江苏中医药，2007，39(12)：47-48.]

要点

(1) 证候特点：舌白头胀，身痛肢疼，胸闷不食，溺阻。

(2) 病因病机：湿阻气机，肺气不降，脾湿不化。

(3) 治则：宣肺化湿。

案例7

胡某，脉沉，短气以息，身动即喘，此下元已虚，肾气不为收摄，痰饮随气而升，有年，陡然中厥最虑。

熟地、淡附子、茯苓、车前、远志、补骨脂。

解读

按　本案患者身动即喘，脉沉，短气，此乃肾阳虚惫，气不摄纳之证，下元已虚，水液不得敷布，聚而成痰饮。叶氏用熟地、附子、补骨脂补肾温阳，培补下元，扶正以治其本；用茯苓、远志、车前子健脾利湿，祛痰化饮、通其水道以祛内生之邪。本案以温补肾阳为本，兼顾运脾为标，不治肺其喘遂自愈。充分体现了叶氏注重培补先后二天，中下兼顾治疗杂病的学术思想。全案文字简洁精练，主脉、主证、病机辨证、治疗用药、预后判断均载其中，由此可见叶氏杂病论治的学术思想及其医案特色。

（选自《古今名医案赏析》高新彦按）

要点

（1）证候特点：身动即喘，脉沉，短气以息。

（2）病因病机：肾阳虚惫，气不摄纳，痰饮随气而升。

（3）治则：温肾纳气，化痰平喘。

案例8

秦某，久有胃痛，更加劳力，致络中血瘀。经气逆，其痛总在络脉中痹窒耳。医药或攻里，或攻表，置病不理，宜乎无效。形瘦清减，用缓逐其瘀一法。

蜣螂虫（炙）一两，䗪虫（炙）一两，五灵脂（炒）一两，桃仁二两，川桂枝尖生五钱，蜀漆（炒黑）三钱，用老韭根白捣汁泛丸，每服二钱，滚水下。

解读

按 本案患者形体消瘦，胃痛经久不愈，且伴有胃气上逆之症，叶氏以病久入血、络脉瘀阻立论，药用虫蚁搜剔络瘀，为久痛之证开一新法。推测患者当有胃痛固定不移，舌黯，脉涩，面色黯黑少华等症。其用丸剂缓图其功，则因病人络瘀而久，非急攻所能奏效，同时也可能与虫类药中所含的生物活性物质在丸剂中更易发挥效用有关。

（选自《古今名医案赏析》高新彦按）

要点

（1）证候特点：胃痛日久，络中血瘀，伴胃气上逆。

（2）病因病机：病久入血、胃络瘀阻。

（3）治则：活血化瘀通络。

案例9

鲍某，风湿客邪留于经络，上下四肢流走而痛，邪行触犯不拘一处，古称周痹，且数十年之久，岂区区汤散可效？凡新邪宜急散，宿邪宜缓攻。

蜣螂虫、金蝎、地龙、穿山甲、蜂房、川乌、麝香、乳香上药制末。以无灰酒煮黑大豆汁泛丸。

解读

按 本案为叶天士治疗痹证验案之一。痹为《内经》风、痹、痿、厥四大证之一。多由风、寒、湿三者所致，然此案病人邪已入络，与血混处，而成周痹，已非一般散寒祛湿之剂所能奏效。叶氏取虫类药蜣螂虫、金蝎、地龙、穿山甲等搜剔络中宿邪，通络止痛；用川乌之辛热及麝香、乳香之香窜，温阳通脉、行气活血而松动病根，颇有创意。本案体现了叶氏"初病在气在经，久病血伤入络"的学术思想，也从本案中可得到辛香之品和虫类药物通络的用药经验。

（选自《古今名医案赏析》高新彦按）

要点

（1）证候特点：痹症日久，上下四肢流走而痛，痛无定处。

（2）病因病机：邪气入络，气机闭阻。

（3）治则：温阳通脉，行气活血。

案例10

脉弦，食下䐜胀，大便不爽，水谷之湿内著，脾阳不主默运，胃腑不能宣达。疏脾降胃，令其升降为要。金石斛三钱，厚朴一钱，枳实皮一钱，广皮白一钱半，苦参一钱，神曲一钱半，茯苓皮三钱，麦芽一钱半。

（选自《临证指南医案》）

解读

按　脾阳不运，脾不散精，水谷之湿内著；脾升失司，胃腑不能和降；脾运失健，中焦湿阻，则食下腹胀，大便不爽，食停滞，其脉多弦。

（编者按）

要点

（1）证候特点：脉弦，食下䐜胀，大便不爽。

（2）病因病机：脾阳不运，胃失和降，水湿内停，中焦湿阻。

（3）治则：运脾降胃，理气燥湿，佐以保护胃阴。

附：叶天士学术思想与证治经验学习要点

1. 叶天士养胃阴法(脾胃分治)

脾胃之脏腑阴阳属性决定了脾胃生理特点的差异，脾胃升降失调就成了脾胃病变的关键环节。脾胃病机特点的差异决定了其在治疗上决不能混同二治。叶天士依据“脾喜刚燥，胃喜柔润”的特点，创立了以柔润之剂通降阳明的养胃阴之法。李东垣主张脾胃并论，脾胃同治，或学说又仅涉脾脏，少及胃腑医家囿于仲景“实则阳明，虚则太阴”的论点，治胃只重泻实，忽于益虚。叶氏对此指出：“仲景急下存津，治在胃也，东垣大升阳气，治在脾也。”认为：“治胃与脾迥别”，不能以治脾之法治胃，亦不能唯“急下”一法治胃。叶天士提出：“脾宜升则健，胃宜降则和”，“盖太阴之土，得阳始运；阳明阳土，得阴始安。以脾喜刚燥，胃喜柔润”，“胃为阳明之土，非阴柔不肯协和，与脾土有别故也。”创建了一系列以滋养胃阴为代表的治胃法则和方药。

胃阴虚的识证：

主证　不饥少纳、内热口渴。

或然证　或便秘，或呕秽，或咳血，或唇赤舌干。

胃阴虚用药：

性味　甘寒甘平。

常用药　麦冬、石斛、沙参、生扁豆、鲜莲子、大麦仁。

治法　清养醒胃法、甘凉濡润法、酸甘济阴法、甘缓益胃法。

2.“通法”灵变

(1) 以通为补，非“以泻为补”：通者，非流气下亲之谓，作通阴阳训则可。疏通的是胃腑的气血阴阳，这即包括有形之邪。

(2) 便闭也非皆是“泻”证：他说：“胃汁之枯，故肠中之垢不行，既知阴亏，不必强动大便。”对高年胃疾，他主张和而不攻。他说：“积着于胃，脘中痹痛，高年宜和不宜攻。”即使遇有当攻当泻者，叶氏亦主张：“用攻法宜缓宜曲，用补法忌涩忌呆。”

(3) 以通为补，非“通而不补”：“脾胃阴伤，气呆乃胀。疏通带补，必佐温以复阳”，“症脉若虚，温补宜佐宣通。”将胃腑之虚归纳为胃阴虚和胃阳虚。胃阴虚者，以“甘濡润”养胃阴，使津液来复，胃腑通降，可谓“阴柔之通剂”；胃阳虚者，以“微通阳气为法”，通补阳明，可谓“通阳柔剂”。在具体使用时，他反对呆滞补涩和守中，他说：“尤非呆滞补涩可宜”，“与守中必致壅逆”。极力倡导补而不滞，补而兼通。反对辛烈刚燥之流通，认为“阳土喜柔，偏恶刚燥”，“刚药畏其劫阴，宜轻清流通，免伤正气”。

(4) 观其“通”法，绝非千人一面：邪郁者，疏之使通；浊聚者，泄之使通；气滞者，芳香通之；络阻者，辛润通之;上逆者,降而通之;下闭者,泻而通之;胃阴虚者,阴柔通剂;胃阳虚者,通阳柔剂。

3. 叶天士遣方用药特点

(1) 重视调治形体,善用甘药:"凡论病先论体质、形色、脉象,以病乃外加于身也"所谓体质,叶氏主要指体内阴阳气血的盛衰状况。甘药,即补益药。从医案可见,叶氏或甘寒养育肺胃之阴,或甘酸化阴息风,或辛甘化阳息风,或辛甘理阳,或甘温建中,或甘咸益肾填精,无论息风、清热、祛寒、降火,皆能从调和体内阴阳气血的状态入手。

(2) 立法重在气味:"论药必首推气味"(《临证指南医案·腹痛门》华案),创有辛甘理阳、甘酸济阴、甘寒濡润、酸苦泄热、甘缓补虚、辛润通络、苦辛通降、辛酸泄浊诸法。

(3) 善用食物中药:粳米、元米、大枣、山药、白扁豆、莲子、大麦仁、梨、甘蔗、蜜等甘平气清,开胃悦脾,久服无弊,对久痛胃弱之体尤为合适。羊肉、猪牛羊骨髓、淡菜、海参、乌骨鸡、鸡子黄、人乳、牛乳、黄鳝、牛肉、猪肚等,或养血填精,或补益气血,或健脾养胃,均为叶氏所常用。

(4) 处方小:据统计,《临证指南医案》全书叶氏配制方 3002 方,共用药 20021 次,平均每方仅 6.67 味药,方以 6 味者居多,共 1209 方(40.27%),其次为 8 味,共 560 方(18.65%),用药达 10 味及 10 味以上者不过 174 方(5.79%)。

(5) 择时服药:叶天士《临证指南医案》一书中,早、晚不同时辰的用药方法,叶天士以"子午升降"与经气盛衰的基本原则,依据十二经经气流注的规律,分别在肾经和脾经气血最衰的时辰来补其不足,是治疗虚损疾病"择时服药"的特点。补肾方药择时于早服,补脾方药择时于晚服。

(6) 十二经流注与脏腑气血盛衰关系:

经脉	经脉气血最盛时辰	经脉气血最弱时辰
足少阳胆经	子 23~1 点	午 11~13 点
足厥阴肝经	丑 1~3 点	未 13~15 点
手太阴肺经	寅 3~5 点	申 15~17 点
手阳明大肠经	卯 5~7 点	酉 17~19 点
足阳明胃经	辰 7~9 点	戌 19~21 点
足太阴脾经	巳 9~11 点	亥 21~23 点
手少阴心经	午 11~13 点	子 23~1 点
手太阳小肠经	未 13~15 点	丑 1~3 点
足太阳膀胱经	申 15~17 点	寅 3~5 点
足少阴肾经	酉 17~19 点	卯 5~7 点
手厥阴心包经	戌 19~21 点	辰 7~9 点
手少阳三焦经	亥 21~23 点	巳 9~11 点

4. 叶天士肝阳化风治验

(1) 病机:与肝的生理特点有关;与肝与他脏的关系失调有关。

(2) 治疗大法:缓肝之急以息风,滋肾之液以驱热。

(3) 用药特点:介以潜之,酸以收之,味厚以填之。

(4) 具体治疗方法:和阳息风法、滋补肝肾法、清金平木法、养血息风法、培土息风法。

5. 虚损证治

理虚大法:甘药培中、血肉填精、中下兼顾

(1) 甘药培中:以味甘气温之品为主,组方以培补脾胃中州之气。培中要分别脾胃之阴伤阳伤。阴伤者治重在胃,用甘凉濡润,以养气阴,以通为补。阳伤者治重在脾,治用甘温。

(2) 血肉填精:以大量的血肉有情之品填精补髓,培补肝肾之精血。在遣药组方上注意以下两点:

①虚损病证虽有阳虚，但不可用肉桂、附子之类辛热雄烈的药物，因为其刚燥之性容易劫伤阴精；②虚损病证虽有阴虚之象，但不可用知母、黄柏之属，因为其过于沉寒，不通奇经。在重用辛热有情之品的基础上，往往配以苁蓉、枸杞子、菟丝子、当归、巴戟天等，共同组成"柔剂阳药"，是血肉填精法遣药组方的显著特点。

(3) 中下兼顾：中下兼顾，即脾肾同治是叶氏治疗虚损病证的一个重要原则，体现了他对先后天之根本"脾肾"的重视。先后二天，互相依存，不可分离，一荣俱荣，一衰俱衰，肾虚日久必及脾，脾虚日久必及肾。因此，培补先天时必须兼以健运后天；补益后天时也必须重视培补先天，这就是治疗虚损病证必须中下兼顾、脾肾同治的道理。

6. 奇经辨治

(1) 奇经辨治注重奇经八脉与脏腑的联系：奇经八脉与肝肾的关系最为密切。

(2) 由肝肾所引起的奇经八脉病证属于虚损病证：肝肾损伤，下元亏虚，导致奇经八脉空乏，表现为精血耗竭，应属虚损病证范畴。

(3) 奇经八脉的辨治须分虚实：虚者虚在精血亏损，治宜补之；实证实在气血痹阻，络脉不通，治宜通之。

(4) 奇经病证治疗用药：①滋补。用于八脉空虚，精血不足，症见虚损，治宜滋补精血，选用血肉有情之品，如紫河车、鹿角胶、龟板胶、阿胶、鳖甲、鲍鱼、淡菜、人乳、羊肉及猪、牛、羊骨髓等，配伍当归、枸杞子、菟丝子、肉苁蓉、巴戟天、沙苑子等组成"柔剂阳药"，能入奇经而奏填补之功。②通调。适于奇经实证，气血痹阻，络脉不通，"必用苦辛和芳香，以通脉络"；药如鹿角霜、当归、桂枝、小茴香、厚朴、青陈皮、川楝子、香附、郁金、降香、乌药、三棱、莪术、茺蔚子、延胡索、泽兰叶等。③镇潜。若冲脉之气随阳明上逆者，须配伍镇潜之品，以收纳逆气，药如紫石英、龙骨、牡蛎、龟板、鳖甲、半夏、旋覆花等。④固涩。若带脉失约，下焦不固，而致遗泄带下等证，须用固涩之品，以收敛固涩精气之亡失，药如五味子、湖莲肉、芡实、山药、金樱子、覆盆子、乌贼骨、补骨脂等。⑤治疗虚损阴阳不足之证时，主张从补益任、督二脉入手。督脉主一身之阳，任脉主一身之阴。补任脉之阴当首选龟板，因"龟体阴，走任脉"，故善滋任脉之阴精；补督脉之阳当首选鹿茸，因"鹿性阳，入督脉"，"鹿茸壮督脉之阳，鹿霜通督脉之气"，故当首选。

7. 久病入络

"络"指血而言，久病入络是指某些慢性疾患迁延日久，病邪深入，血络受病。"初病湿热在经，久则瘀热入血"。其初在经在气，其久在络在血。疾病传变的一般规律是由气及血，由经至络。但气与血、经与络之间的转变并非一蹴而就，而是经过了一个较长的渐变过程。邪气一旦入络，就会形成"瘀"，即络脉瘀阻。久病入络证候表现：症积有形，著而不移，久痛。

络病治疗大法——"通血脉，攻坚垒，佐以辛香行气，是络病大旨"。通血脉，攻坚垒是治疗络病的主要方法，用药与一般的活血化瘀药有所不同，须借助于虫蚁飞走之品，如水蛭、虻虫、土鳖虫、穿山甲、露蜂房、鳖甲、地龙、全蝎、蜣螂等。辛香行气也是治疗络病所不可或缺的。因为攻坚通脉之剂，"非辛香无以入络"。辛香之品，宜通气机，具有将诸药领入络中的作用，药如小茴香、青陈皮、韭白汁、金铃子、延胡索等。故治疗络病，选药常常以通为用，如当归须、桃仁、柏子仁等辛润之品，具流通之性，善能入络通脉；辛温善散络中沉寒，如乌头、桂枝、吴茱萸、姜汁等；辛咸善能入络软坚散结，如瓦楞子、牡蛎、鳖甲、全蝎等。又有"络虚则热"，是指血络瘀阻而兼阴血不足者，治宜通络之法，佐以养阴清热之品，宣络中之热而肃余邪。

8. 透邪法

(1) 辛凉轻透法：邪在卫分，治以"辛"、"凉"、"轻"，以辛开之，以凉清之，以轻宣之，使肺卫气和条畅，达到"令邪与汗并，热达腠开，邪从汗出"之效果。

(2) 清热透表法：《温热论·十三条》说："黄苔不甚厚而滑者，热未伤津，犹可清热透表"。"黄苔虽主里，如苔薄而滑者，是热邪尚在气分，津液未亡，用轻清泄热透表，邪亦可外达肌分而解。"当病初入气分，里热不甚时，可用轻清透达之品，稍佐苦寒以泄热，柴、葛、芩、翘，或栀、豉、翘、薄之类；当里热已炽时，可用辛寒清气的白虎汤，透发气分大热，仍使之由表而解。忌早用或过用苦寒沉降之品，以免冰伏邪气，如章虚谷所言："清气热不可寒滞，反使邪不外达而内闭"。

(3) 战汗透邪法：《温热论·六条》说："若其邪始终在气分流连者，可冀其战汗以达邪。"邪热留恋气分不解，说明邪气虽然嚣张，但正气未衰，正邪势均力敌，但因温邪侵袭导致枢机不利，正气不能充分发挥其驱邪达外之能。助正气，枢气机，使正气奋起抗邪，力透重围，正胜邪却则可引起战汗，邪热可随汗透解。王孟英指出："益胃者，在疏瀹其枢机……邪气松达，与汗偕行，则一战可以成功也……"

(4) 化湿透邪法：叶氏针对温热病停留气分而采取的透邪方法。湿热病为无形之热与有形之湿胶结蒸蕴而成。热处湿中，湿蕴热外，湿热交混，阻遏气机，使热邪郁遏不得外透。治疗时，不开其湿，则热无达，开之以温，则又助热，清热太过则留湿致闭。宜采取宣通阳气的方法。叶氏所说："通阳不在温，而在利小便。"手段是逐湿，目的在于宣通阳气，气机畅通则热邪自可顺势外透。化湿透邪的道理"热处湿中，湿蕴热外，湿热交混，遂成蒙蔽。斯时不开则热无由达，开之以温，则又助其热……惟有用河间分消宣化之法，通利小便，使三焦弥漫之湿，得达膀胱以去，而阴霾湿浊之邪既消，则热邪自透，阳气得通矣"。湿热邪气，如云如雾，弥漫于三焦，郁遏于膜原，困阻于脾胃，蒸腾于肌肤，或上蒙清窍，或下滞于水腑，变化多端，病变部位比较广泛，但在不同的发展阶段，其病变中心有所侧重，故在临证时，还应根据湿热邪气之所在，区别对待。

(5) 透热转气法：温邪入营，"犹可透热转气"。治疗原则有两方面的含义：①说明营分病较气分证为深，许多严重的证候都可出现，然较动血动风、亡阳失血的血分证为浅。因而它有外转气分或内入血分两种可能，治之得法，则可外出气分而邪退病减；反之则深入血分而病转危重。所以对营分证的治疗应尽量将营分之邪热透出气分而解。②说明营分证的主要病机虽为热灼营阴，心神被扰，但治疗不可一味用苦寒或咸寒之品，以防冰伏或腻滞留邪。而应在清营养阴的基础上，注意宣畅气机，以确保营热外达之路通畅。

透热转气的具体方法，应随造成气机不畅、营热不能外透的原因而有所不同。"从风热陷入者，用犀角、竹叶之属；从湿热陷入者，犀角、花露之品"；"若加烦躁大便不通者"，则加"金汁"；"老年或平素有寒者"，则以"人中黄"代替金汁；若"包络受病"初起，治以"犀角、鲜生地、连翘、郁金、石菖蒲等"；"若平素心虚有痰者"，热陷心包，痰热互结，阻塞心窍，则"非菖蒲、郁金所能开"，必须用"牛黄、至宝丹之类以开其闭"，始能使营热外透。

(6) 凉血透斑法：温疫病的发斑，是由于邪热侵扰血分，逼迫营血，从肌肤外发之象。斑疹外透，是标志着邪气有外达之机，"从外解者，或发斑"，"出表为斑，则邪毒亦从而外解"。叶氏提出"斑疹"宜见而不宜多见之说。斑疹的出现，毕竟是热毒炽盛，严重消耗体内气血津液之所致，对热入血分之发斑的治疗，不能以升提辛散之品助其发斑，谨防进一步损伤其气血津液，也不可用一派凉退或滋腻之品，以免冰伏或腻滞留邪。叶氏提出"急急透斑为要"，目的就是使邪热外达之路通畅无阻。邪热能顺利透出，而绝非发斑之意。透斑的方法是以凉血清热为基础，根据斑透不畅的原因，祛其壅滞，促其气血宣通，使气机畅达，邪热外达之路通畅。"斑出热不解者"，为气血两燔，热邪灼伤胃阴，可清气凉血，达热出表。如吴鞠通之化斑汤，以石膏、知母等急撤气热，开通道路，导营热外达；热郁营血，又有表实，致斑疹欲透不能，邪无出路者，法当清营凉血，方中加入轻灵透泄之品，使营清气泄，表郁透解，则斑疹可随微汗出而外透；若气液不足，斑疹透出不彻者，则应补气液以助气机，透斑外达。对因腑实而致斑透不畅者，"邪留气血，里气壅闭，则伏邪不得外透而为斑者，若下之，内壅一通，则卫气亦从而疏畅，或出表为斑，则毒邪亦从而向外解矣"。陈光淞指出："透斑之法，不外凉血清热，甚者下之，所谓汤灶减薪，去其壅塞，则光焰自透。"透斑之法，关键在于宣通气机。

第五节　王旭高证治案例解读

医家简介　王泰林，字旭高，晚号退思居士，清·江苏无锡人，生活于嘉庆三年至同治元年(公元1798—1862年)。王氏自幼天资聪颖，及长，从其舅父高锦庭学医。高氏是外科名家，又精通内科，王氏从其学，尽得其传。自悬壶后，初以外科名于当地，后专于内科。因其医术精湛，医德高尚，名播遐迩，从学者甚众。王氏著有《退思集类方歌注》、《医方证治汇编歌诀》、《增订医方歌诀》、《医方歌括》、《薛氏湿热论歌诀》、《西溪书屋夜话录》，以上6种经后人编辑合刊，称为《王旭高医书六种》；另有《医学刍言》《王旭高医案》《环溪草堂医案》传世。其代表著作是《西溪书屋夜话录》，最能反映其学术思想。

案例1

施某，三疟止而复作，腹满平而又发。今目黄脉细，面黑溺少，防延黑疸。然疸而腹满者难治，姑与分消。

制附子、大腹皮、陈皮、麦芽、绵茵陈、赤苓、滑石、焦山栀、通草、瓜蒌皮。

解读

按　黄疸亦湿热郁遏之病，与伏暑、疟疾同一来路，为湿热壅遏不泄所致。但有阴黄、阳黄、女劳、谷、酒之分。同是湿热，阳黄则黄色鲜明，脉大口渴，其证多实，治如茵陈五苓、平胃、栀子柏皮等，甚则茵陈大黄之类，开化中宫，分泄湿热，从小便而出，其黄自退。阴黄则脾肾阳气素虚，不能升化其邪，黄色暗晦，脉细皮寒，口不渴，分化湿热，宜佐通阳理脾，如茵陈五苓佐理中、真武之类。谷疸则食伤脾胃，酒疸则酒伤肺脾，皆湿热阻而不化，各有所主。女劳黑疸，最为难治，乃内伏湿邪，更伤女劳而得，肾精大伤，根本已坏，湿热之邪深伏厥、少，正气不能胜任故也。又有虚黄一证，并非黄疸，乃中虚木胜，土色发见于外，其黄色淡白，小便不变，脉弱口淡，能食而无力，俗名懒黄，乃劳倦内伤之症，宜崇土疏木，调补中气，如补中益气之类。诸黄证虽以分泄湿热为主，尤须察其阴阳虚实，有无兼证而调之，始为尽善。

本案中疸而腹满，前人未言其故。余谓肝脾脏气两伤，木土相乘也，故难治。又面色黎黑，腹满足肿，脉沉而细。此脾肾之阳不化，水湿阻止于中，证势甚重。且与通阳燥湿。四苓散加肉桂、川朴、陈皮、大腹皮、焦六曲、细辛、香橼皮、麦芽。

（选自《王旭高临证医案 · 黄疸门》方仁源按）

要点

（1）证候特点：腹满，目黄脉细，面黑溺少。

（2）病因病机：脏腑内伤，湿热郁遏，胆汁外溢。

（3）治则：清热利湿退黄。

案例2

陆某，阳升头痛，心虚善忘，痰火迷心，若昧若狂。安神定志，人参可用，而腻补且缓，以其纳少痰多也。舒郁化痰，川贝最妙，而燥劫须忌，以其舌苔干白也。潜阳息风，须参重镇，而收涩当戒，恐反敛其痰也。

人参、茯神、川贝、石决明、蛤壳、枣仁（川连三分，拌炒，研）。

又脉细数，懒言倦卧，其为精气神三者皆虚。然舌苔白腻，有痰且有饮。再察神情，静则气息而若虚，动则气上而自乱，是虚而有痰兼有火也。火伏则痰不上升则静，静则虚象现；火动而痰升则躁，躁则虚象隐。非不虚也，痰火为之起伏也。治不越十味温胆加减。临症各有心思，悉关根柢。

参须、川贝、茯神、枣仁、石决明、橘红。

又阴遏于外，阳伏于内。阴如迷雾，阳若日光。今阳为阴遏，故沉沉默默而蒙昧，脉亦为之不显。有时阳光见晛，则起坐而神清，脉亦为之稍起。顷之阴霾四合，阳气复翳，则仍昏昏如寐。前案谓有痰饮郁于其中，十味温胆屡投不应。再思病源起于头眩心悸，苔白多痰，常服苍术见效。近因神乱若痴，多从事于痰火，清滋重镇，阴胜于阳，以致变幻。然欲开阴雾，法必通阳，譬之离照当空，而后阴雾始散。议进仲景苓桂术甘汤加味。苓桂术甘汤加远志。

解读

按 此从喻氏《寓意草》得来。昧者见神乱若痴，从事于痰火，不思心主阳神，痰为阴物，以阴邪遏其阳气，灵明为之蒙闭颠倒。《内经》云：重阳则狂，重阴则癫。癫狂二证，未可混治。世医一见神志昏乱，多从事于痰火，由不读《内经》耳。

仁渊曰：肝风痰火，乃类中之渐也。故次于中风之后。原夫肝之所以生风，由肾水不足灌溉，致木燥火生，火生风起；脾弱不能运化饮食精微而生痰浊，痰浊为风阳煽动，上盛下虚。轻则眩晕摇颤，气升呕逆，重则癫狂昏仆，与中风同类。案中治法，大都上息风阳，下滋肾水。痰多者，以化痰为主，虚多者以养阴为主。虚而寒者宜温，虚而热者宜凉。亦有本虚标实，痰火上盛，不得不先泻火开痰，俟标邪退而再图其本。见证虽属肝胆，而病根全在脾肾。盖木之生也，栽培在土，滋灌赖水。苟土厚水润，燥湿得宜，虽有大风，枝叶动而根干不摇；惟土薄水亏，始根露干枯，无风且萎，有风宁不摇动乎！且脾土既虚，肺金失恃，金虚不能制木，火升转欲焚金。将军之性，非可直制，惟咸苦甘凉，佐微酸微辛，经所谓：火淫于内，治以咸寒，佐以甘苦，以酸收之，以苦发之。风淫于内，治以辛凉，佐以甘苦，以甘缓之，以辛散之。夫咸苦酸甘，益阴泻火，以柔济刚。辛味虽阳，以能通散，助金而制木也。

（选自《王旭高临证医案 · 肝风痰火门》方仁源按）

要点

(1) 证候特点：头痛，心虚善忘，痰火迷心，若昧若狂，纳少痰多，舌苔干白。

(2) 病因病机：水不涵木，肝火上炎，脾虚生痰，痰火上蒙心窍。

(3) 治则：先以滋阴潜阳，清热化痰，继之以通阳化痰。

案例 3

谢某，汗多表虚，便泄里虚，腹痛中虚，气升肾虚。经停肝虚，多梦神虚。三焦皆病，五脏无一不虚。姑拟培土为主，以土为万物之母也。

党参、冬术、茯苓、沙苑子、怀山药、白芍、枣仁、陈皮、五味子、白扁豆、丹皮、红枣、浮小麦。

解读

按 五脏皆虚，独治后天脾胃，诚为扼要。然便泄腹痛，宜少佐温脾更妙，以阳虚甚于阴虚也。仁渊曰：此编集痰饮咳嗽，五脏阴阳偏虚之证，非尽属虚劳也。若虚劳证，经谓：有所劳倦，形气衰少，谷气不盛，上焦不行，下脘不通，胃气热，热气熏胸中，故内热。言努力劳倦，伤其中气，致中气衰少，不能布化水谷，肺经治节不行，热气蕴于胸中，不得发越而生内热，乃伤脾胃氤氲之气也。治曰：劳者温之。《金匮》曰：男子平人脉大为劳，极虚亦为劳。遗精、失血、盗汗，劳之病也。治以桂枝龙牡、小建中、黄芪建中等汤，即祖《内经》劳者温之之法。经经相传，后人莫得异议。然余窃有疑焉。盖《内经》之所谓劳，乃劳伤其中气也。故以酸甘温煦之药，温之补之，使卫旺生营，脾胃阴阳之气有所依赖，则虚可补，劳可复。若《金匮》则相火旺而遗精，阴精虚而火升失血，热蒸于营而盗汗，亦用甘酸温煦以养之。一则伤其中气，一则损其精血，病不同而治则同，此何故也？近世治法，于劳倦伤中者，祖仲景、东垣。于遗精失血者，不敢祖桂枝、建中等法，都从事于朱丹溪、葛可久滋阴之法，亦始效而终不效。良以苦寒滋降，能平炎上之火，易伤中焦之气，胃气一伤，百药莫治，故越人有上损及中，下损及中皆不可治之说。然则丹溪、可久既不可恃，《金匮》方究竟可用否？曰：仲景为千古医祖，非贻误后人者。若内伤劳倦，于仲景、东垣法不得异议。若遗精失血，自元明后诸贤无敢用其方者，诚以相火方炎，阴血上溢，投以刚热，恐益其势耳。昔人聪明才智，岂逊于今，必有试而不合者矣。议者多疵丹溪，余则不敢出违心之论。盖滋降之法，可暂用，不可久用。审其胃气元气可任，暂投以平炎上之火，止其逆流之血，亦治之必须。否则温既助火，凉则伤中，日从事于轻描淡写，坐以待毙，亦何取乎！俟血止火降后，以甘平味厚固精纳气之药以补养之。经曰：损者益之，精不足者，补之以味。《难经》曰：损其肾者益其精，损其肺者养其气。病伤精气者，仍从精气求之，庶于病情有益耳。

（选自《王旭高临证医案 · 虚劳门》方仁源按）

要点

(1) 证候特点：汗多，便泄，腹痛，经停多梦。

(2) 病因病机：三焦俱病，五脏精、气、神皆虚，故症现多端。

(3) 治则：培土以资生万物法。

案例 4

张某，脘痛两载，近发更勤。得温稍松，过劳则甚；块居中脘，患处皮冷，法以温通。

二陈汤去草，加炮姜、吴茱萸、木香、川朴、归身、神曲、泽泻、生熟谷芽。

又腹痛有块，肝脾不和，食少面黄。治以疏和。

丹参、白芍、怀山药、茯苓、茯神、冬术、神曲、香附、砂仁。

解读

按　脘痛属胃，腹痛属脾。吞酸呕苦，俗名肝气，乃积饮病也。或得之喜餐生冷，或忧思郁结。夫肝胆属木而喜升达，寄根于土。今脾胃为生冷忧思伤其阳和之气，布化转运失职，肝胆无温润升达之机，郁久而肆其横逆，侮其所胜，脾胃受克，气机与痰饮凝滞于中脘，故作痛耳。其吞酸呕苦者，脾寒不化，胃中之水饮停积，如食物置器中不动，其味变焉。稼穑味甘，今胃不能化，木乘其所胜，而齐木之味，化而为酸，齐胆火之味，化而为苦。木气冲逆，泛呕不已，久久积饮成囊，亦生癖块。由餐凉而起者，尚可治；由七情而起者，每成噎膈。盖忧思既久，中阳受伤，呕多胃汁槁枯，始则阳气伤，继则阴津竭，营卫少生化之源，胃管干瘪，肠液不充矣。徒恃医药无益，须怡神静养。治法喻氏进退黄连汤，最有深意，辛以化胃，苦以降逆，所谓能变胃而不受胃变也。罗谦甫治中汤亦合，用金以制木。若南阳之栝蒌薤白等，或辛或苦，或通或润，皆可用，务在通中焦阳气，使脾胃之阴凝开，肝木之郁结达，其痛自已。若腹痛须分部位，当脐太阴，脐旁少阴，少腹厥阴。尤宜辨寒热虚实，大抵寒多热少，虚多实少，热者多实，虚者多寒。《内经 · 举痛论》：寒者八九，热者一二，须从脉证细辨焉。湿郁之年，亦多是证，亦脾胃为寒湿所郁，阳气不得宣化耳。

（选自《王旭高临证医案 · 脘腹痛门》方仁源按）

要点

(1) 证候特点：脘痛两载，得温稍松，过劳则甚；块居中脘，患处皮冷。

(2) 病因病机：肝脾二阳俱虚，木土相争。

(3) 治则：温阳散寒，疏肝理脾和胃。

案例 5

范某，伏邪湿热，内蕴太阴阳明。身热腹满，面浮足肿，两膝酸痛，小便短少。拟通经络以解表，燥湿热以清里。

羌独活、防风、川朴、陈皮、大腹皮、苡仁、柴胡、前胡、泽泻、赤苓。

解读

按 湿热作胀，病在太阴阳明脾胃，从败毒散加减，以分疏其内伏之邪。既有身热，宜佐苦寒一二味泄之，所谓苦辛通降，甘淡分利之法也。仁渊曰：《内经》言胀者，皆在脏腑之外，排脏腑而郭胸胁，此气胀也。其本在肾，其末在肺，此水胀也。五脏六腑皆有胀，统气与水而言之也。石瘕、肠覃，女子血凝气滞而病胀也。后贤分虚实寒热，在气在血，法已大备，似无庸再议。然余观劳损者病在精，肿胀者病在气，无论气臌、水臌、血臌，最重在肺脏。盖肺主一身治节，管领五脏六腑之气。肺气一伤，周身治节不行，于是脾失健运，肝木横逆而为气臌；肾失枢转，膀胱水道不利而为水臌；肝失疏泄，气滞血凝而为血臌。谓非皆由肺气伤残，不能化水，化血，自化之病乎？虽然，所因甚多，所病各异。从外感而得者多暴、多实、多热，从内伤而得者多缓、多虚、多寒。水肿多实证，其来也暴；气肿多虚证，其来也缓；湿热肿在虚实之间，其来也不暴不缓，必先见别证而后胀满。若水肿之咳逆喘呼，非大实，即大虚，不可不辨。实则肺气壅塞不降，虚则肾气奔逆不纳。虚证固宜温补，实证必须泻降。如水肿实证，即舟车、禹功亦不为峻，但不可过剂。经云：大毒治病，十去其六。或从虚实间进之法，投峻药一服，续投调理药三二日，再进一服最稳。余验过数人。至单腹胀，乃脾肺肾真气败坏，全属虚证。血臌、肠覃、石瘕，虽病在血分，不可专求之血，宜导气以通血。气为血帅，古人明训，不可不知也。

（选自《王旭高临证医案·臌胀水肿门》方仁源按）

要点

(1) 证候特点：身热腹满，面浮足肿，两膝酸痛，小便短少。

(2) 病因病机：伏邪湿热内蕴，表里同病。

(3) 治则：通经络以解表，燥湿热以清里。

案例 6

范某，素有肝胃气痛，兼挟寒积。脘腹胀满，痛及于腰，咳不可忍，舌苔白腻，渴不欲饮，大便似利不利，脉沉弦而紧。恐属脏结，颇为险候。非温不能通其阳，非下不能破其结，仿许学士温脾法。

制附子、干姜、肉桂、川朴（姜汁炒）、生大黄、枳实。

解读

按 咳不可忍，上焦之气亦闭矣。所谓五实证非耶？又脘腹胀满，上至心下，下连少腹，中横一纹，如亚腰葫芦之状。中宫痞塞，阴阳结绝，上下不通，势濒于危。勉进附子泻心一法，温阳以泄浊阴，冀其大便得通。否则恐致喘汗厥脱，难以挽回。制附子、川连（姜汁炒）、川朴（姜汁炒）、生大黄（酒浸），长流水煎。再服备急丸七粒，砂仁汤送下。又两投温下，大便仍然不通。胸腹高突，汤水下咽辄吐，肢渐冷，脉渐细，鼻煽额汗，厥脱可忧。按结胸、脏结之分，在乎有寒热、无寒热为别。下之不通，胀满愈甚，乃太阴脾脏受戕，清阳失于转运。崔行功有枳实理中一法，取其转运中阳，通便在是，挽回厥脱亦在是，惟高明裁酌之。此证死。

仁渊曰：五积六聚，积属脏而不移，聚属腑而无定。又曰癥瘕，癥者，真也，其块不散；瘕者，假也，聚散不常。夫五积虽分属五脏，不过分其部位病形，使学者有所遵循耳。究在脏腑之外，乃寒痰汁沫瘀血凝结于膜壑曲折之处，因脏气不能运化，积年累月，受病非一途。先宜观其虚实，即形气实者，亦不可专于攻伐，况夫虚多实少！且痞气、肥气、多于奔豚、伏梁。即今之癖块居脘胁之下，因久疟而生者十七八，又名疟母。由服药不当，或早用堵截，或饮食不节，致湿热痰浊漫无出路，郁于膜原之分，中气不化，日久成积。初宜开化其邪，兼调营卫。中虚者，先调其中，湿热化而块自消，中气和而块亦消，养正逐邪，各有分寸。六聚较积轻浅，病在气分，营卫不和，气聚有形，必挟肝邪，疏肝和脾以调气机，自效。积聚之证，大抵寒多热少，虚多实少，桂枝、肉桂、吴茱萸为积聚之要药，能温脾疏肝，使气机通畅故也。盖气温则行，血寒则凝，运行其气，流通其血，为治积第一法。有热再佐连、柏之类，参以活变。若虫积乃由湿热食滞而生，或寒邪郁其湿热，肠胃之气不化，而九虫生焉。《千金方》分属五脏，不过分病形以定治法耳，未免凿空。盖无论何虫，不过伏在肠胃曲折之处。如果伏于五脏，必然五脏被咬，其人尚能生乎！虫积既从湿热食滞而生，固多实证，治无补法。即久虚亦必先去其虫而后调补之，不可泥养正积除之说也。

（选自《王旭高临证医案·积聚门（附虫积）》方仁源按）

要点

（1）证候特点：素有肝胃气痛，兼挟寒积。脘腹胀满，痛及于腰，咳不可忍，舌苔白腻，渴不欲饮，大便似利不利，脉沉弦而紧。

（2）病因：脾肾阳虚，寒积内阻。

（3）治则：补火暖土，散寒攻积。

案例 7

严某，噎膈、反胃，胃脘之病也。上焦主纳，中焦司运，能纳而不能运，故复吐出。朝食暮吐，责其下焦无阳。拟化上焦之痰，运中焦之气，益下焦之火，俾得三焦各司其权，而水谷熟腐，自无反出之恙。然不易矣。

旋覆花、代赭石、熟附子、茯苓、枳壳、沉香、半夏、新会皮、益智仁、淡苁蓉、地栗、陈鸡冠、海蜇。

解读

按　噎膈证，昔张鸡峰谓神思间病，而有不尽然者。过于谋虑忧思，脾阴伤而肝火起，固有是证。而得之呕血过多，或餐凉食冷者不少，是皆脾胃阳伤也。胃阳伤则不化而失其顺降，脾阳伤则不运而失其升腾，饮食到胃，精微不化气血津液而变酸水痰涎。中土既失温和松燥，肝胆失其条达，郁结不舒，横克脾胃，气结而为痛，逆升而为吐，将稼穑甘味化为木火酸苦之味呕出，胸膈稍快。明日再积再呕，久之中焦之气日伤，津液日竭，胃管之口缩小，纳食哽嗌作痛。胃气既失顺降，二肠自少灌溉，渣滓留滞不行，加以肝胆郁结之火日加煽灼，大便自然燥而不通，甚至经旬始通。通下如羊矢黑粒者，不可治矣。夫噎膈固属难治，而古人治此者亦少精妙之方。云岐子九方，劫霸攻克，固不足道。《局方》过于香燥。近惟喻嘉言黄连汤进退之议，深中窍要。此外如丹溪五汁安中饮、左金丸等，尚可取法。若大便不通，断不可以硝、黄硬下。要知阳明气降，始二肠津液流润，不通自通矣。若夫反胃，即噎膈之根。古人谓食不得入是有火，食入反出是无火。盖肝胆相火，郁于胸中，清旷之地，变为燎原之场，胃口被灼，气不得降，致食不能下。此不独噎膈，噤口痢亦是此意。若噎膈证如此，则五液被焚，不可为矣。至食入反出，虽属无火，乃中宫失温运之职，升降不灵，木火更从而为患，与火不生土，土虚阳衰之无火大异，未可以温燥从事。仲景论胸中有寒，丹田有热，与此相近。喻氏黄连汤，即仿其意为之进退。治此者能想明孰寒孰热、孰虚孰实，得其机巧，则为良工矣。

（选自《王旭高临证医案·噎膈反胃门》方仁源按）

要点

（1）证候特点：噎膈、反胃，朝食暮吐。

（2）病因病机：脾胃二阳俱虚，肝气乘之，气结而为痛，胃气上逆而为吐。

（3）治则：化上焦之痰，运中焦之气，益下焦之火。

案例8

汗出不休，气短而喘，是气血阴阳并弱也。足常冷为阳虚，手心热为阴虚。营不安则汗出，气不纳则喘乏。法当兼顾。

大熟地（附子三分，拌炒） 黄芪 （防风一钱，拌炒） 归身 白芍 五味子 紫石英 茯苓 党参 冬术 浮麦 红枣

解读

按 此劳损虚喘也。金受火刑，经所谓耐冬不耐夏。夏令见之，都属不治。黄为汗多而设，若喘而无汗，即不相宜。

又汗出减半，气尚短喘。今当大剂滋阴，再参重以镇怯。

人参固本丸、龟胶、磁石、紫石英、白芍、五味子、胡桃肉。

又周身之汗已收，头汗之多未敛。气喘较前觉重，交午愈甚。掌心觉热，脉形细数，饮食减少。阴津大亏，肺气伤戕。兹当炎暑，水衰火旺，金受其灼。咳嗽痰黄，渐延损症。拟清金利水，冀其应手为妙。

沙参、麦冬、大生地、龟板、川贝母、五味子、知母、西洋参、川黄柏。

仁渊曰：痰喘之因不一，须分虚实两途。实者因风寒痰火，大都病在肺胃，从外感而来，或寒热无汗，或不热有汗，咳嗽痰浓，便溺短赤，舌苔浓，脉数浮滑不空，乃风温痰热壅于肺胃不得降化也。宜宣通肺络，清降胃气。有汗葶、杏、橘、贝、苓、翘、石膏等剂，无汗麻杏甘石、桑、贝、橘、桔之类。若形寒表热不扬，咳窒不爽，脉浮而紧，乃风寒闭其肺络，元府不宣，肺气不利，不得肃降也。宜麻、杏、苏、桔或防风通圣等开其腠理。虚者乃平素肺肾内虚，肃降摄纳无权，脾胃气弱，不克化饮食精微，即痰饮之类。痰留肺系胃络，一触外邪，肺胃即失顺降，肾气即为奔逆，喉间吼有声，倚几布息，甚至自汗淋漓，无表热外感见证，脉浮滑空豁，或形瘦浮肿，种种虚象，宜温纳镇摄。又有半虚半实之证，如素有痰饮，感寒遇劳即发，咳嗽痰沫，喘逆倚息。仿痰饮例治之，若久病全属虚证。更有无痰而喘，火迫而喘，糖哮盐哮而喘，俱伤其肺气使然。

当求其因。古人谓实喘治肺，虚喘治肾，确有见地，然不可执一。实喘治肺，须兼治胃；

虚喘治肾，宜兼治肺。如肾气丸、黑锡丹治肾，人参蛤蚧汤治肺，人参胡桃汤肺肾兼治也。大抵痰多，脉空弦者，以肾为主。痰少，脉虚不甚大者，以肺为主。痰稀多沫者，宜温纳，痰少色黄浓者，宜平降。一则肾阳虚，一则肾阴虚。

（选自《王旭高临证医案·痰喘门》方仁源按）

要点

（1）证候特点：汗出不休，气短而喘。足冷，手心热。

(2) 病因病机：气血阴阳俱虚，虚阳上冒而喘。

(3) 治则：清肺利水，重镇潜阳。

案例 9

方某，脾阴虚而善饥；肾阴虚而溲数。肝气不舒，则腹中耕痛；胃气不降，则脘中痞窒。此二有余二不足也。然有余不可泻，不足则宜补；肾充则肝自平，脾升则胃自降耳。

党参、怀山药、五味子、茯神、麦冬、冬术、大熟地、枸杞子、陈皮、红枣。

解读

按 三消为火证，人尽知之。而古人治火之方，如人参白虎、竹叶石膏、门冬饮子，玉女煎、大补阴等法，多有不应者，其火固非实火，亦非寻常虚火可比。愚意谓肺肾真阴耗损，肝肾龙相之火浮越无制，以故寻常泻火清火之药，不能治其燔灼。多饮而不能润其烦渴，多食而不能充其肌肤者，固为邪火不杀谷，实由肺金治节无权，脾土虽转输运化，肺不能洒陈散精，以充灌六腑五脏，营卫失滋生之本，致愈食愈瘦，并不能通调水道，膀胱气化失其常度，小便如膏如油，致愈饮愈渴。夫肺为相傅，主一身治节。饮食转运，虽赖脾胃，而宣洒通调，则在相傅。今饮不支渴者，乃气不化津以蒸溉上焦也；饥不充肠者，乃气不化液以周灌脏腑百骸也。金病而水绝其源，火益炽而消益甚。夫肾为水脏，为阴阳之窟宅而藏五液。五液既损于前，母气复伤于后，一伤再伤，而病独重焉。是以仲圣肾气丸最有深意焉。《金匮》云：饮水一斗，小便亦一斗，肾气丸主之。不治其肺燥而治其肾燥，不独治其肾之阴，并治其肾之阳。盖肾之阴不化，由肾之阳不腾。熟地、丹皮滋肾之阴，而佐以附、桂蒸肾之阳，使肾阴充而肾阳升，中焦上焦均得其蒸化之力，所谓云腾致雨，品物流行，治肾即所以治肺也。若夫上中下之分，在肺脾所伤之浅深多少。肺伤重则多上消，脾伤重则多中消，而下消则无乎不在，盖三消以肾为主也。

（选自《王旭高临证医案·三消门》方仁源按）

要点

(1) 证候特点：善饥，溲数，腹中痛，脘中痞窒。

(2) 病因病机：脾肾阴虚，肝胃不和。

(3) 治则：滋肾而肝自舒，补脾则胃自降。

案例 10

金某，红痢三年，腹左结块板硬不移，按之则痛，漉漉作声，即便下痢。此瘀凝寒积，久留于肠腑。当以温药下之。

苍术炭、川熟附、枳实炭、地榆炭、茯苓、当归、通草、桃仁（炒黑研）、大黄（酒炒）。

解读

按 仁渊曰：洁古芍药汤亦治痢要方，湿热积郁结肠胃甚者，宜通下以开壅塞，使邪不久留，正气不致大伤，何数十证无一及之者，或未遇此等耳。夫痢疾古名肠，夏秋湿热居多。邪壅肠胃重而经络轻者成痢，肠胃轻而经络重者为疟疾、伏暑。亦有经腑同病，寒热痛痢并作者，初宜苦辛芳淡通而化之。挟表则活人败毒散。积重痛甚者，因而竭之，洁古芍药汤。病有寒热虚实，药有补泻温凉，非一法所能概也。若噤口不纳者难治。乃湿热伤胃，邪势捍格，绝不思谷，治法虽多，须中气尚有根柢，犹或可治。烟痢亦难治，因久吸洋烟，肾精脾气先已告困，迨痢疾一发，势即不支，故诸药不效耳。初起视其正尚可支，急为逐邪，切勿彷徨。辗转三五日后，脏真伤而津气竭，欲攻不能，欲补不可，即棘手矣。若邪正并急，尤宜舍邪顾正，或温补脾胃，或清补气液，佐彻邪一二味，能受即是生机。否恐邪未化而正已脱，但不可早用兜涩，无益而害之。盖兜涩莫过洋烟，洋烟不灵，岂禹粮、石脂、诃、粟、榴皮能为力乎？苟元气津液可恃，邪不自容，痢中自有去邪，邪化痢止，必然之理。虚不受补者死，且胃气亦不可恃。平人能纳谷者，虽重可治。烟痢脾肾脏真受伤，虽能纳谷，不过稍延时日，待胃败则死耳。盖脾为仓廪，后天之本；肾为先天，二阴锁钥故也。根柢一坏，神丹莫挽矣。论脉弦急大者死，缓弱者生。须看其所下何如。若虚坐努责，或紫水败酱，虽腹痛后重，虚象大着矣。切勿再进苦寒伤胃，宜温运脾肾，疏达肝木。木达气升，其痛自止；痢随痛减，胃气亦醒。达木用肉桂最妙，盖甘缓辛通发散为阳，最能畅达郁结也。

（选自《王旭高临证医案·痢疾门》方仁源按）

要点

（1）证候特点：红痢三年，腹左结块板硬不移，按之则痛，漉漉作声，即便下痢。

（2）病因病机：瘀血寒积大肠，下痢脓血。

（3）治则：温下寒积，逐瘀止痢。

案例 11

吴某，体肥多湿，性燥多火。十年前小产血崩，遂阴亏火亢，肝风暗动，筋络失养，其根已非一日。去秋伏暑而成三疟，疟久营卫偏虚，遂致内风夹痰扰络，右半身麻痹而似偏痱，调理渐愈。今但右足麻辣热痛，痛自足大趾而起，显系血虚肝经失养。据云，腿膝常冷，足骱常热。并非足骱有火而腿膝有寒也。想因痛处则热；上腿之处气血不足，故寒也。至于左胫外皮肉之内，结核如棉子，发作则痛甚，此属筋箭，是风痰瘀血交凝入络而成，与右足之热痛麻辣不同。今且先治其右足，姑拟一方请正。

大生地、萆薢、茯苓、阿胶、天麻、五加皮、归身、牛膝、冬术、独活、丝瓜络、木瓜。

解读

按 筋箭之名甚新。仁渊曰：中风一证，昔河间言火，东垣言气，丹溪言痰，各持其说。以余观之，要不外阴精阳气不能转输布化，或痰或火或气得以乘间窃发，阻其窍隧经络，致无故昏仆，或口噤语蹇，手足偏废，虽有脏腑经络之分，总是本虚标实。惟本虚故容易受邪，而风也，火也，痰也，虽名外邪，其实风即逆气所化，痰即饮食所生，火亦阳气偏盛，乃化良民为盗贼耳。《内经》曰：人年四十而阴气自半。阴气者，乃五脏之精气也。精气暗亏，三邪易发，故病者每在四十以后，少壮者鲜焉。王清任《医林改错》谓全属虚证，治以大剂黄芪，虽属偏见，不为无因。而细想病情，若非真脏大虚，安有如是猝暴！与外感伤风、中风，岂可同年而语！彼则贼自外来，此则衅由内起。古人以小续命加减治一切中风，余每疑焉。盖以辛温发散之方，而治内伤精气之病。朱丹溪曰：西北方气寒土燥，或有真中风；东南则因湿生痰，痰生火，火生风耳。若然，则西北之病仍是外感风邪而名为中风，与猝然昏仆偏废，大相悬绝，岂可混同论治！余生长东南，未见西北之病，读书至中风一篇，每不满意于古人焉。

（选自《王旭高临证医案·中风门》方仁源按）

要点

（1）证候特点：体肥多湿，十年前小产血崩，右半身麻痹。今但右足麻辣热痛，痛自足大趾而起。

（2）病因病机：素体虚弱，情志内伤；因病体虚，气血不足，阴亏火亢，肝风暗动，筋络失养，脾虚湿盛。

（3）治则：健脾除湿通络。

第四章　近现代中医名家医案解读

导读

近现代涌现出大量知名中医专家与学者，他们在理论创新，医学实践的同时，非常注重医案的积累与整理。在辨证论治，处方用药方面特色鲜明，特别是在一些专病的治疗中总结积累了许多宝贵经验。本节选录了颇具影响的丁甘仁、章次公、秦伯未和施今墨四家典型医案解读，通过医家临证实践案例，学习临床辨证技能与组方用药规律，特别是学习把握医家对一些专病的证治经验。

第一节　丁甘仁医案解读

医家简介　丁泽周，字甘仁，1865 年生于江苏省武进县通江乡孟河镇。与费伯雄、马培之、巢崇山并称晚清孟河四大家。幼年聪颖，下笔成章。先从业于圩塘之马仲清及其兄丁松溪，后又从业于一代宗匠马培之先生。丁甘仁刻苦学习，勤学深研不问寒暑，积累甚丰，对马氏内外两科之长(包括喉科)能兼收并蓄，尽得其真传。学成之后，初行医于孟河及苏州，后至沪上，道乃大行，名震大江南北，当时在沪的外侨来丁甘仁处求诊者颇不乏人。

他立志兴学，同沪上同道夏应堂、谢利恒等集资办学，1917 年创办上海中医专门学校，门下弟子数百众，其中程门雪、黄文东、王一仁、张伯叟、秦伯未、许半龙、章次公、王慎轩等中医名家，均为早期毕业于该学校的高才生。常与汪莲石、余听鸿、唐容川、张聿青同道交往。两年后又创办女子中医专门学校，闻风来求学者遍及全国，造就了大批高水平的中医人才。其后又在沪南、沪北设立两所广益中医院，南北两院，以备学生见习与实习之用。由于办学务实，门墙桃李，遍及全国。1920 年，丁甘仁又发起成立“国医学会”。为了加强中医学术研究，又发行《国医杂志》，成立“江苏省中医联合会”，从而使医林同道得以互通声气，加强了全国中医界的联系。他的医案以理归醇正、方求和缓、用药轻灵、精当简约为特色，颇具学习借鉴之用。

案例 1　头痛案

葛左，头为诸阳之会，惟风可到，风邪客于阳位，袭入太阳之经，头脉胀痛，痛引后脑，连及项背，恶风鼻流清涕，胸闷纳少，脉浮苔白。治以辛温解散。

荆芥穗一钱，青防风一钱，川桂枝五分，生甘草五分，江枳壳一钱，苦桔梗一钱，炒赤芍一钱五分，炒薄荷(后下)八分，广陈皮一钱，荷叶一角。

解读

按　头为诸阳之会，足太阳膀胱经循项背，上行巅顶。本例太阳头痛，丁氏用辛散之剂发散风寒。方中荆芥、防风为驱散风寒之要药；桂枝通阳以祛风，使阳气畅达，腠理温煦，则风寒之邪，自能从外而解；薄荷、荷叶上清头目；枳壳、桔梗宽胸宣气；赤芍止痛；陈皮、甘草和中健脾。

(选自《丁甘仁临证医集》沈仲理按)

要点

(1) 证候特点:头脉胀痛,痛引后脑,恶风鼻流清涕,胸闷纳少,脉浮苔白。

(2) 病因病机:风邪客于阳位,邪犯足太阳膀胱经。

(3) 治则:辛温解散。

案例2　心悸案

陈先生,心悸气逆时发,咳嗽不爽,昨日上为呕吐,下为泄泻。吐伤胃,泻伤脾,中土既伤,肝木乘胜,纳谷减少,腹疼隐隐,脉象虚弦,舌光无苔,本虚标实,显然可见。人以胃气为本,今宜和胃健脾,纳气安神。

大白芍二钱,煅牡砺四钱,青龙齿(先煎)三钱,朱茯神三钱,炙远志一钱,炒枣仁三钱,广橘白一钱,炒扁豆衣三钱,炒谷芽三钱,炒苡仁三钱,干荷叶一角。

二诊　心悸气逆,难于平卧,咳嗽痰多,足跗浮肿,脉象虚弦而滑,舌光无苔。肾虚冲气逆肺,脾弱积湿下注。今拟培土生金,肃肺化痰,佐入纳气归肾之品。

南沙参三钱,连皮苓三钱,生白术二钱,炙远志一钱,生牡蛎(先煎)三钱,青龙齿(先煎)三钱,川象贝(各)二钱,瓜蒌皮三钱,甜光杏三钱,炙款冬钱半,冬瓜子皮(各)三钱,生熟苡仁(各)三钱。

三诊　足跗浮肿略减,咳嗽气逆,不能安卧,不时心悸,舌质光红,脉象虚弦,肾虚冲气逆肺,脾弱痰湿留恋,再宜培土生金,顺气纳气。

南沙参三钱,连皮苓四钱,生白术二钱,炙远志一钱,川石斛三钱,甘杞子三钱,川象贝(各)二钱,左牡蛎(先煎)四钱,青龙齿(先煎)三钱,瓜蒌皮三钱,甜光杏三钱,灵磁石(先煎)四钱,冬瓜子皮(各)三钱,真猴枣粉一分,珍珠粉一分,吞服。

解读

按　心悸的治疗,当区分标本主次。虚者宜补虚,实者宜祛邪,虚实夹杂者,又当标本兼顾。本例心悸时发,又上吐下泻,腹痛隐隐,脾胃已受损,故先健脾和胃为主。二诊见心悸气逆、咳嗽痰多、足跗浮肿等症,乃脾肾两虚,脾虚则运化无权,水湿停留、发为浮肿。肾虚则气上逆于肺,咳嗽痰多。治当健脾化湿,止咳化痰,佐以纳气归肾之品。三诊再行肺脾肾同治之法。

(选自《丁甘仁临证医集》沈仲理按)

要点

(1) 证候特点:初诊心悸气逆时发,咳嗽不爽,上吐下泻。纳谷减少,腹疼隐隐,脉象虚弦,舌光无苔。二诊见心悸气逆、咳嗽痰多、足跗浮肿等症,脉象虚弦而滑,舌光无苔。三诊足跗浮肿略减,咳嗽气逆,不能安卧,不时心悸,舌质光红,脉象虚弦。

(2) 病因病机:初诊心悸时发,又上吐下泻,脾胃受损,本虚标实。二诊脾肾两虚,三诊肺脾肾俱虚。

(3) 治则:初诊和胃健脾,纳气安神;二诊培土生金,肃肺化痰,佐入纳气归肾之品;三诊培土生金,顺气纳气。

案例3　胸痹案

朱右。诊脉左弦右涩,胸痹心痛,痛引背俞,食入梗胀,甚则泛吐,舌苔白腻。此寒客中焦,厥气上逆,犯胃贯膈,浊阴闭塞所至。拟瓜蒌薤白半夏汤加味。

瓜蒌皮三钱,薤白头(酒炒)钱半,仙半夏三钱,云茯苓三钱,枳实炭一钱,陈皮一钱,蔻壳八分，砂仁研(后下)八分，制川朴一钱，范志曲二钱，生姜二片，陈香橼皮八分。

解读

按　胸痹，是指胸部闷痛，甚则胸痛彻背为主症的一种疾病。本例心痛引背，脉象弦涩，胸痹无疑。舌苔白腻，食入梗胀，甚则泛吐，是属阴寒湿浊闭塞，肝气横逆脾胃，故投瓜蒌薤白半夏汤加味，以通阳行气，燥湿泄浊，豁痰开结。

（选自《丁甘仁临证医集》沈仲理按）

要点

(1) 证候特点：诊脉左弦右涩，胸痹心痛，痛引背俞，食入梗胀，甚则泛吐，舌苔白腻。

(2) 病因病机：阴寒湿浊闭塞，肝气横逆脾胃。

(3) 治则：通阳行气，燥湿泄浊，豁痰开结。

案例4　不寐案

李左，不寐已久，时轻时剧，苔薄腻，脉弦小。心体亏，心阳亢，不能下交于肾，湿痰中阻，胃因不和，胃不和则卧不安也。拟和胃化痰，交通心肾。

生白芍二钱，朱茯神三钱，上川连一分，炒枣仁三钱，法半夏二钱，远志肉一钱，上肉桂一分，柏子霜二钱，北秫米(包)三钱，炙甘草八分。

解读

按　不寐一证，有虚有实。本例病程已久，脉弦小，心血不足，复有湿痰中阻，总属胃不和而不寐之证。故用半夏秫米汤和胃安眠，交泰丸交济水火而安神。白芍，茯神，柏子仁用以养心血，安心神。

（选自《丁甘仁临证医集》沈仲理按）

要点

(1) 证候特点：不寐已久，苔薄腻，脉弦小。

(2) 病因病机：心肾不交，湿痰中阻，胃因不和。

(3) 治则：和胃化痰，交通心肾。

案例5　不寐案

程右，郁怒伤肝，肝胆之火内炽，痰湿中阻，胃失和降，懊侬少寐，胸痹不舒。拟温胆汤加减。

法半夏二钱，朱茯苓三钱，珍珠母(先煎)三钱，黑山栀钱半，北秫米(包)三钱，远志肉一钱，青龙齿三钱，川贝母二钱，炒枣仁三钱，生白芍二钱，鲜竹茹(枳实一钱同捣)，广郁金一钱五分，合欢花一钱五分，夜交藤三钱。

解读

按　郁怒伤肝，肝失条达，气郁化火，痰火上扰心神而生不寐。方用温胆汤加枣仁、白芍清热化痰，养血柔肝；山栀、郁金、珍珠母疏解肝郁清肝火；远志、龙骨交通心肾；秫米、川贝和胃化痰湿；合欢花、夜交藤宁神助寐。证药合拍而病愈。

（选自《丁甘仁临证医集》沈仲理按）

要点

(1) 证候特点：懊侬少寐，胸痹不舒。

(2) 病因病机：郁怒伤肝，气郁化火，痰火上扰心神。

(3) 治则：清胆降胃，养心安神。

案例6　先后不定期案

气升呕吐，止发不常，口干内热，经事愆期，行而不多，夜不安寐，舌质红，苔薄黄，脉象左弦右涩，弦为肝旺，涩为血少。良由中怀抑塞，木郁不达，郁极化火，火性炎上，上冲则为呕吐，经所谓诸逆冲上，皆属于火是也。肝胆同宫，肝郁则清净之府岂能无动？挟胆火以上升，则气升呕逆，尤为必有之象。口干内热，可以类推矣。治肝之病，知肝传脾。肝气横逆，不得舒泄。顺乘中土，脾胃受制。胃者二阳也。经云：二阳之病发心脾，有不得隐曲，女子不月。以心生血，脾统血，肝藏血，而细推营血之化源，实由二阳所出。经云：饮食入胃，游溢精气，上输于脾。又云：中焦受气取汁，变化而赤，是谓血。又云：营出中焦。木克土虚，中焦失其变化之功能，所生之血日少，上既不能奉生于心脾，下又无以泽灌乎冲任，经来愆期而少，已有不月之渐，一传再传，便有风消息贲之变，蚁穴溃堤，积羽折轴，岂能无虑。先哲云：肝为刚脏，非柔养不克，胃为阳土，非清通不和。拟进养血柔肝，和胃通经之法，不治心脾，而治肝胃，穷源返本之谋也。第是症属七情，人非太上，尤当怡养和悦，庶使药达病所，即奏肤功。不致缠绵为要耳。

生白芍，朱茯神，仙半夏，川石斛，炒枣仁，代赭石，旋覆花，银柴胡，青龙齿，广橘白，茺蔚子，紫丹参，鲜竹茹，生熟谷芽，左金丸。

解读

按　冲脉为月经之源，冲脉之血又总由阳明水谷所化，阳明胃气又为冲脉之本。今肝气怫郁，火逆而动，胃失和降，胃为水谷气血之海，胃伤而心脾受病，化源匮乏，精血不足，而见经事愆期行少，是气之为病。本案不治心脾而治肝胃是治本求源之法，亦是遵“调经先以顺气为主”之旨，肝逆得平，胃气则和，吐逆遂止。二诊再行扶土制木，务使肝脾调和，经自有信也。

（选自《丁甘仁临证医集》沈仲理按）

要点

（1）证候特点：呕吐，口干内热，经事愆期，行而不多，夜不安寐，舌质红，苔薄黄，脉象左弦右涩。

（2）病因病机：肝气怫郁，火逆而动，胃失和降。

（3）治则：养血柔肝，和胃通经。

案例7　肛痈案

郭左，肛痈坠胀疼痛，小溲不利，寒热渐退，胸闷不思饮食，苔薄腻，脉濡滑。湿热蕴结下焦，气机窒塞不通，还虑增剧，今宜疏散消解，滋肾通关。

清水豆卷八钱，荆芥穗钱半，苦桔梗三钱，赤茯苓三钱，福泽泻钱半，江枳壳一钱，京赤芍二钱，泽兰叶钱半，大贝母三钱，通草八分，炒谷麦芽（各）三钱，杜赤豆一两，滋肾通关，丸（包煎）三钱。

二诊小溲渐利，肛门坠胀亦减，临晚寒热，胸闷不思饮食，苔薄腻，脉濡滑。湿热逗留下焦，膀胱宣化失司，肺为水之上源，源不清则流不洁，再宜开肺达邪，滋肾通关。

光杏仁三钱，苦桔梗三钱，荆芥穗一钱，清水豆卷八钱，赤茯苓三钱，粉萆薢二钱，福泽泻钱半，江枳壳一钱，冬葵子三钱，通草八分，泽兰叶钱半，炒谷麦芽（各）三钱，荸荠梗钱半，滋肾通关丸（包煎）三钱。

解读

按　本例肛门周围脓肿，表现为表里同病，既见寒热渐退之表证解而未尽之症，又现胸闷纳呆，小溲不利之湿热蕴结于内之象。肺与大肠相表里，宣肺疏表之荆芥、豆卷、桔梗，既有利于表证，又有益于肛痈之消散；桔梗配大贝母具有解毒散结之功，配枳壳还有升降开泄之效；赤苓、泽泻、泽兰、赤芍、通草、赤小豆清利湿热活血；因湿热易引动肾火，影响气化，故加用滋肾通关丸泻肾火，助气化，以防他变。二诊下焦湿热未清，上焦失于宣发，宜开上通下，加用开肺达邪之杏仁，增以利尿通淋之萆薢、荸荠梗、冬葵子，以期开源洁流，气化得复，诸证可安。

（选自《丁甘仁临证医集》沈仲理按）

要点

(1) 证候特点：一诊左肛痈坠胀疼痛，小溲不利，寒热渐退，胸闷不思饮食，苔薄腻，脉濡滑；二诊小溲渐利，肛门坠胀亦减，临晚寒热，胸闷不思饮食，苔薄腻，脉濡滑。

(2) 病因病机：一诊湿热蕴结下焦，气机阻滞；二诊湿热逗留下焦，膀胱宣化失司。

(3) 治则：一诊疏散消解，滋肾通关；二诊开肺达邪，滋肾通关。

案例8　恶露不尽案

刘右，小产后恶露淋漓不止，腹胀纳谷减少。宿瘀未去，新血不得归经。宜加参生化汤加减。

吉林参须八分，炒荆芥一钱，全当归二钱，大川芎（炒）八分，朱茯神三钱，紫丹参二钱，炮姜炭五分，炒谷、麦芽（各）三钱，佩兰梗钱半，春砂壳（后下）八分，广橘白一钱，藕节炭二枚。

二诊　小产后恶露淋漓不止，纳少形寒，脉象虚弦。投剂合度，宜加参生化汤合胶姜汤出入。

前方加阿胶珠一钱五分，杜仲三钱，青龙齿三钱，去佩兰、春砂壳、全当归。

解读

按　产后恶露持续二十天以上仍淋漓不断者为恶露不绝。主要由冲任失固，气血运行失常所致。其病因有气虚、血热、血瘀等。此外，尚与肝之疏泄、肾之闭藏有关。如《沈氏女科辑要笺正》云："新产恶露过多，而鲜红无瘀者，是肝之疏泄无度、肾之闭藏无权，冲任不能约束，关闸尽废，暴脱之变。"刘案二诊除气血亏损外，与肾之闭藏无权、肝脾失调有关，肾主封藏，冲任之本在肾；肝藏血，司血海；脾主统血。冲任亏损，恶露淋漓不止，腿足酸痛，肝血不足则头眩眼花，投以补益脾肾、调摄冲任之品，获效甚速。本病临床辨证，尤须注重恶露的量、色、质、臭气等来辨别寒、热、虚、实。治疗以调理冲任为本，根据虚、热、瘀之不同，遵循虚者补之、热者寒之、瘀者攻之的原则，分别施治。现代医学认为产后子宫复旧不良，或部分胎盘、胎膜残留，或盆腔感染等引起产褥晚期出血，致恶露不止。临证必要时配合西医诊治，以免变生他病。

（选自《丁甘仁临证医集》沈仲理按）

要点

(1) 证候特点：一诊小产后恶露淋漓不止，腹胀纳少；二诊恶露淋漓不止，纳少形寒，脉象虚弦。

(2) 病因病机：一诊产后气血两亏，宿瘀未去，新血不得归经故见恶露不止，腹胀纳少。二诊气血渐充，而阳虚失摄，故仍漏下不止。

(3) 治则：一诊治以补气养血，逐瘀生新；二诊效不更法，继加温涩。

附：孟河医派的形成和发展

孟河医派是近300年来逐渐形成的江苏医家一大流派，特别是在19世纪中，成为中医学继温病派后的一支新军。其业绩彪炳，文化底蕴深厚，流派色彩明显，学术成就突出，是历史影响深远的地域性流派，也是学术流派研究的重要组成部分。

1."孟河医派"名称的由来

当今西方著名的中医药学者蒋熙德（德国籍）研究证明："德贤之子费国作（1730—1800），德才兼备，是第一个地方志有载的名医，称其'精医'。从费氏第五代医家入载地方志这一事实表明，乾隆年间才开始有孟河医家的报道，至嘉庆年间（1796—1821）孟河才逐步形成地方性医学学派。"

丁甘仁在《诊余集》序中说："吾吴医学之盛，甲于天下，而吾孟河名医之众，又冠于吴中。此不必远引古事，即证之吾友听鸿余君《诊余集》中而见矣。"

中国医史学家陆锦燧在《香岩经·序》曾说："江浙间医家多以治瘟病名，独武进孟河名医辈出，并不专治瘟症，由是有孟河医派、叶派之分。"

丁甘仁次子丁仲英1927年（民国十六年）在丁甘仁《喉痧症治概要》跋中说："吾乡多医家，利济之功，亘大江南北，世称孟河医派。犹古文有桐城、阳湖；绘事之传南宗、北宗。"这是首次提出"孟河医派"的名称。新中国中医事业奠基人吕炳奎（原卫生部中医司司长）谓："自十九世纪到民国初年，费、马、巢、丁四家崛起于这个孟河小镇，名震遐迩，因此当时流传吴中医学甲天下，孟河医生冠吴中的说法。"

2. 出类拔萃的名医梯队是孟河医派形成和发展的基础

孟河之名，源于唐朝常州刺史孟简拓浚河道而来。它原是武进的一条运河，镇因河得名，孟河镇北临长江，是常州市的西北"边陲"，地理区位条件独特，孟河地处在两座山之间，"东山对西山，两山夹一城"。

上海同济大学中医研究所屠执中认为，孟河医派的形成可追溯至东汉三国时期，可谓葛洪医药余绪。孟河地区历代名医辈出，宋代出了许叔微，著《本事方》，开医案类著作之先河。明·王肯堂著《六科准绳》以求"宗学术之规矩"、求"醇疵互辨"。至清代，孟河地区积聚了一批学养很深的医界人物，为孟河医派的崛起奠定了坚实基础。

孟河医派鼎盛期，当时200余户人家的孟河小镇，有十几家中药铺，自南向北分别是儒德堂、泰山堂（扬中人开），聚德堂、同德堂、天生堂（马家药店），费德堂、仁济堂（费家药店），灵济堂、益生堂（为费宝堂开），足见当时医事之盛。府县志有载："小小孟河镇江船如织，求医者络绎不绝"。"摇橹之声连绵数十里"，孟河医家之名一时声震寰宙，足见当时医事之盛，这种现象在当时的年代，在中国乃至世界上也是绝无仅有的。

长江流域，历来是中华民族文化的摇篮，新科技的策源地，更是中医药兴旺发达、学术流派争奇斗艳的好地方。常州地处长江之滨，太湖之畔，位于长江三角州腹地。孟河北抵长江，南接京杭大运河，连接两大水系，水路发达，交通便捷，居沪宁线之中，与全国闻名的吴中医派同在一省，距离很近，为孟河医派的诞生提供了地理优势。孟河医派以自己特有的文化底蕴，经过碰撞、浸润、涵容、交流，不断得到新的发展和升华。

费氏无疑是孟河医派中最古老的，其家谱可以追溯到汉代，从儒而仕，世为良臣。明末清初，费尚有弃官从医，定居武进孟河，开始了孟河费氏的医学事业。1626年，为逃避太监魏忠贤对东林党的迫害，费尚有（1572—1662）受"不为良相，即为良医"思想的熏陶，离开镇江，定居孟河，弃仕从医，成为儒医，开费氏医学之先河。

孟河医家绝大多数是典型的儒医。其中，"以儒通医"者占有很高的比例，他们或先儒后医、医而好儒，或儒而兼医、亦儒亦医。

费家最具代表性的大家是费伯雄（1800—1879），为费家世医第七代，在咸丰、同治年间以归醇纠偏，平淡中出神奇而盛名，他是孟河医派的奠基人。先儒后医，悬壶不久，即以擅长治疗虚劳驰誉江南，曾为林则徐家人治病，与林则徐是至交。道光年间曾两度应召入宫廷治病，先后治疗皇太后肺痈和道光皇帝失音证，称道其"是活国手"。至咸丰时远近求医者慕名而至，门前时常舟楫相接。除"醇正"外又以"缓和"为特点，人称其以名士为名医，蔚然为医界重望。其孙费承祖，号绳甫，克绍箕裘，有乃祖遗德余风，中年后移居上海，以善治危重急奇病见称。

马家原以疡科名者数世，至马培之(1820—1903，字文植)呼声最高，影响最大。时值慈禧太后病，征各省名医医治，1880 年马氏受荐入宫，治愈其病，遂得赏识。后马氏因故托病回家，慈禧且赐有"福"和"务存精要"两块匾额，医名大振。宫廷里传出"外来医生以马文植最著"的声誉，被称为"以外科见长而以内科成名"。所著有《外科传薪集》，主张外证需内外同治贯通，方能取效。另其门人整理有《马氏医案》，另有《医略存真》1 卷行世。巢家是在两地先后成名，即是巢崇山、巢渭芳二人，巢崇山在上海行医 50 余年，家学渊源，学验宏富，擅长内外两科，刀圭之术犹为独到。巢渭芳系马培之学生，精内科，尤长于时病。一生留居孟河，业务兴旺，名重乡里。

丁家医学造诣最深的是丁甘仁，从马培之学，能兼蓄马氏内外喉三科之长，因首创中医专门学校，有"医誉满海上，桃李遍天下"之称颂。孙中山先生曾以大总统的名义赠以"博施济众"金字匾额，悬于上海旧白克路人和里诊所大厅，以示表扬。费氏、马氏及丁氏曾先后被清代朝廷和民国政府嘉奖加大了孟河医派的显赫声望，也吸引了孟河的其他家族从医，孟河医家队伍不断壮大。

孟河医派是近代中医名家的摇篮，哺育出许多全国知名的医学大家，从清道光、咸丰年间起至清末民初，孟河医家又陆续向外发展，沙石安迁镇江大港，马培之晚年去苏州，巢崇山、费绳甫、丁甘仁迁上海，余听鸿迁常熟，贺季衡迁丹阳，邓星伯迁无锡，法家到宜兴和桥与武进雪堰桥等均著声当地，成为当地的名医或医学流派，并带出众多弟子，代有发展，并遍布全国各地和港澳与世界各地。在 2009 年评出的 30 位"国医大师"中，朱良春、陆广莘、裘沛然、颜正华、颜德馨等 5 位都是孟河医派中的佼佼者。

3. 不断完善学术特色是孟河医派繁荣昌盛的保证

(1) 师古不泥，和缓醇正：其代表人物费伯雄说："巧不离乎规矩而实不泥于规矩。"他在咸丰、同治年间以归醇纠偏，平淡中出神奇。他认为医学发展至今芜杂已极，必须执简驭繁救弊纠偏，以使后学者一归醇正。为此他从临诊实际出发，博采古今学术之精华，不掺杂门户偏见，努力探求立论平允不偏的醇正医学，对于秦汉后各家悉数容纳，且不泥于门派之争，将各派学术熔冶于一炉，用药轻灵平正，即遇危难重症，遣方仍然不离平淡，不以炫奇猛峻求功，于平淡中显神奇所谓平淡之法，实即辨证实施的基本大法，此乃为医者必须娴熟掌握、悉化成心的醇正归一法则，只有深谙《灵》《素》理、法、意之精髓，做到融会贯通，才能在纷杂瞬变的病情面前做到执简驭繁，出奇制胜。治法用药看似平淡，却能效若桴鼓，力挽沉疴，达到神奇的境界。费氏的大量临证验案，诠释印证了这一学术观点：平淡致精，奇出于中，"平淡之极，乃为神奇"。

(2) 博采众长，寒温兼容：清代当时温病学派与伤寒学派之间存在很深的鸿沟，有如水火不能相容，孟河丁甘仁、绍兴何廉臣为代表的寒温融合学派的兴起，能择善而从，由温热派兼学伤寒学派，从时方派入而由经方派出。对外感热病的认识，宗《伤寒论》之六经辨证，但又不拘泥伤寒方；师温病卫气营血的理论，而又不墨守于四时之温病。熔伤寒温病于一炉，伤寒辨六经与温病辨卫气营血相结合、经方与时方并用的治学方法，充分体现了寒温融合学派的辨证论治特色，突破伤寒与温病分立的格局，创立了寒温融合的辨治体系，标志着近代中医学术的不断发展。

(3) 不分门户，学而不偏：网罗名家，收徒授业，创办学校，学术交流，办刊著书，令孟河学术得以风靡于神州。中医教育的奠基人丁甘仁先迁苏州，复东行上海。当时中医界私人传授，每多保守思想，对医学造诣秘而不宣，或传临床经验而不讲理论知识，使从师问业者众，得一技之长者少。丁氏认为："个人带徒方式不能满足培养中医人才之需要，拯救中医学遗产，为当务之急，刻不容缓，为振兴中医事业，普及与提高教育为关键。"遂邀请名流李平书、王一亭诸公发起筹备，集资办学，复联合沪上名医谢利恒、夏应堂诸同道，于 1916 年创办"上海中医专门学校"，为配合临床，又着手创办沪南、沪北广益中医院门诊和病房作为实习基地，期间为全国培养了一大批中医骨干，其中不乏佼佼者，如程门雪、黄文东、丁济万、秦伯未、章次公、曹仲衡、刘佐彤、陈耀堂、张伯臾等。

(4) 中西兼融，择善而从：丁甘仁说："医为仁术，择善而从，不分畛域。中医以气化擅胜，西医以迹象见长。论其理则中医至精，论其效则西医亦著。"他对中西医并无成见，但对当时一些中医学了些西医的皮毛就见异思迁曾有严厉的批评："土苴圣言，肤附西学，致令新知未启，旧学已荒。"这是近 100 年前说的，用在今天仍有启迪作用。

丁甘仁的弟子章次公(1903—1959)是我国杰出的中医教育学家和临床学家,他提出"发皇古义,融会新知"的学术思想。并在"治国医门径语"中曾强调,必须参考西医生理学、病理学、药理学、诊断学。

马培之对于霍乱等严重伤津大症,用甘凉药加入食盐,完全与西方医药的口服补液法暗合。对急重症改革剂型,以求速效,都有突破前人的法度。

(5) 精专博通,治法灵活:孟河医派医家十分重视"全科"意识和技能,作为识证和治病的基础。余听鸿在"发背"病案末说,"所以习外科者,不可不习内科也"。在另一部医著《外症医案汇编》中有更详尽的论述:"今时内外各专其科。外科专仗膏丹刀针,谙内症者少,内科专司脉息方药,谙外症者不多。病家每遇大症,或兼感冒寒热,疑外科不谙内病,延内科用药立方,每至内外两歧,彼此相左,当表反补,宜托反清,内症未平,外症变端蜂起,攻补错投,温凉误进,贻害非轻。"这些至理名言,至今仍振聋发聩,历久弥新。

近年来,世界卫生组织始有"全科医生"之议,而章次公早在三四十年代不仅专于内科,对妇儿外科更是精益求精。所治病种非常广泛,内科中既有难治之咳喘、肝硬化等慢性病,又有胸痹心痛、中风等心、脑血管病,更有黄疸、肺痨、疟疾、瘟疫等传染病;妇科之经、带、胎、产四大证,应有尽有;儿科号称哑科,辨治最难,而案中所治高热、惊厥、肺炎、麻疹、百日咳、丹痧等急性传染病,莫不效如桴鼓;外科之阑尾炎、腹膜炎等急腹症,更是难以枚举,充分说明章次公先生是一位名副其实、精专博通的"全科医生"。

在治疗上不分内服外用,以获效灵捷为先机,故孟河医家治疗诸病卓有成效,且流传不少有效秘方。孟河医派历代医家为我们遗留下大量的医学著作,可谓卷帙浩繁,浩如湮海,文献资源价值极其丰富。如费伯雄著有《医醇賸义》《医方论》《费批医学心语》等;马培之著有《马评外科全生集》《外科传薪集》《医略存真》及《外科集腋》等;巢崇山撰有《玉壶仙馆医案》《千金诊秘》等;丁甘仁著有《药性辑要》《脉学辑要》《喉痧症治概要》等。据不完全统计,从清代至今共有各类著作 212 部,其中医经类 4 部,伤寒、金匮、温热类 13 部,综合类 92 部,方药类 23 部,外科类骨伤科类 7 部,妇科、儿科类 6 部;五官科类 3 部,医案医话医论类 44 部,针灸类、刮痧类、气功类 6 部,诊断类 6 部,医史类 2 部,传记类 6 部。

孟河医派至今代不乏人,枝繁叶茂,其弟子仍领军现代中医学,这与孟河医派的文化滋养密不可分。在信息张扬的知识经济时代,"酒香还怕巷子深",孟河医派作为中医药文化的精粹部分,应该从小街水巷中走出来。我们认为,中国文化包括中医药文化,在现代社会的历程中会有更大的影响力,她将走向世界,贡献于全球。因为任何一种优秀的文化,都必然是世界的,孟河医派文化亦是如此。孟河医派的学术造诣、临床结晶及其贡献,将永远在中医坛上灿烂发光!

(单德成,赵小平.孟河医派的形成和发展探讨.中国中医基础医学杂志,2010,16(5):364-366.)

第二节　施今墨医案解读

医家简介　施今墨(公元 1881—1969 年),北京"四大名医"之一。浙江萧山县人,13 岁从其舅父河南省安阳名中医李可亭学医,学习勤奋,刻苦攻读。从事中医工作六十余年,博览医籍,古今中西无不搜求,遍游全国,寒热燥湿实地体验,医理通彻,实践丰富,疗效显著。

施今墨学术主张中西医结合,辨病与辨证相结合,创制的气管炎丸,高血压速降丸等中成药,闻名海内外。提出"以阴阳为总纲,表里虚实寒热气血为八纲"的十纲辨证法和七解三清、三解七清及五解五清治法,在遣药组方上尤多创意,善用"对药",组方计算比例。

本节选录施今墨十则典型医案并附其"对药法则",供学习鉴赏。

案例 1　半表半里案

刘某,男,57 岁,身发寒热已二十余日,曾服药发汗,汗出又复畏风,全身倦怠无力,不思饮食，小便黄，量甚少。舌苔薄黄质红，脉弦数。

辨证立法　病已二十余日，邪正相争，寒热时作，病在半表半里之间，故服药虽汗出，而邪仍不得解。小便黄少，苔黄舌红脉弦数，说明兼和里热，拟和表里，清内热，通利膀胱水道之法治之。

处方　赤白芍各 6 克，川桂枝(柴胡 4.5 克同炒)1.5 克，旋覆花(炒半夏曲 10 克同炒)6 克，炒香豉 6 克，炒知母 6 克，川厚朴 4.5 克，炒栀子 10 克，煨草果 4.5 克，白通草 4.5 克，白苇根 12 克，酒黄芩 10 克，赤茯苓 10 克，白茅根 12 克，酒黄连 4.5 克，赤小豆 10 克，炙甘草 3 克。

二诊　药服四剂，寒热大为减轻，周身舒畅，二十余日以来无此佳象。尿量增多，食欲稍好。

处方　赤白芍各 6 克，银柴胡(桂枝 1.5 克同炒)3 克，旋覆花(炒半夏曲 10 克同炒)6 克，车前草 6 克，赤茯苓 12 克，冬瓜子 12 克，车前子 6 克，赤小豆 12 克，冬葵子 12 克，白苇根 18 克，炒黄连 4.5 克，炙草梢 3 克，焙内金 10 克，炒谷芽 10 克，炒麦芽 10 克。

解读

按　里有蓄热，以致外感，外邪入于半表半里，遂使里热更炽，惟以和解兼清里热之法方能奏效。初诊以达原饮、柴胡桂枝汤、栀豉汤化裁，方中桂枝与二芍，柴胡与二黄，苇根与茅根，山栀与豆豉，草果与知母，一表一里，互助配合，桂、柴、苇、豆、草同施逐邪外出之功，芍、黄、茅、栀、知共起敛阴、清热、凉血之功效。解清共伍，体现了施师善用对药的特点。旋覆花配半夏曲和胃降逆，川朴除湿散满，甘草调和诸药并扶正。赤苓、赤小豆、通草诸药利湿使邪有出路。

（选自《施今墨医案解读》吕景山按）

要点

(1) 证候特点：身发寒热，曾服药发汗，汗出又复畏风，全身倦怠无力，不思饮食，小便黄，量甚少。舌苔薄黄质红，脉弦数。

(2) 病因病机：里有蓄热，以致外感邪蕴，半表半里，里热炽盛。

(3) 治则：和解兼清里热。

案例 2　喉痛发疹案

王某，女，32 岁，病历四月，初起寒热并作，继而喉痛，右颈亦肿，昨日全身遍起红疹微痒，小便短赤。舌苔白垢，脉数。

辨证立法　风邪外受，湿阻中焦，郁热不得宣透下利，攻之于上，以致颈肿喉痛。入之于血，遂发红疹。急应清热凉血，解毒消肿，佐以芳化宣透，以免病势扩张。

处方　大力子(炒)8 克，赤芍药 12 克，白茅根 12 克，赤茯苓 10 克，白苇根 12 克，马勃绒(青黛 8 克同布包)4.5 克，山慈菇 10 克，嫩桑枝 15 克，苦桔梗 4.5 克，青连翘 10 克，冬桑叶 10 克，佩兰叶 10 克，厚朴花 4.5 克，山栀衣 4.5 克，蝉蜕衣 4.5 克，玫瑰花 6 克，甘草梢 3 克。

二诊　服药二剂，寒热退，红疹消，颈肿渐好，咽痛减轻，但左颊又显红肿，触之皮肤有热感，纳食不佳。

处方　金银花 6 克，青连翘 10 克，鲜石斛 10 克，金银藤 6 克，鲜生地 10 克，大力子 6 克，川黄连 6 克，苦桔梗 4.5 克，瓜蒌皮 6 克，条黄芩 6 克，瓜蒌根，马勃绒(青黛 8 克同布包)

4.5 克，玫瑰花 4.5 克，冬桑叶 6 克，厚朴花 4.5 克，嫩桑枝 18 克，佩兰叶 10 克，炒谷芽 10 克，炒麦芽 10 克，甘草梢 4.5 克。

三诊　前方服二剂，又觉发寒热，左颊肿痛较甚。

处方　鲜芦根 12 克，忍冬藤 10 克，赤茯苓 10 克，鲜苇根 12 克，忍冬花 10 克，炒芍药 10 克，炒香豉 10 克，黑芥穗 10 克，苦桔梗 4.5 克，炒山栀 6 克，大力子 10 克，粉丹皮 10 克，天花粉 10 克，青马勃(青黛 8 克同布包)4.5 克，青连翘 10 克，大生地 10 克，鲜生地 10 克，粉甘草 3 克。

四诊　服药三剂，寒热退，左颊红肿未再扩大，但未见消，心烦，不思食，前方去炒香豉、炒山栀加蒲公英 15 克。

五诊　服药二剂，左颊红肿渐消，寒热未作，小便短赤。

处方　前方去大力子，芥穗加酒黄连 3 克，酒黄芩 10 克。

解读

按　病之初起，邪在气分，不应早用血分药味，以免引之入里，然邪已入于血分，则须在血中清化。本案患者皮肤遍发红疹，已有热入血分之象，故初诊即用赤芍、山栀、茅根等以清血热。本案组方用药，静中有动。苦寒、甘寒之味其性为静，芳香清淡之味其性为动，静药直攻病邪，动药引邪外出。内攻、外导、上宣、下利，毒热遂无藏身之地。芥穗炒黑，即能入血，又能导邪外出。患者舌苔白垢湿阻中焦，故加用玫瑰花、厚朴花、佩兰叶等，于清解重剂之中少佐芳香之品，以免湿与热结，病情缠绵。

（选自《施今墨临床经验集》祝谌予按）

要点

(1) 证候特点：初起寒热并作，继而喉痛，右颈亦肿，昨日全身遍起红疹微痒，小便短赤。舌苔白垢，脉数。

(2) 病因病机：风邪外受，湿阻中焦，郁热不得宣透下利，攻之于上，以致颈肿喉痛。

(3) 治则：清热凉血，解毒消肿，佐以芳化宣透。

案例 3　心阳不振心悸水肿案

李某，女，56 岁，颜面四肢浮肿已有半年，时发心悸，胸闷气短，自觉燥热即汗出，足冷，大便不畅，小便短少，舌质淡，苔薄白，脉象沉缓。

川桂枝 9 克，炒远志 10 克，酸枣仁 10 克，米党参 12 克，杭白芍 10 克，浮小麦 25 克，炙黄芪 12 克，柏子仁 10 克，车前草 10 克，赤茯苓 12 克，火麻仁 15 克，赤小豆 12 克，晚蚕沙(炒皂角子 10 克同布包)10 克，旱莲 10 克，桑寄生 15 克，炒桑枝 15 克，炙草梢 3 克。

二诊　药服五剂，浮肿见消，自汗少，手足冷减轻，唯心悸气短依然，大便仍不通畅。

处方　杭白芍 6 克，朱茯神 6 克，炒远志 10 克，川桂枝 3 克，朱茯苓 6 克，柏子仁 10 克，全瓜蒌 25 克，薤白头 10 克，火麻仁 15 克，桑寄生 15 克，炒桑枝 15 克，浮小麦 25 克，炙草梢 5 克。

三诊　服六剂，浮肿全消，肢冷见好，心悸气短减轻，大便已通，前方加全当归 10 克，再服六剂。

四诊　服药六剂，诸症明显好转，心悸未发，精神甚好，拟回张家口，要求服丸药。

处方　按三诊原方，将剂量加一倍，为蜜丸，每丸重 10 克，早晚各 1 丸。夜临卧时加服参茸卫生丸1丸。

解读

按　心气不足，肾阳不充，水不化气，气不行水，遂致四肢颜面浮肿，病患半年而体质尚强，未予重剂，只取强心通阳之轻剂，见效颇速。农村妇女，平日劳动，体质素强，亦为速效之因。

（选自《施今墨临床经验集》祝谌予按）

要点

（1）证候特点：颜面四肢浮肿，时发心悸，胸闷气短，自觉燥热即汗出，足冷，大便不畅，小便短少，舌质淡，苔薄白，脉象沉缓。

（2）病因病机：心气不足，肾阳不充，水不化气，气不行水，遂致四肢颜面浮肿。

（3）治则：温肾强心，通阳利水。

案例4　气滞血瘀胸痹案

此为回忆医案。1960年6月，余在北戴河，康某亦在其地疗养，请余诊治。常感心区发闷而痛，气短心跳，行动即气促而喘，食欲欠佳，大便不畅。曾于三个月前心痛大发作两次。诊脉乍大乍小，并时见间歇，病属气血失调，流行不畅，络脉阻抑，发为绞痛。拟以行气活血镇痛治之。

处方　紫丹参25克，川桂技5克，薤白头10克，代赭石（旋覆花6克同布包）15克，北柴胡5克，川郁金10克，娑罗子10克，杭白芍10克，苦桔梗5克，紫苏梗5克，白檀香5克，炒枳壳5克，当归尾6克，陈香橼10克，绵黄芪12克，炙甘草6克。

服药二剂仍觉心区疼痛不适，每于下午二时及夜间即发，似有规律，并有左手指麻木。夜间发作，影响睡眠，服安眠药始能入睡。又服二剂后，药效渐显，疼痛有所减轻，心跳气短亦见改善，饮食渐增，精神较前为好。

处方　薤白头6克，川芎5克，全瓜蒌25克，代赭石（旋覆花10克同布包）15克，白檀香5克，紫丹参25克，香附米10克，北柴胡5克，紫苏梗5克，杭白芍12克，川桂枝5克，苦桔梗5克，青橘叶10克，西党参12克，炒枳壳6克，柏子仁10克，炙甘草6克。

患者服前方，症状逐渐减轻，连服数剂，因客居招待所，服汤剂诸多不便，又以症状既见好转，健康日臻恢复，海滨散步，游览风景而气促心痛并未发作，改立丸方常服。

处方　紫丹参120克，柏子仁60克，红人参30克，云茯神60克，卧蛋草60克，干石斛60克，龙眼肉60克，仙鹤草60克，寸麦冬30克，当归身30克，五味子30克，山萸肉60克，陈阿胶60克，大生地60克，熟枣仁60克，炙甘草30克，田三七60克。

共研细末，蜜丸重6克，每日早、午、晚各服1丸，白开水送下。

此方服百日，避暑归京，仍继续服用，直至国庆节时，药始用完。百日间心绞痛从未发作，胸闷、心跳亦渐消失，但诊脉仍有间歇，遂将前方加用炒远志30克，川芎30克，杭白芍60克，鹿角胶60克配丸药，又服百日左右，症状全除，体力健旺。1961年再遇患者，据云已将此方传至家乡，又治愈心绞痛病多人。

解读

按　汤剂重在行气活血，丸方偏于强心养阴，使心脏气血流畅，机能恢复，心绞痛遂不发作。此例疗效甚显，兹记之，待进一步研究分析。

（选自《施今墨临床经验集》祝谌予按）

要点

(1) 证候特点：常感心区发闷而痛，三个月前心痛大发作两次，脉乍大乍小，并时见间歇，气短心跳，行动即气促而喘，食欲欠佳，大便不畅。

(2) 病因病机：一诊气血失调，运行不畅，络脉瘀阻，不通则痛。二诊心之阳气与阴血俱虚，故每于阴分时间发病。

(3) 治则：一诊以行气活血止痛，二诊治以温阳活血止痛；三、四诊治以补气养血，活血化瘀止痛。

案例 5 脾胃积热口舌生疮案

范某，女，48 岁

齿龈肿胀，口舌均有浅溃疡，疼痛流涎，咀嚼不便，妨碍饮食，喉间阻闷不适，头晕，大便干结，小便黄，睡眠不安，病已逾月。舌尖红，有黄苔，脉弦数。

辨证立法　口属脾胃，舌属于心，齿龈肿胀，口舌生疮，为脾胃积热，心火上炎之症。拟用清泄法。

处方　绿升麻 3 克，北细辛 3 克，酒黄连 3 克，山栀衣 6 克，大生地 10 克，酒黄芩 10 克，大力子 6 克，酒军炭 6 克，青连翘 10 克，苦桔梗 10 克，炒枳壳 5 克，金银花 5 克，川黄柏 10 克，炙甘草 3 克。

二诊　服药二剂，齿龈肿，舌溃疡大有减轻，以按原法立方，前方去黄柏、枳壳为枳实 6 克加蒲公英 10 克。蒲黄粉末未用完继续搽患处。

三诊　服药二剂，诸症均愈，大便已畅，食眠已佳，恐其再发，特再就诊。嘱其效不更方，照前方再服二剂，隔日一剂。

解读

按　本方以清胃泻火汤、甘橘汤加减为主，佐以蒲黄、黄柏、细辛、公英、枳壳、川军清热、解毒、行气、通便。口腔溃疡一病，虽非重症，然妨碍饮食，痛苦颇甚。施师治疗此症，常以凉膈散、清胃散、清胃泻火汤、甘橘汤加减治疗为主，并常用生蒲黄粉搽患处，或用柿霜饼噙化，每收速愈之效。

（选自《施今墨临床经验集》祝谌予按）

要点

(1) 证候特点：齿龈肿胀，口舌均有浅溃疡，疼痛流涎，咀嚼不便，妨碍饮食，喉间阻闷不适，头晕大便干结，小便黄，睡眠不安，病已逾月。舌尖红，有黄苔，脉弦数。

(2) 病因病机：脾胃积热，心火上炎。

(3) 治则：清泄法。

案例 6 脾肾阳虚水湿泛滥案

刘某，男，64 岁。久患心跳气短，行动即喘，去岁冬季发现足肿，经医院检查诊断为心功能不全，左心室扩大。治疗后足肿消退，本年二月现浮肿迄今已五月，浮肿由足至腿，渐及腹部，胀满不适，腹围增大，小便短赤，大便数日一行。舌苔白，脉沉实。

辨证立法　年事已高，患病日久，肾虚不能宣化水气，脾虚不能制水，水气盈溢，偏流下肢，逐渐及腹，前医屡进健脾温阳利水诸剂未见少效，蓄邪实未去难取功效。治水之法，贵在因急通变，可因噎废食，法宜补虚泻实，攻补交施，拟行气活血利水治之。

处方　大腹皮 10 克，蓬莪术 6 克，京三棱 6 克，大腹子 10 克，广木香 3 克，嫩桂枝 5

克，猪茯苓 10 克，福泽泻 10 克，紫油朴 5 克，云茯苓 10 克，野於术 6 克，车前草 10 克，车前子 10 克(包)，冬瓜子 12 克，冬葵子 12 克，甘草梢 3 克，黑白丑各 3 克(研细面分二次冲服)。

二诊　服三剂小便增多，腹胀稍消，大便日行二、三次，溏泻而不畅。前方加青陈皮各 5 克，再服三剂。

三诊　前方又服三剂，大便溏，小便多，腹部舒适，睡眠好，食欲增，再按原方服六剂。

四诊　服药六日，肿胀大减，大小便均甚通畅。上方去二丑，剂量加一倍为蜜丸，每丸重 10 克，早晚各 1 丸，白开水送服。晚间加服桂附八味丸 1 丸。

解读

按　本案患者已过六旬，前医以其年高，屡投温阳健脾之剂，终未能获效。施师审视其证，是属本虚邪实。腹水最不易治，不能久攻亦不能多补，温阳健脾只是治水之一法，水邪日盛，不攻则滞涩不通，肿满更甚。患者虽年事已高，但体力未衰，急则治标，先以行气活血利水之法攻其水，仿《苏沈良方》之天碍丸合五苓散意组织成方。一俟水道通利，腹水见消，即配丸剂加桂附八味丸以收功。

(选自《施今墨临床经验集》祝谌予按)

要点

(1) 证候特点：心跳气短，行动即喘，足肿。五月，浮肿由足至腿，渐及腹部，胀满不适，腹围增大，小便短赤，大便数日一行。舌苔白，脉沉实。

(2) 病因病机：肾脾两虚不能制水乃致水肿。

(3) 治则：补虚泻实，攻补兼施，行气活血利水。

案例 7　心肺两虚痰湿壅肺咳喘案(肺心病)

王某，女，47 岁。患咳嗽多年，初时每届天气转凉即行发作，近年来不分季节，喘嗽已无宁静之时，每觉肺气上冲，咳呛难忍，稍动即喘。去年二月发现周身逐渐浮肿，心跳，心慌。经县医院检查诊断为肺源性心脏病。舌苔淡黄，脉细弱并有间歇。

辨证立法　夙患咳喘，肺气久虚，失其清肃之权，日久及于心脏。心主血，肺主气，气血失调，水湿不运，遂生浮肿，拟强心以养血，平气逆以治咳。

处方　云茯神 60 克，柏子仁 10 克，南沙参 10 克，云茯苓 10 克，龙眼肉 12 克，北沙参 10 克，炒远志 10 克，阿胶珠 10 克，炙橘红 5 克，冬瓜子 25 克，代赭石(旋覆花 9 克同布包)10 克，炙白前 6 克，炙苏子 5 克，炙草梢 3 克，炙紫菀 6 克，白杏仁 6 克。

二诊　服药二剂后，即见症状减轻，遂连服至十剂，浮肿见消，咳喘大减，心跳心慌亦轻，饮食睡眠均佳，拟返乡要求常服方。

处方　朱茯苓 10 克，炙白前 6 克，朱寸冬 10 克，代赭石(旋覆花 6 克同布包)10 克，炙紫菀 6 克，炒远志 10 克，龙眼肉 12 克，化橘红 5 克，柏子仁 10 克，阿胶珠 10 克，广橘络 5 克，款冬花 5 克，枇杷叶 6 克，半夏曲 10 克，白杏仁 6 克，白薏仁 12 克，炙草梢 3 克。

解读

按　肺主气、司呼吸，朝百脉，心主血脉，为血液循环之动力。久患喘咳，肺气虚弱，致使心脏受损，治宜心肺兼顾。气为阳，血为阴，血之循环需赖气之推动，而气之敷布又依血之运载。故施师用强心以养血，平气逆以治咳，使气血调顺，浮肿即消。本案患者获得意外显效，二诊来时要求给予常服方返乡。症状虽见好转，心脏病是否痊愈，因事过十年无法追访，谨选此案供参考。

（选自《施今墨临床经验集》祝谌予按）

要点

(1) 证候特点：咳嗽多年，喘嗽无宁静之时，咳呛难忍稍动即喘。周身逐渐浮肿，心跳，心慌。舌苔淡黄，脉细弱并有间歇。

(2) 病因病机：久患咳喘，肺气久虚，失其清肃，日久及于心，气血失调，水湿不运。

(3) 治则：心肺兼治，强心养血，降逆止咳。

案例 8　气血两虚风寒痹案

艾某，男，28 岁

一年多遍身痛楚，天气变化，症状加重。历经大连、哈尔滨、沈阳等医院诊治，诊为风湿性关节炎。经常有疲劳感，体力日渐不支，饮食二便尚属正常。舌苔薄白，六脉沉软无力。

辨证立法　工作生活地处阴寒，汗出当风，病邪乘虚而入，积蓄日久，治未及时，风寒之邪由表及里，邪入日深，耗伤气血，六脉沉软无力，为正气不足之象，正虚邪实，当以搜风、逐寒、益气、活血治之。

处方　川附片 15 克，乌蛇肉 30 克，杭白芍 10 克，制全蝎 4.5 克，川桂枝 10 克，酒地龙 10 克，酒川芎 4.5 克，西红花 3 克，酒当归 12 克，酒玄胡 6 克，生熟地 10 克，石楠藤 12 克，北细辛 3 克，炙草节 10 克。

二诊　初服二剂无效，继服二剂，周身如虫蚁蠕动，疼痛有所减轻，遂又连服四剂，自觉全身较前轻爽舒畅，但仍易感疲劳。患者疼痛减轻，周身轻爽，是风寒之邪，已被驱动，仍感疲劳，是正气不足，拟加用益气扶正之药，扶正祛邪。

处方　前方去红花、元胡，加党参 15 克，黄芪 30 克，姜黄 10 克，附片加至 30 克。

三诊　服药六剂，疼痛减轻较多，精神转旺，嘱再服十剂后，原方加两倍改为丸药再服。

解读

按　本案痹证颇为复杂，病程年馀，就诊三次。服汤药十馀剂，丸药一料，竟能取得良好效果，实由于辨证准确，用药恰当。气血俱虚，阳气衰微，极宜重剂，以起沉痼，故药量甚重。芪、附、乌蛇用至 30 克，党参 15 克，桂枝 10 克，均以超出施师常用剂量。方剂组方极具技巧，颇费心思，桂枝、白芍、二地细辛用以协调气血，通营达卫，育阴养血，动而不凝；附片、黄芪起阳助气，上下兼顾。蛇、蝎、地龙、石楠藤搜风通络；归、芎、红花、元胡活血止痛，充分体现了扶正与祛邪的关系，及益气通卫，养血活血的动静结合，有理有法，方案精练。

（选自《施今墨临床经验集》祝谌予按）

要点

(1) 证候特点：遍身痛楚，天气变化，症状加重。经常有疲劳感，体力日渐不支，饮食二便尚属正常。舌苔薄白，六脉沉软无力。

(2) 病因病机：风寒之邪，乘体虚而入，积蓄日久，由表及里，邪入日深，耗伤气血。

(3) 治则：搜风逐寒，益气活血。

案例 9　肝肾阴虚胸痹案

罗某，男，37 岁。胸闷心悸已有两年，自恃体质素强，迄未医治，近月来症状加重，心悸气短，胸闷而痛，头晕目眩，不能劳累，影响工作。舌苔正常，脉象沉弦。

辨证立法　体力素强，自以壮健，虽病而未求医，赖饮酒以解乏倦，日久损及心肾，肝肾本同源，头目眩晕，脉象沉弦，乃阴虚肝旺之象，阴血不足，心络闭阻，故胸闷而痛。病在心肾，着重治肝为法，拟养阴平肝，佐以通阳宣痹，活血通络。

处方　米党参6克，鹿角胶6克(另烊兑)，炒远志10克，广郁金10克，全瓜蒌12克，代赭石(旋覆花6克同布包)10克，薤白头10克，白蒺藜10克，节菖蒲6克，东白薇6克，沙蒺藜10克，米丹参15克，炙甘草30克。

二诊　服药四剂，诸症均有所减，拟回家乡调治，希予丸方常服。

处方　沙苑子30克，鹿角胶30克，夏枯草30克，双钩藤30克，广郁金30克，炒远志30克，米党参30克，龙眼肉30克，酸枣仁30克，甘枸杞30克，炙甘草30克，白蒺藜60克，苦桔梗30克，左牡蛎30克，节菖蒲30克，石决明60克，川续断30克，干薤白30克，川杜仲30克，山慈菇30克，东白薇30克。

共研细末，蜜丸如小梧桐子大，每日早晚各服10克。

解读

按　经云："劳伤肾"，而君相相资，肾损遂及于心，故积久劳伤，多见心肾双损。肝肾同源治肝以益肾，助肾以利心，体现中医辨证施治之整体观念。本案疗法，心、肝、肾三脏并治，而以治肝为重点，组方用药比例恰当，照顾全面。患者服完丸药信云："头晕目眩症状已除，胸闷、胸疼也大为减轻"。

（选自《施今墨临床经验集》祝谌予按）

要点

(1) 证候特点：胸闷心悸两年，近月来症状加重，心悸气短，胸闷而痛，头晕目眩，舌苔正常，脉象沉弦。

(2) 病因病机：长期饮酒，损及心肾；阴血不足，心络闭阻。

(3) 治则：养阴平肝，佐以通阳宣痹，活血通络。

案例10　心脾两虚怔忡案

王某，女，43岁。近半个月以来，时发心慌心跳，尤以睡前为重，甚至竟不能入睡，头晕，起立时两眼发黑，势将晕倒。平素白带多，余无他症。

辨证立法　平素白带过多，脾阳不升之象，心跳脉濡数，为血少，心气亏损之征，拟圣愈汤加味治之。

处方　台党参10克，当归身6克，杭白芍10克，炙黄芪15克，生熟地各10克，炒远志10克，酒川芎5克，醋柴胡5克，酸枣仁10克，柏子仁10克，桑螵蛸10克，益智仁5克，阿胶珠10克，炙甘草3克。

二诊　服药八剂，心跳迄未发作，睡眠甚好，白带减少，头仍晕。

处方　白人参6克(另兑服)，柴胡5克，砂仁5克，炙黄芪15，杭白芍10克，大熟地10克，炒白术5克，炒陈皮5克，酸枣仁12克(生炒各半)，当归身6克，五倍子5克，龙眼肉3克，绿升麻1.5克，五味子5克，炒远志10克，阿胶珠10克，益智仁5克，炙甘草3克。

三诊　前方仍服八剂，精神旺健，心跳平稳正常，白带减少，要求常服方。

处方　前方去陈皮，升麻，每周服二、三剂。

解读

按 妇女之有白带，如系微量亦属正常，但来之过多，绵绵不绝，则为脾阳不振，中气不足之象，气虚血亦受损，血亏则心跳头晕，初拟圣愈汤为主以调气血，二诊以补中益气汤为主，以补中气养心血，常服方则以逍遥散，归脾汤加减治肝脾以养血、调中气，益心神，层次清楚，疗效亦著。

（选自《施今墨临床经验集》祝谌予按）

要点

（1）证候特点：平素白带多，时发心慌心跳，尤以睡前为重，不能入睡，头晕，起立时两眼发黑，势将晕倒。

（2）病因病机：脾胃内伤，脾阳不振，中气不足，气血亏虚。

（3）治则：补气升阳，养血安神。

附：施今墨对药研究

1. 施今墨对药的功效

施今墨对药的功效，有以下3个方面。

（1）协同为用，增强疗效。如黄芩与黄连为对。黄芩苦寒，苦能燥湿，寒能清热；黄连苦寒，清热燥湿，泻火解毒。黄芩以清肺火为主，黄连以清心火为要。心肺同居上焦，二药参合，相互为用，清热泻火之力倍增，以治疗上焦热盛之目赤肿痛，牙龈肿痛，口舌生疮。心与小肠相表里，肺与大肠相表里，二者伍用，令火热之毒从大肠、小肠而出，病可速愈。

（2）互制其短，在发挥药效的同时，减少不良反应，以收治疗之良效。如瓜蒌与风化硝为对。瓜蒌质体黏腻，润燥通便；风化硝咸寒软坚，清热通便。瓜蒌以守为主，风化硝以走为要。二药伍用，以瓜蒌黏腻甘缓之性，制约风化硝荡涤通下之力，相互制约，相互为用，共奏清热润燥、通便泻下之功，且无硝黄腹痛之弊。

（3）相互为用，产生特殊治疗效果。如黄连与肉桂为对。黄连泻心火，降阳和阴；肉桂温肾化气，蒸腾津液，终收水火既济之功，擅治心肾不交之失眠。施师云：此乃沟通寒热之格拒，起中介之作用也。

2. 施今墨对药组成法则与临床应用

施老临床经验的核心就是对药。其组成法则即“一阴一阳”、“一脏一腑”、“一气一血”、“一寒一热”、“一升一降”、“表里兼顾”、“虚实合参”……配伍巧妙，疗效卓著，体现了开阖相济、动静相随、升降相乘、正反相佐的用药艺术，将中医“阴平阳秘”、“以平为期”的博大智慧表现得淋漓尽致。仅将对药的配伍应用简介如下。

（1）相辅相成类

1）同类相从：如麻黄与桂枝为对。麻黄辛温气薄，中空外达，善行肌表卫分，开腠理散寒邪，开玄府以发汗；桂枝辛温发散，色赤入营，解肌以和营，协同麻黄入于营分，随麻黄又出于血分，以引营分之邪达于肌表，令汗出而解。二药伍用，发汗解表，善治感冒风寒以致发热、恶寒、无汗、头身疼痛之表实证。取其温散寒邪作用，可用于治疗风寒湿所致痹痛诸症；表邪壅盛，阳气不得宣发而致之咳喘诸症也可用之。根据不同病情以定二药孰主孰辅。尝治高寒地区患者，冬日深夜外出感冒，用麻黄汤一剂而解，此时麻黄开玄府卫气，桂枝解肌表和营气同时并重。若以治痹痛，则用桂枝温经散寒，并以通血脉为主，而麻黄解风寒宣卫气为辅。用以治喘，则麻黄为之专功，则须以麻黄为主矣。

2）异类相使：如苍术与黄柏为对。苍术辛烈温燥，可升可降，功擅祛风胜湿，健脾止泻；黄柏苦寒沉降，能清热燥湿，泻火解毒，善清下焦湿热。二药参合，一温一寒，相互制约，相互为用，并走于下，清热燥湿，消肿止痛，除湿止带的力量增强。主治湿热下注，筋骨疼痛，下肢痿软，以及湿疮诸症；湿热为患所致之小便淋浊，女子带下诸症。笔者还用之治疗风湿性关节炎，有风湿活动者，以及结节性红斑，常与赤芍、归尾、丹参、乳香、没药、鸡血藤参合，其效亦佳。

3）和解表里：如柴胡与黄芩为对。柴胡辛寒，疏肝开郁，和解退热，升举阳气；黄芩苦寒，清热燥湿，泻火解毒，止血，安胎。柴胡解半表半里之外邪，黄芩清半表半里之里邪。柴胡升清阳，黄芩降浊火。二药参合，升清降浊，调和表里，和解少阳，清少阳之邪热甚妙。柴胡又长于开郁，黄芩又善于清热。两药相伍为用，既可疏理肝胆之气机，又能清泄内蕴之湿热。主治少阳病，症见口苦、咽干、目眩、往来寒热、胸胁苦满、心烦喜呕、纳呆等，也可用于妇女伤寒、热入血室，以及疟疾、黄疸等杂病见少阳证者。临床体会，凡是肝、胆、胃、胰之疾患，表现有少阳证者用之均有良效。

（2）相反相成类

1）寒热并用：如黄连与吴茱萸为对。黄连苦寒，清热燥湿，泻火解毒，清心除烦；吴茱萸辛热，温中散寒，下气止痛，降逆止呕，杀虫。黄连苦寒泻火，直折上炎火势；吴茱萸辛散温通，开郁散结，降逆止呕。二药伍用，辛开苦降，有反佐之效用。以黄连之苦寒，泻肝经横逆之火，以和胃降逆；佐以吴茱萸之辛热，以类相求，引热下行，以防邪火格拒之反应。共奏清肝和胃制酸之效，以治寒热错杂诸症。如肝郁化火，胃失和降，胸胁胀痛，呕吐吞酸，嘈杂嗳气，口苦，舌红苔黄，脉象弦数等症；急、慢性胃炎，胃、十二指肠溃疡，细菌性痢疾，急性肠炎，慢性肠炎表现有寒热错杂者。黄连、吴萸伍用，出自《丹溪心法》左金丸，治肝经火郁，吞吐酸水，左胸作痛，少腹筋急为疝。黄连、吴萸各等分，张景岳命名为黄连丸，治疗肠红便血、痔疮肿痛等症，还可治肝火胁肋刺痛，或发寒热，或头目作痛，淋秘泄泻，一切肝火诸症。施老认为，寒热错杂之证，临床之际颇为多见，但寒热的比重，却是千变万化，故用药的分量也应随着寒热变化而增损，如热较甚者，多取黄连，少佐吴萸；反之，寒甚者，则多用吴萸，少取黄连；若寒热等同，则二者各半为宜。

2）补泻兼施：如枳实与白术为对。枳实辛散温通，破气消积，泻痰导滞，消痞止痛；白术甘温补中，补脾燥湿，益气生血，和中消滞，固表止汗。枳实辛散性烈以泻为主，白术甘缓补中以补为要。枳实以走为主，白术以守为要。二药参合，一泻一补，一走一守，一急一缓，相互制约，相互为用，以达补而不滞，消不伤正，健脾强胃，消食化积，消痞除满之功。主治脾胃虚弱，消化不良，饮食停滞，腹胀痞满，大便不爽等症；又治肝脾肿大，内脏弛缓无力，胃下垂，宫脱垂，脱肛等。二药伍用，出自《金匮要略》枳术汤，治水饮停滞于胃，心下坚，大如盘，边如旋杯者。张洁古以白术 60g，枳实 30g 组方，名曰枳术丸，治胃虚湿热，饮食壅滞，心下痞闷等症。笔者体会，枳实、白术用量多寡，临证时应详尽辨证，审因增损，若体壮新病者，则以枳实为主、白术为辅；反之，体弱久病，脾胃虚弱，消化不良者，应以白术为主，枳实为辅，否则易伤人也。施师临证处方时，枳实、白术习惯以同炒伍用，一则可缓其药性，二则能增强疗效。另外，枳术汤与枳术丸的运用亦有法度，《张氏医通》云："《金匮》治水肿心下如盘，故用汤以荡涤之；东垣治脾不健运，故用丸以缓消之；二方各有深意，不可移易。"

3）开合相济：如五味子与细辛为对。五味子酸涩收敛，敛肺滋肾，生津敛汗，涩精止泻。肺主气司呼吸，肺气宜宣。细辛辛散温通，温肺化饮，发散风寒，祛风止痒。外感风寒，则致肺气抑郁，应以宣通肺气，温散寒邪为治。咳嗽伤气，气伤则张，故云肺气宜拢、宜敛。五味子收敛肺气，细辛宣肺散邪，温肺化饮。二药伍用，以细辛之辛散，制五味子之酸敛；五味子之酸敛，又制细辛之辛散。二药参合，一散一敛，一开一合，相互制约，相互促进，止咳平喘甚妙。主治风寒感冒，咳吐白痰，或寒饮咳喘诸症；以及肺肾两虚，久咳虚喘等症。根据辨证施治的原则，细辛、五味子的用量应灵活掌握。咳嗽初起，以开、宣为主，多用细辛；久咳之后，以敛肺气为要，多取五味子。五味子、细辛伍用，即古人谓，五味子之敛，制细辛之升发，二者参合，则升降有度而咳喘自止矣。盖"肺气阳中有阴，故能降，治肺气以阴降为主，然气之降先本于升，五味子合细辛升降皆备，所以阳邪伤阴，固宜清阴，以之收阳；阴邪伤阳，亦宜此辛温畅阳，而寓收阴。"此即细辛合五味子治咳喘之机制也。

4）动静相随：如滑石与甘草为对。滑石寒滑，质体滑腻，故可利窍，上能清水源，下可通水道，荡涤六腑之邪热从小便而出，此药走而不守为动药；甘草甘缓泻火解毒，缓和药性，甘缓善守是为静药。以甘草之甘缓，制滑石之寒滑；又以滑石之寒滑，制甘草之甘滞。二药伍用，名曰六一散，亦名天水散，除清暑热之外，又长于渗湿利水，通利膀胱，使湿热之邪从下渗泄，故又能利水通淋，治一切砂石诸淋，如石淋（尿路结石）、淋浊（急、慢性肾炎，肾盂肾炎，膀胱炎，尿道炎）表现为小便不利者。柯琴曰："滑石禀土中冲和之气，行西方清肃之令，秉秋金坚重之形，寒能胜热，甘不伤脾，含天乙之精而具流走之性，异于石膏之凝滞，能上清水源，下通水道，荡涤六腑之邪热从小便而泄。炙甘草禀草中冲和之性，调和内外，止渴生津，用以为佐，保元气而泻虚火，则五脏自安和矣。”施师经验，六一散应用范围较广，除治疗上述中暑吐泻等症之外，尝治尿路感染，尿路结石诸症均获良效。尤其对尿路结石治愈后，持久服用，有预防结石复发之功。

5）升降相因：如益元散与鲜荷叶为对。益元散为六一散加辰砂末，灯心汤调服而成，功用清热祛暑，利尿渗湿，镇静除烦，除上中下之湿热，以降为要。鲜荷叶功擅升阳散瘀，以升为主。二药参合，一升一降，相互促进，升降调和，消热祛暑，渗湿利尿，升清止泻，升阳散瘀的力量增强。施师临证处方，习惯以鲜荷叶包益元散，水煎服。适用于夏季时感之证，屡见显效。

6）引导作用：如升麻与柴胡为对。升麻辛甘微寒，能发表透疹，清热解毒，升阳举陷；柴胡苦辛微寒，透表泄热，疏肝解郁，升举阳气。升麻以引阳明清气上行为主，柴胡以升少阳清气上行为要。升麻行气于右，柴胡行气于左。二药参合，一左一右，升提之力倍增。可以治疗清阳下陷所引起的泄泻，或中气不足、气虚下陷所引起的脱肛，子宫脱垂，胃下垂，以及崩中带下诸症。升麻、柴胡伍用，出自《脾胃论》补中益气汤、《医学衷中参西录》升陷汤。二者伍用之理，张锡纯说：“柴胡为少阳之药，能引大气之陷者自左上升。升麻为阳明之药，有引大气之陷者自右上升。”祝谌予老师亦常用于治疗肺癌手术后，或施用放疗、化疗后，证属气虚下陷，整体机能衰弱者，也有良效，但宜与党参、黄芪、半枝莲、藤梨根配伍使用才好。

(3) 固护胃气

如鸦胆子与龙眼肉为对。鸦胆子凉血解毒，杀虫止痢，防腐生肌；龙眼肉补心安神，养血益脾。鸦胆子以驱邪为主，龙眼肉以扶正为要。鸦胆子腐蚀作用较强，内服易于刺激胃肠，引起恶心呕吐、胸闷、腹痛等症，故用龙眼肉之甘缓补中，以减少胃肠刺激症状，发挥其治疗作用。鸦胆子、龙眼肉伍用，善治阿米巴痢疾，用馒头皮包裹吞服，其效亦可，还用治热性赤痢。

［选自吕景山．施今墨对药研究．山西中医，2008，24(3)：31-34.］

第三节　秦伯未医案解读

医家简介　秦伯未(1901—1970)，名之济，号谦斋。出生于上海市陈行镇，出身于中医世家，祖父笛桥、伯父锡田、父亲锡祺，均通儒精医。由于家庭熏陶，耳濡目染，他自幼即酷爱文典医籍，凡经史子集、诸家医典、诗词歌赋、琴棋书画，无所不涉。为日后研读医理并在中医学术上取得成就筑下坚实基础。毕生致力于中医教育和临床实践。业医50余年，医德高尚，堪称当代中医临床家；致力教育，勤于笔耕，开创中医函授、刊授教育之先河；发展中医学术，创立现代辨证模式；其著作涉及中医基础理论和临床多方面，尤其对《内经》进行了深入研究。临床方面，对温热病、肝病、血液病、心脏疾患、溃疡病等的治疗，颇多见解，为当代中医学术的发展作出了贡献。本节选录秦伯未十则典型案例并附其肝病辨证法则供学习鉴赏。

案例 1

肝阳头痛，耳鸣唇裂，症属于热。感寒痰喘，咳嗽喉吤，症属于寒。寒热为水火之征，水火若薰莸之异，惟相反而集于一身者，乃阴阳真元之亏。脉象细数，舌尖干涸，阴液之伤，尤甚阳气。傅青主谓：“火不可任其有余，水不可使之不足。”治当柔肝，以制厥阳之上逆，佐用肃肺，伸蠲痰浊之中凝。水为金子，木赖水涵，肾脏之虚，无形得济。

细生地12克，生白芍6克，女贞子9克，珍珠母(先煎)15克，嫩钩藤(后下)9克，天麦冬各6克，炙款冬4.5克，甜杏仁9克，川贝母，川百合各6克，金沸草(包)4.5克，车前子(包)9克。

解读

按　肾藏真阴而寓元阳，系水火之窟，二气之根。阴虚则热，阳衰则寒。本例肾水命火俱亏，寒热之证并存，根据脉象细数，舌尖干涸，审知阴液之伤尤甚阳气。治当养血柔肝，潜阳平逆，滋肾补肺，顺气消痰。盖金能生水，木赖水涵，肝柔条达，肺司治节。则肾脏真元之亏，自能得济也。

［选自陆柱尊．秦伯未医案选．江苏中医杂志，1987，29(7)：28-29.］

要点

(1) 证候特点：头痛，耳鸣唇裂；痰喘，咳嗽喉吤；脉象细数，舌尖干涸。

(2) 病因病机：肾阴不足，无以制阳，虚火上炎，灼伤阴液。

(3) 治则：滋阴潜阳，肃肺化痰。

案例 2

不咳咯血时发，头晕易怒，口苦咽干，脉弦舌红，此木火刑金，非肺之本脏病也。昔人谓："肺如悬钟，叩之则鸣，治之不在填其窍，而在去其杵。"兹本此旨立方。

生白芍 9 克，黛蛤散(包)12 克，桑白皮 9 克，代赭石 12 克，怀牛膝、甜杏仁、生苡米各 9 克，山茶花、仙鹤草各 4.5 克，藕节炭 3 枚，云茯苓 9 克。

解读

按　本例系情志不遂，肝气郁而化火，逆乘于肺，故其标在肺，其本在肝，为木火刑金，肺络损伤之候。治则清肝泻肺，平逆止血。治疗贵在辨证，察其癥结所在，施治才能中的，此与头痛治头，脚痛治脚者，无与伦比矣。

［选自陆柱尊．秦伯未医案选．江苏中医杂志，1987，29(7)：28-29.］

要点

(1) 证候特点：不咳咯血时发，头晕易怒，口苦咽干，脉弦舌红。

(2) 病因病机：情志不遂，肝气郁而化火，逆乘于肺，木火刑金，肺络损伤。

(3) 治则：清肝泻肺，平逆止血。

案例 3

面浮肢肿，胸闷腹满，小溲不长，湿浊中阻，三焦失职。治以开鬼门，洁净府。

紫背浮萍 3 克，青防风、新会皮各 4.5 克，广木香 3 克，炒枳壳、黄郁金、汉防己各 6 克，川椒目 3 克，冬瓜皮 12 克，炒车前子、炒泽泻各 9 克。

二诊　开鬼门，洁净府，浮肿渐消，胸腹懑满亦减，咳嗽喉头多痰，舌苔中腻。续予决渎三焦。

香紫苏 4.5 克，川椒目 3 克，带皮苓 12 克，光杏仁 9 克，陈广皮、炒枳壳各 4.5 克，炒车前子、炒泽泻各 9 克，汉防己 6 克，冬瓜子皮各 9 克，生熟苡仁各 9 克。

解读

按　关于水肿病机，以景岳论述精神，盖水为至阴，故其本在肾。水化于气，故其标在肺。水惟畏土，故其制在脾。本例水肿，属风邪犯肺，肺失宣发，不能通调水道，下输膀胱，三焦决渎失职，浸溢肌肤而为水肿。

《内经》提出"开鬼门"、"洁净府"、"去菀陈莝"三条治疗原则，一直沿用至今。本例发汗、利尿、理气化湿三者并施，即宗斯旨也。

（选自陆柱尊．秦伯未医案选．江苏中医杂志，1987，29(7)：28-29.）

要点

(1) 证候特点：面浮肢肿，胸闷腹满，小溲不长。

(2) 病因病机：风邪犯肺，肺失宣发，不能通调水道，下输膀胱，三焦决渎失职，浸溢肌肤而为水肿。

(3) 治则：发汗解表，利尿，理气化湿。

案例 4

饮食少思，内热作渴，经行稀少，肢体瘦懒，入晚时有疟状，脉来洪数而虚。此系孀居数载，肝脾郁结所致，不治将为痨矣。

早进归脾丸 10 克，午进六味丸 10 克，晚进逍遥丸 10 克，勿使间断，服药二月，各进斤许。事后相遇，诸恙霍然。

解读

按 归脾丸补益心脾，养血安神；六味丸滋补肾阴，清热退蒸；逍遥丸疏肝解郁，理血调经。本例由于情志抑郁，久则化火耗液伤阴，而阴火内炽，则消烁元气，导致上列诸症。沈金鳌云："气虚者，肺脾二经虚也，血虚者，心肝二经虚也，而阳虚阴虚则又皆属肾。"因此以多种药丸，同时用于一身者，是师薛立斋临证遣方之法，往往一日之内，给服数种方药。这对虚损累及多个脏腑而一方难以求全者，提供了新的治疗手段，为后世医家所效法。

(选自陆柱尊．秦伯未医案选．江苏中医杂志，1987，7：28-29.)

要点

(1) 证候特点：饮食少思，内热作渴，经行稀少，肢体瘦懒，入晚时有疟状，脉来洪数。

(2) 病因病机：情志抑郁，久则化火耗液伤阴，而阴火内炽，则消烁元气。

(3) 治则：疏肝健脾，养心安神，滋补肝肾。

案例 5

姜某，男，成人。腰膝酸痛，筋骨疾软，步履不便；舌红少苔，脉象沉细。膝者筋之腑，腰者肾之腑，筋病治肝，骨病治肾。病痿证，乃肝肾精血不充，筋骨失养，以致痿软步履，今以补肝肾，强筋骨候正。

处方　生薏米 12 克、鹿角霜 9 克、健步虎潜丸 9 克包煎

解读

按 秦老惯用生薏米治疗筋骨病。中医有筋寒则急、热则缩、湿则纵之说，薏苡仁能理脾，清热补肺，又是去湿要药，因此，对因寒或热的筋病、痿证及湿痹均有很好疗效。鹿角霜滋补肝肾，强壮筋骨，又无温燥之弊。《医方集解》健步虎潜丸（熟地、龟板、白芍、锁阳、虎骨、牛膝、当归、干姜、黄柏、知母、陈皮、羊肉），补肾坚阴，强筋壮骨。处方简单，却丝丝入扣，足见秦老辨证选药细极毫芒。

以上配方，对成人、儿童，或中风后遗症，或小儿麻痹后遗症等，凡属肝肾阴虚之疾证，均可长服，具有卓效，且无弊病。

1961 年秦老曾介绍过治疗肾虚腰痛的四个名方，青娥丸（杜仲、补骨脂、核桃）、神龙丸（杜仲、补骨脂、核桃、鹿茸、没药）、壮本丸（杜仲、补骨脂、鹿茸、巴戟天、茴香、猪腰子）及羊肾丸（杜仲、补骨脂、核桃、鹿茸、没药、鹿茸、巴戟天、茴香、葱管、羊腰子）。还提出了几个经验用药，例如，威灵仙常用于风湿性关节痛，并治血瘀性痛经；千年健常用于风湿病痛，对气

滞性胃痛也很有效。可供参考。

［选自王凤岐．秦伯未医案选析．甘肃中医学院学报，1985，(1)：21-24.］

要点

(1) 证候特点：腰膝酸痛，筋骨疾软，步履不便；舌红少苔，脉象沉细。

(2) 病因病机：肝肾亏虚，精血不足，无以濡养筋骨。

(3) 治则：滋补肝肾，强壮筋骨。

案例6

朱某，女，成人。血证七、八载未发，近日恼怒，胸宇烦闷，咯血盈盆，胁肋胀痛，口干味苦，寐艰惊惕；舌红苔薄，脉象弦细。金能克木，木火太旺，反侮肺金，肝旺肺弱，气火上逆，清肃失司，阳络不固。万望息心静养，切勿动怒烦心，复蹈前辙，拾此机宜，仙丹无益。暂拟平肝清肺宁络。

处方　白蒺藜9克，川楝子9克，嫩白薇9克，山茶花9克，粉丹皮9克，墨旱莲9克，条芩炭9克，煅石决12克先煎，黛蛤散9克包煎。

解读

按　以上二例均为咯血。前者为真元亏损，虚火上炎所致，故用汤剂培补真元，以十灰散（大蓟、小蓟、荷叶、侧柏叶、茅根、茜根、山栀、大黄、丹皮、棕榈皮）凉血止血，标本兼顾，两剂血止。后者为木火刑金而致，用黛蛤散（青黛、蛤粉）专治肝火反侮肺金之咳疢、咯血，合以清肝平金之汤剂，三剂病愈。由此可见，治病求其本的原则和同病异治的妙曲。

血得热则妄行，为一般规律，上部出血，因热者固然多见，但还应分虚实，辨脏腑，寻病因，推病机，辨证施治，因而秦老曾说："对于出血证，若在血热妄行的框框下，无往而非炭，真是可发一叹。"山茶花，《本草经疏》谓："味甘而微辛，气平而微寒。"秦老喜用此治疗吐血、衄血和咯血等症。

［选自王凤岐．秦伯未医案选析．甘肃中医学院学报，1985，(1)：21-24.］

要点

(1) 证候特点：近日恼怒，胸宇烦闷，咯血盈盆，胁肋胀痛，口干味苦，寐艰惊惕；舌红苔薄，脉象弦细。

(2) 病因病机：木火太旺，反侮肺金，肝旺肺弱，气火上逆，清肃失司，阳络不固。

(3) 治则：平肝清肺宁络。

案例7

朱某，男，成人。咳疾气喘，痰多色白，入冬尤甚，形寒肢冷，溲频便溏；舌淡苔薄白，脉象沉弱，右寸滑。仲师云："病痰饮者，当以温药和之。"予通阳蠲饮。

处方　淡干姜9克，五味子9克（二味同炒），仙半夏9克，炒白术9克，辽细辛3克，鹅管石9克先煎，白石英9克先煎，金匮肾气丸9克包煎。

解读

按　痰饮为病，其标在肺，其本在脾肾，肺主呼气，肾主纳气，脾为生痰之源，肺为贮痰之器，脾虚失其健运，积湿生痰，肾虚不能化气行水。本例以汤剂温运脾肺，化痰蠲饮，用肾气丸（地黄、山萸、山药、茯苓、丹皮、泽泻、桂枝、附子）温肾化气，汤丸同施，标本并治。

如果把咳喘—痰饮—阳虚作为本病的一个公式，那么从痰饮和咳喘来说，痰饮是本而咳喘是标，从阳虚和痰饮来说，则阳虚是本而痰饮是标，所以痰饮的形成是由于阳虚，故"温药和之”是治疗痰饮的大法。

秦老立法通阳蠲饮。通阳不等于温阳，通阳之药的目的不是“温”而是“通”，温阳是用四逆类回阳救逆；也不同于养阳，养阳是针对慢性病人阳虚之证，用药性虽温而柔润。秦老曾强调说：“痰饮为阴邪，治以温化脾肾为主，方如苓桂术甘汤、金匮肾气丸。痰多壅塞者可结合三子养亲汤治标。倘因外邪引起宿饮，表里同病，参入温散法，方如小青龙汤。必要时亦可用泻剂，方如葶苈大枣泻肺汤、十枣汤。但本病的治疗重在脾肾而不在肺，重在温化而不在攻逐，虽有泻法，不宜常用，用后仍仗温化调养。”鹅管石、白石英甘温，秦老常用以温肺化痰，有时与炙麻黄、杏仁、甘草(三拗汤)同用，治疗冷哮痰喘，每收捷效。自20世纪六十年代起，秦老又喜用蝉衣、红花、地龙等药，以平喘，对于各种原因的喘症，可起到定喘治标、缓解在状之功。

[选自王凤岐．秦伯未医案选析．甘肃中医学院学报，1985，(1)：21-24.]

要点

(1) 证候特点：咳痰气喘，痰多色白，入冬尤甚，形寒肢冷，溲频便溏；淡苔薄白，脉象沉弱，右寸滑。

(2) 病因病机：脾虚失其健运，痰湿内生，积湿生痰，肾虚不能化气行水。

(3) 治则：温运脾肺，化痰蠲饮。

案例 8

孔某，男，成人。久患肠鸣腹泻，泻下清稀，胸闷唆嘻，口苦咽干，近日因恼怒后诸应更甚，且添脘胁胀痛；舌苔薄黄而腻，脉象沉弦。今以丸药治久痢，以汤剂舒肝理气畅中。

处方　炒蒺藜 9 克，广木香 6 克，青陈皮各 9 克，新会白 9 克，陈香橼 6 克，穞豆衣 6 克。

解读

按　秦老常以乌梅丸治久痢，他认为这是辛苦甘酸杂合以治久痢之法，由于乌梅丸(乌梅、桂枝、细辛、附子、干姜、黄连、黄柏、蜀椒、人参、当归)的方药是寒热并用，邪正兼顾，所以对于久痢证属寒热错杂而正气虚者，极为适合。用丸药治久病，以汤药疗新疾，处方细致，组合精巧，通常达变，效如桴鼓。秦老说，中医辨治腹泻是很复杂的，要分清表里虚实寒热，要辨明肝脾肾之不同，或以祛邪为主，或以扶正为务，或邪正兼顾。总之，运用中药治疗就必须具备理、法、方、药一套法则，而且要把中医的特长发扬出来。如果只找一些中医止泻方剂来治疗。非但不容易收到疗效，也不可能深入研究。

[选自王凤岐．秦伯未医案选析．甘肃中医学院学报，1985，(1)：21-24.]

要点

(1) 证候特点：久患肠鸣腹泻，泻下清稀，胸闷唆嘻，口苦咽干，近日因恼怒后诸应更甚，且添脘胁胀痛；舌苔薄黄而腻，脉象沉弦。

(2) 病因病机：久病脾胃虚弱，气血不足，肠失固摄，肝气郁滞，横逆犯胃。

(3) 治则：疏肝理气健脾。

案例 9

庄某，男，儿童。痢下赤白，肛门窘迫，胸隔痞闷，发热恶寒，无汗身痛，舌苔白腻，脉象浮滑。予逆流挽舟，解表通里。

处方　藿香梗 6 克，煨葛根 6 克，香待叶一方，绿升麻 3 克，苦桔梗 6 克，荠菜花 6 克，焦楂炭9克，谷麦芽9克，香连丸3克包煎。

解读

按　清代喻嘉言氏，对痢疾初起有表证者，倡用败毒散，认为邪从外入，仍应外出，使邪由里而出表，表气疏通，里滞亦除，其痢自愈，称此为“逆流挽舟”法，秦老仿其总，制是方。又患者为小儿，饮食不知自节，“无积不成痢”者尤多，故方中重用焦楂炭及谷麦芽，消食导滞，且焦楂炭又可调血以治脓血便。秦老喜用荠菜花治疗赤白痢疾，并说，荠菜花是一味止血良药，对于妇女经漏不止和产后瘀血淋沥不尽者也有良效。方中配香连丸（木香、黄连）包煎入药，以清化肠热。

［选自王凤岐．秦伯未医案选析．甘肃中医学院学报，1985，(1)：21-24.］

要点

(1) 证候特点：痢下赤白，肛门窘迫，胸隔痞闷，发热恶寒，无汗身痛，舌苔白腻，脉象浮滑。

(2) 病因病机：饮食不节，脾胃内伤，湿热壅于中焦，又外感风寒，气机闭阻。

(3) 治则：逆流挽舟，解表通里。

案例10

男，41岁，1961年10月以来，每日腹泻，有时失禁遗裤，初为水泄，一天20多次。近变为鹜泄，一天4～7次不等。便前肠鸣漉漉，无腹疼感，纳食尚佳。脉细带弦，舌质红，苔黄白厚腻。诊断为脾阳不运而湿不化，直趋大肠为泄，泻久伤阴，阴虚生热，且现水不涵木现象。治法仍宜以温养中焦为主。稍佐升清，如果因舌红而用苦寒，势必脾阳更伤而下陷。方药：党参、黄芪、山药、诃子、炮生姜、炙甘草、红枣、葛根、升麻。

服四剂后，苔腻化薄，舌质不红，肠鸣减少，原方去升、葛加破故纸。又服八剂。自觉周身有力，粪便转厚，但一天仍有4～5次。接用附于理中合赤石脂禹余粮汤复方。

解读

按　本案为脾虚湿泄，患者肠鸣水泄无腹疼感，为湿气下注。而舌红，苔黄白厚腻，则是因久泄伤阴，阴虚生热，热与湿合，内生湿热所致。但病变主要矛盾乃是脾阳不升，湿邪下注。治疗不能因见其舌红苔腻便用苦寒，宜用李东垣补中益气、升阳健脾法。处方即为补中益气汤的变方，以参、芪、山药、炮姜、炙草、大枣温中健脾，换升、柴为升、葛，升举阳气。葛根又能益胃阴而止泄泻。可见，换一味葛根，大有妙意。因治疗抓准重心，4剂便见显效。再以附子理中汤温脾肾之阳，辅以赤石脂、禹余粮汤涩肠止泻，促进大肠恢复其正常功能。

（选自《古今名医医案》高新彦按）

要点

(1) 证候特点：每日腹泻，初为水泻，一天20多次。近变为鹜泻，一天4～7次不等。便前肠鸣漉漉，无腹疼感，纳食尚佳。脉细带弦，舌质红，苔黄白厚腻。

(2) 病因病机：脾阳不运，无以运化水湿，下趋大肠为泄，泻久伤阴，水不涵木。

(3) 治则：温补脾肾，涩肠止泻。

附：谦斋脏腑辨证法则——肝病辨证法则

谦斋在“脏腑发病及用药法则提要”一文中指出，形瘦，舌质淡、面色不华常见于一般血虚证，确诊为肝血虚时，必须结合目眩、筋惕肉瞤等肝证状的特征。提出特征概念，意义深刻，故在此引用。他所说的一般血虚证，简称共征，与特征相对应。为了进一步认清脏腑辨证中的重叠现象，并将其中不可避免的重叠现象分为3类：①在同类证候中，共性的证状是可以重复的。如肝血虚与心血虚，均有形瘦、舌质淡、面色不华等相同的证状；②在本脏相关证候中，由于甲多起于乙，那么，甲与乙的证状就存在着一定的重复。如肝血虚内热多起于肝血虚，除了有自身的内热特点外，还不可避免地兼有肝血虚的症状；③在脏腑生克关系中，由于甲克乙，那么甲与乙的证状也存在着一定的重复。如肝气横逆，常常犯胃克脾，出现食呆、呕恶、嗳噫、泄泻等证，这些兼证就与单纯的脾胃病证相重复。这3种重复现象，是由于证候与证候之间的交叉、存在着公共部分，其重复属于不可避免的，只要根据它们在证候中所处的地位进行分类，按照一定的逻辑关系有秩序地出现，初学者是能够接受的。为此，提出证型结构公式设想，即证型结构公式等于特征加共征加基础证加兼证。证型结构是依据病因病机分类，它把证候的要素分解为特征、共征、基础证和兼证，认清它们在证型结构中的主（即特征）次（即共征）、上（即特征和共征）下（即基础证）及从属（即兼证）关系。每个证型只要记住特征就可以了，共征是重复的，只要在同类证候中记住一次也就可以了，至于基础证及兼证，只要知道基础证、兼证是什么证候就可以了，其具体证状可不用记，因为在记住每个证型的特征和共征时，就包括了基础证和兼证的证状。有了它，证型结构一目了然，特别是在分析复杂证候的时候，常常可以化繁为简，现阐述如下。

肝

肝藏血，以血为体，以气为用，性主升发，宜条达舒畅。若肝脏血亏，即引起供血器官缺血等一系列症状。如果谋虑不遂，情志不舒，肝脏不能疏泄，便产生肝郁之证。肝在志为怒，怒则伤肝，发为肝气、肝火。不但本脏有病变，还往往影响其他脏腑，如乘胃、克脾、累肾等，出现各种各样的复杂证候。

1. 肝血虚

常见特征：目眩，不耐烦劳，筋惕肉瞤、妇女经少、经淡、经闭。

偶见特征：目干涩，视物模糊、雀盲，头痛自眉梢上攻，拘挛，膝屈伸不利，指甲少泽。

共征：形瘦，面色不华，舌质淡，脉细等。

按 肝血虚等于特征加共征。由于肝血虚牵扯面广，证状又比较复杂，如全盘托出，常令人感到头绪纷繁，难于掌握，故将谦斋反复谈到的症状归于常见证，偶尔提及的症状，纳入偶见证，但偶见证不等于不重要。关于不耐烦劳，谦斋表述的形式有4种：不耐烦劳、不耐操劳、易疲劳和疲乏，它们意思相近。疲乏，多以为中气虚，为什么又见于肝血虚？这常使初学者迷惑不解。肝为罢极之本，肝又主筋，肝血虚多见不耐烦劳。把疲乏归于中气虚，实际上是一种误解。关于中气虚，谦斋常换一种提法“四肢无力”。疲乏和无力是两个不同的概念，疲乏多见肢体酸、沉、胀，乏就是累，多在小劳后或午后出现，下肢比较明显，不为休息所缓解，俗称不解乏。无力多起于食少、便溏，表现为精神倦怠、懒言音低、四肢无力、行动气短，也就是说早晨醒来没干活就没劲、无力。不耐烦劳中的“不耐”就是工作不能耐久，真可谓画龙点睛。故疲乏多从肝治，轻则偏重补血，重则气血双补；无力则从脾治，培补中焦。肝血虚可引起目眩、筋惕肉瞤、不耐烦劳、消瘦、面色不华、指甲少泽、舌质淡、脉细等诸多主证，如何认识它们在证候中的地位，正是针对这一实际问题，谦斋才提出特征概念，难题也就迎刃而解了。大概谦斋的辨证思路，抓住1～2个特征，再具备2～3个共征，诊断就可以确定，关键是要把握住特征。

2. 肝血虚内热

特征：小有烦劳即能引起低热，缺乏规律，轻者身不发热，但觉头面轰热，手足心烦热出汗。

共征：胸中烦热，舌质红，脉细数等。

基础证：目眩，消瘦，面色不华等。

按 肝血虚内热等于特征加共征加基础证（肝血虚）。血虚内热多起于血虚，故肝血虚是其基础证。肝血虚内热与肾阴虚内热相近，其特征为小有烦劳即热，缺乏规律，有时亦下午发热，轻者身不发热，但觉头面轰热、手足心热。阴虚发热有规律，以下午为多，入夜逐渐降低，五心烦热，骨蒸盗汗等。

3. 肝气虚

特征：意志萧索，懈怠胆怯，卧不安，极度疲劳，倏时头晕眼花无所见，胁下一点痛不止，遗尿。

共征：气短、无力等气虚。

基础证：多疑善虑、忧郁不欢、胸胁苦满等肝郁症状；目眩、筋惕肉瞤、指甲少泽等肝血虚症状。

按　肝气虚等于特征加共征加基础证(肝郁或肝血虚)。血液循行脉内全身受其营养，气能改善血液的功能和帮助血液的正常运行，二者是构成人体正常生理活动的重要因素。假如气受到心理上、环境上的刺激，无论情志方面的喜怒哀乐，气候方面的冷热，都会影响到血。肝气虚多起于肝郁，肝郁不舒，久则发热，热郁于内，不易发泄，耗气烁血，逐渐体力衰退成为气虚。肝以血为体，气为用。肝血不足，生气不强，肝气亦虚。故肝郁和肝血虚是肝气虚的基础证。肝气虚的特征，在精神方面意志萧索、懈怠胆怯、卧不安；体态方面极度疲劳、下肢酸软；见于局部，突然头晕眼花无所见，或胁下一点痛不止，或气虚疏泄不禁而遗尿。肝气虚与肝血虚均有目眩、疲乏等证，但肝气虚的证状就表现得严重，如头晕眼花无所见、极度疲乏等，这是由于肝气虚是在肝血虚的病理基础上进一步发展的结果所决定的。

4. 肝阳虚

特征：头痛麻木，并不剧烈，得温减轻。

共征：四肢不温，脉沉细而迟，多由逐渐形成。

基础证：懈怠不耐劳、忧郁胆怯等肝气虚；腰冷酸痛、畏寒、小便频数等肾阳虚。

按　肝阳虚等于特征加共征加基础证(肝气虚或肾阳虚)。肝阳虚多起于肝气虚，当辨认肝气虚本证。肝阳虚还起于肾阳虚，因肾阳虚常累及肝，导致肝阳亦虚，如骨髓痨即是。谦斋在论及肝阳虚与肝阳证时，均有头痛麻木。初步分析，肝阳头痛起于血液不充，肝阳循经上扰，头痛偏重两侧、畏光，重则巅顶如有物重压，兼有麻木感。肝阳虚头痛，是相火不能温养头目而头顶冷痛麻木，但不剧烈，得温轻减。前者肝阳相对亢盛，其性质近于热，治以清滋柔镇；后者肝阳本身虚弱，属于虚寒，必须在补体之中加入温养。头痛麻木，虽为肝阳虚的特征，但在肝阳虚初起或症状不典型时，也可以暂时不出现，这时就必须抓住肝阳虚的共征，再结合其基础证的特征，如肝气虚的懈怠胆怯等。特征的意义，不仅在于能确定它所在的证型，还能判定与之有关的证型。

5. 肝寒

特征：头痛脑冷，少腹痛，经行小腹急痛。

共征：四肢厥冷，指甲青紫，病来急骤，脉沉紧。

兼证：呕吐清涎黏沫，或吐酸水等。

按　肝寒等于特征加共征加兼证(胃气上逆)　谦斋指出，四末不温常见于肾阳虚和一般寒证，确诊为肝寒须与肝症状结合。厥阴头痛，由肝经寒气上逆，头痛脑冷，畏风常欲蒙被而睡，面容惨淡忧郁，微带青晦，夹胃气上逆而呕吐清涎黏沫等。寒邪直中少腹，多见少腹拘急疼痛，吐酸水、清水等。胃气上逆虽属兼证，但从侧面反映了该证的特点，也应重视。

6. 肝郁

常见特征：意志消沉，忧郁寡欢，多疑善感，胸胁痞满，妇女月经不调。

偶见特征：头昏，痴呆，妇人小便频数，量少窘急，甚则遗尿。

兼证：胸痞腹满、大便不调等。

按　肝郁等于特征加兼证(脾虚)。肝郁的成因，多由于性格内向，忧郁寡欢，沉默少言，不善于感情沟通。还与思维方式有关，遇到困难和挫折，不能正确对待。肝气郁结，多表现为多疑善感，觉得全身都不舒服，头脑不清，胸胁不畅，脘痞不舒，常常作一次深呼吸才觉得痛快。临床所说的肝郁，多指气分病，兼见血虚，近于本虚标实。肝郁脾必郁，多影响中焦，出现胸痞腹满，大便不调等脾虚症状。

7. 肝气

特征：头胀，两胁胀满作痛，乳房胀痛，少腹胀痛，睾丸胀痛。

共征：先胀后痛，来势急骤，时痛时止。

兼证：胸闷太息、腹胀矢气等。

按　肝气等于特征加共征加兼证(胃肠不和)。肝气的形成，多因精神上受到刺激，肝脏气机不和，出现横逆现象。为什么同样受到精神刺激，会有肝郁、肝气之别，谦斋早年说过，性柔多肝郁，性刚多肝气。

肝气以作胀为特征，先因气机胀滞，然后作痛。故肝气病有胀而不痛的，没有痛而不胀的。肝气发病，多从本脏本经部位开始，以两胁至少腹最为明显，然后循经扩散，上逆于头部，下及前阴等处，再影响胃肠。

8. 肝血瘀结

特征：胁痛如刺，胁下痞块，少腹痛如刺如绞，妇女痛经。

共征：疼痛如刺，痛处不移，舌有紫斑。

基础证：忧郁寡欢，胸胁痞满等。

按 肝血瘀结等于特征加共征加基础证（肝气郁结）。肝血瘀结多起于肝气郁结，肝气郁结久而不愈，血随气滞，所谓初痛在气，久必及血，瘀阻经络，着而不行，胁痛如刺，甚则胁下痞块，为肝脏积聚。妇女痛经，临床上主要分经前痛、经行痛和经后痛。这3种痛经的部位，都以小腹为主，区别是经前痛多连少腹，痛时作胀；经行痛集中小腹，如绞如刺；经后疼痛不剧烈、感觉下坠。其病因病机，经前痛和经行痛均由瘀血内结，而经前痛夹有气滞，经行痛夹有寒阻，经后痛系气血两亏，不能固摄。

9. 肝热

特征：手足发热，目赤红肿流泪，胁痛而痛处有热感。

共征：烦闷、口苦、小便黄赤等。

基础证：肝气郁结。

按 肝热等于特征加共征加基础证（肝气郁结）。引起肝热的原因，有气郁化热和外感温病传变的，当其化热内伏，而没有冲激上逆现象的时候，称为肝热。肝热多见手足发热、目赤红肿、胁痛而痛处有热感。

10. 肝火

特征：头胀痛，昏沉觉热，头筋搏指，耳鸣，耳聋，恼怒，发狂，梦遗。

共征：面红，口苦，烦躁等。

基础证：肝气或肝热。

兼证：吞酸、嘈杂等胃气不和。

按 肝火等于特征加共征加基础证（肝气或肝热）加兼证（胃不和）。引起肝火的原因有肝脏蕴热或肝气转化，所谓气有余便是火，故肝热和肝气为其基础证。由于火性炎上，其症状多集中在头面，表现为头胀痛、耳鸣、耳聋、面红等。肝火冲逆无制可引动胃失和降，兼见吞酸、嘈杂、口苦等证。

11. 肝阳

特征：轻者头晕偏头痛、目眩畏光、目眶痛、喜静恶烦，严重的头痛如裂、巅顶如有物重压，兼有麻木感。

基础证：肝热和肝血虚。

兼证：泛漾、呕恶等胃气不和。

按 肝阳等于特征加基础证（肝热和肝血虚）加兼证（胃不和）。引起肝阳浮动的原因有以下两个方面：一是，肝热而阳升于上，二是，血虚而阳不潜藏，故肝热和肝血虚是其发病的基础。肝热引起的肝阳可兼血虚，血虚引起的肝阳亦多内热，两者不能绝对分开。所以分别来说，前者偏于实，后者属于虚；总的来说，肝阳的性质偏于热，接近于火，基本上是一个虚证。肝阳上逆的主要表现为头痛，但这种头痛通常具有如下特点①头痛的部位：一般在两侧太阳穴附近为重，或偏在一边，所说偏头痛即属此类。②头痛的性质与程度：暴裂痛或隐隐作痛，于生气着急后更为严重。③头痛的时间：反复发作，时轻时重。不同于肝火、肝气头痛，来势急骤，存在短暂，很快消失。④头痛的突出兼证：肝阳头痛常同时伴有头胀和眩晕，肝热引起的肝阳头痛偏于实，实则多兼胀（头胀）；血虚引起的肝阳头痛偏于虚，虚则多兼晕（眩晕）。肝阳是临床辨证上的棘手问题，只要把握了病因病理，认清其证型结构中的逻辑关系，即使遇到了复杂的证候，也能理出头绪来。

12. 风阳

特征：眩晕不能张目，头痛如裂，或巅顶如有物重压，兼有麻木感。

基础证：肝热、肝血虚和肾阴不足。

按 风阳等于特征加基础证（血虚内热和肾阴不足）。谦斋指出，肝风与肝阳是两个证候，习惯上又以肝风都由肝阳所化，所谓“肝阳化风”，因而常把风和阳结合起来，混称风阳。谦斋所说的“习惯上又以肝风都由肝阳所化”，只是解释风阳一词的来历和它的原有含义，不是他的本意。《中国医学大辞典》在肝阳条目中又明白指出，肝阳为肝风的轻证。前人把肝阳附属于肝风，所谓轻者为肝阳，重者称肝风，概称风阳。这样混称风阳，存在一定的问题：一是，把肝风与肝阳放在一起，只有轻重之分，容易混淆，也不利于鉴别；二是，前人认为肝风都由肝阳所化，所谓“肝阳化风”，使得肝阳有些泛化。因为肝风不都是肝阳所化，还见于热盛动风、血虚生风和肾虚动风等，即使是肝阳也只是其中的一部分转化为肝风。所以，谦斋又指出，肝阳与肝风，实际上大有区别。肝阳是血虚内热而阳浮的证候；肝风纯粹是一种虚象，不仅肝血虚而且肾阴亦虚，由于阴血极虚而不能濡养空窍和肢体，故出现震动不定现象。那么，风阳一词在临床上到底有没有实际意义？谦斋结合丰富的实践经验，进一步印证和扩展了风阳的旨义，一般所说的风阳系指肝阳的严重证候，真正的肝风，不能与肝阳混为一谈。习惯上的风阳比较模糊，它把肝风和肝阳混在一起，概念不清，一般所说的风阳是指将要转化为肝风的肝阳重证。谦斋在“风阳头痛案”中记载，某男，年近 7 旬，突然头痛如裂，张目便眩晕欲倒，胸中烦闷，呼吸短促，脉象浮大而数。因患者平素多痰，检阅前方多用平肝化痰。我认为病非外感风温，又无发热，脉不相符。明属肾阴不足，风阳上扰。呼吸急促亦由肾气不纳，不同于痰喘，即以滋阴潜镇法，用生地、麦冬、龟板、阿胶、白芍、丹皮、钩藤、珍珠母，另用羚羊角一钱煎冲，两剂后逐渐轻减，调养半月始痊。这不难看出风阳的临床特点，头痛如爆裂，或头痛如劈，眩晕不能张目，眼前冒金花，巅顶如有物重压，不可近手，兼有麻木感等。其病理不仅血虚内热，肾阴不足亦是重要原因。谦斋将风阳独立于肝风，使其内涵得以阐明，又把风阳从肝阳的证候中单列出来，作为重证来研究，并在临床实践中总结出一套辨证规律，这对指导临床有着重要意义。

13. 肝风

特征：轻者眩晕欲仆、肢麻、手指瞤动，重者头、舌颤抖，全身抽搐，甚至角弓反张等。

基础证：肝血虚和肾阴虚。

兼证：泛漾、呕恶等。

按　肝风等于特征加基础证（阴血极虚）加兼证（胃不和）。肝风多起于血虚，除肝风的特征外，当辨认血虚本证，如疲乏、失眠、面色苍白等，以及深一层的肾阴亏乏，水不涵木，腰膝酸软、潮热、盗汗、两尺脉弱等证。习惯上肝风多由肝阳所化，那么，肝阳是不是肝风的基础证呢？肝风不仅为肝阳所化，还见于热盛动风、血虚生风和肾虚动风等。肝风的基础证绝不是肝阳、热盛、血虚和肾虚等几个证候的简单相加，而是从这些证候中找出共同的病理变化。如肝阳转变为肝风，其病理由血虚内热而阳浮变为阴血极虚而风动，阴血极虚不仅是肝阳化风的病理基础，也是血虚生风、热盛动风和肾虚动风的病理基础，这一共性的东西，才有普遍的指导意义。谦斋在《谦斋医学讲稿》中 3 次提到肝风的阴血极虚，这决非偶然。临床上肝血虚和肾阴虚的患者很常见，其中大多数的患者并没有出现肝风，就是因为他们还没有到阴血极虚的程度。阴血极虚的“极”字很有意义，它点明了肝血虚和肾阴虚的病变程度，故在肝风证型结构公式的基础证中，直接引用了谦斋这一新观点，望学者留意。肝阳是血虚内热而阳浮的一种证候，仅见头晕目眩等视觉浮动的现象；肝风纯粹是一种虚象，不仅肝血虚而且肾阴亦虚，由于阴血极虚而不能濡养空窍和肢体，出现震动不定现象。前者浮动，后者震动，谦斋仅以“浮震”二字，就化解了有史以来风阳混淆的局面，不愧为医林高手。《内经》时期所说的肝风，多隶属于五脏中风。而后，历代关于肝风的证候论述，开始有手足不收、言语謇涩、口歪眼斜、神思昏聩等中风证状。《实用中医内科学》在肝风内动条目中解释：肝风为眩晕、手足颤抖、抽搐昏迷、口歪眼斜、角弓反张、半身不遂等。从中可以看出肝风与中风理论的发展有着密切的关系，同时又存在着概念不清、症状不分的问题。肝风是病理名词，亦为病名，而中风是病名。肝风作为病理名词，它是中风的原因之一；肝风作为病名，谦斋认为它可以是中风的前期证。肝风一旦出现了中风症状，疾病的性质就发生了转化，应另当别论，所以在肝风证候中不应含有中风症状。

14. 肝阴虚

特征：头晕，目眩，目干涩，视力减退，下肢软弱，足跟痛。

共征：舌红无苔，脉虚数。

基础证：肝血虚和肾阴虚。

按 肝阴虚等于特征加共征加基础证(肝血虚和肾阴虚)。谦斋在《中医临证备要》一书中,有11处提到肝阴,均是肝肾并提,其表述的形式有4种:肝肾阴虚、肝肾阴血不足、肾阴肝血不足和肝肾阴血极虚等。他在《谦斋医学讲稿》,系统论述了肝病的9种证候,唯独没有肝阴虚。谦斋在这两部著作中从不单独提肝阴虚,这在中医书中是十分罕见的现象,其倾向也是不言而喻的。它见于肾阴虚不能养肝,肝血亦虚;或肝血虚累及到肾,肾阴亦虚。肝肾阴虚这种惯用提法比较模糊,因其中的肝仍然是肝血虚。所以,谦斋常常换个提法,肾阴肝血不足或肝肾阴血不足。在此单列肝阴虚证型,有失谦斋的本意,也欠妥当。这实际是变相讨论肝肾阴虚证型,望初学者不要因此而误解。

[选自孙其新.谦斋脏腑辨证法则浅解.辽宁中医杂志,2003,30(3):180-182.]

第四节 章次公医案解读

医家简介 章次公(1903—1959年)名成之,江苏镇江人。早年攻读于上海中医专门学校,毕业后在沪从事诊疗及教学工作,兼任上海中医专门学校、中国医学院、国医学院等教职,并为上海中国医学院及国医学院创办人之一。1955年应召赴京工作,任中央卫生部中医顾问,北京医院中医科主任,兼任保健局中南海保健医师,中国医学科学院院务委员,亚非团结委员会委员,三届全国政协委员等职。于1959年11月6日不幸罹患肺癌逝世。他理论雄厚,造诣深邃,临证经验丰富,撷英百家,学殚中西,以中为主,疗效卓著;毫无门户之见,富有创新精神;敏而好学,老而弥笃。他为人朴实,待人宽厚,持心以正,立身以诚,确是当代大医风范。章次公脉案翔实,精究方药,特别是由其弟子朱良春编辑注按的83则胃病医案,每案皆有特色,颇具学习与研究价值。

案例1

史女。舌苔半光剥,溃疡病多作此状。古人谓属之阴虚,香燥药不能用。叶天士治此种胃痛嘈杂,创养胃阴之法。可见胃病不尽是吴萸姜桂证也。

白芍10克,煅瓦楞18克(打,先煎),北秫米10克,知母10克,麦冬9克,黄精12克,怀山药12克,云茯苓9克,川楝子9克。

解读

按 舌苔半光剥,是胃阴伤之证。溃疡病见此象,多为气郁化火,灼伤胃阴,故不可再用香燥理气之药。叶天士对此证主张"忌刚用柔"。处方师一贯煎意,用麦冬、山药、黄精、秫米养胃阴;知母、川楝子泄肝胃之热;瓦楞子制酸护膜;茯苓甘平淡渗健脾。知补者能知泻,方尽立方之妙。

(选自《章次公医术经验集》朱良春按)

要点

(1) 证候特点:舌苔半光剥,胃痛。

(2) 病因病机:胃阴不足。

(3) 治则:益胃养阴。

案例2

高男。胃痛开始多作于饥饿时,得食则减;其痛由渐加剧,乃至食前食后皆痛,曾呕吐紫黑色物,今经常嘈杂、饱闷、腹泻。古人属诸痰火,切忌辛香燥烈药。

凤凰衣9克,琥珀屑9克,炙马勃9克,柿霜18克,杏仁泥18克,象贝18克,野蔷薇花9

克，花粉 9 克，血余炭 9 克。共研细末，每服 1.5 克，1 日 5 次。食前服。

二诊　病势已减轻。今予益气健胃剂，与前方先后进服，培其本。

党参 60 克，怀山药 60 克，鸡内金 60 克，煅龙骨 30 克。研为散，每服 3 克，1 日 3 次。

解读

按　此为溃疡病，中医认为饥饿则痛，得食则减，为中虚。其痛由渐加剧，乃至食前食后皆痛，并曾呕吐紫黑色物，是久痛胃络受损，瘀血内停；嘈杂、饱闷、腹泻，为脾胃虚弱，水谷失运，进而生痰，即所谓“古人属诸痰火”。方用花粉、柿霜、杏仁泥、象贝以清痰火护胃缓痛；血余炭、马勃、琥珀等，通络、活血、止血。凤凰衣即鸡蛋内膜，既可保护溃疡面，与马勃同用，且能制酸，这是先生独到的经验；野蔷薇花又名白残花，入胃、肝两经，能清热化浊、顺气和胃，对胃热郁结而络损吐血者有效。二诊增用益气健脾之品，以治其本。

（选自《章次公医术经验集》朱良春按）

要点

(1) 证候特点：胃痛开始多作于饥饿时，得食则减；其痛由渐加剧，乃至食前食后皆痛，曾呕吐紫黑色物，嘈杂、饱闷、腹泻。

(2) 病因病机：饮食不节，内伤脾胃。久痛胃络受损，瘀血内停，痰火内生。

(3) 治则：益气健脾，化痰通络，活血止血。

案例 3

张男。无论进食多少，皆胀满难忍。腹中雷鸣，大便难。肠胃功能不健全，以此方缓图功效。

升麻 9 克，制番木鳖 3 克，莪术 3 克，黄芪 15 克，广木香 6 克，明雄黄 3 克，怀山药 12 克，党参 12 克，生白术 12 克，鸡内金 9 克。共研细末，每服 1.5 克，1 日 2 次。

解读

按　此方一面用升麻协助参、芪补气升提，鸡内金协助山药、白术健脾益气。盖脾得健运，则胀满自消，是治其本。一面用莪术、木香行气；明雄整肠；番木鳖即马钱子，除兴奋延髓中枢外，并为良好的苦味健胃药。是治其标。全方补泻同用，补而不滞，消而不损，将中西医理融汇于临床实际，确是先生医案的一个特色。

（选自《章次公医术经验集》朱良春按）

要点

(1) 证候特点：进食多少，皆胀满难忍。腹中雷鸣，大便难。

(2) 病因病机：饮食不节，脾胃内伤脾胃内伤，运化失常。

(3) 治则：理气健脾。

案例 4

吴女。午后胃部隐痛，大便如栗状。其人体弱，神疲，当消补兼施。

党参 9 克，鸡内金 9 克，白术 9 克，枳壳 12 克，青皮 6 克，绿萼梅 3 克，谷麦芽各 9 克，怀山药 9 克。

二诊　近来以吞酸为苦，必欲探吐乃舒，其酸多作于食后 2 小时许，略进饮食可以缓解，当兼用制酸剂。

党参 12 克，枳壳 9 克，厚朴 9 克，绿萼梅 5 克，鸡内金 9 克，白术 12 克，乌药 9 克，谷麦芽各 9 克。另：凤凰衣 9 克、炙马勃 9 克，二味研极细末，分作 21 包，每服 1 包，1 日 3 次，食前服。

三诊　吞酸已止，胃痛亦瘥可。

川朴 6 克，鸡内金 12 克，枳壳 6 克，山药 12 克，白术 12 克，绿萼梅 5 克，青皮 6 克，乌药 9 克，黄芪 12 克。

另：凤凰衣 9 克，上紫桂 9 克，共研细末，分作 21 包，每服 1 包，1 日 3 次。

解读

按　初诊为脾失健运，故用枳术丸加味，消补兼施。二诊仍步原法，加凤凰衣、炙马勃以制酸。三诊吐酸止，痛亦瘥可，乃用黄芪补益中气；肉桂温中散寒；山药、白术健脾；青皮、枳、朴、台乌等辛通理气，以善其后。

（选自《章次公医术经验集》朱良春按）

要点

(1) 证候特点：其人体弱，神疲，午后胃部隐痛，大便如栗状。

(2) 病因病机：饮食不节，脾胃内伤。病机脾失健运，气血不足。

(3) 治则：益气健脾。

案例 5

马女。饮食入口则吐，其病因恼怒而起。所苦欠伸不休，精神不振，当属神经性疾患，古人谓之木克土。宜芳香兴奋药。

佩兰梗 9 克，苏子 9 克，杭白芍 9 克，煅瓦楞子 24 克，娑罗子 9 克，香橼皮 9 克，旋覆花 9 克(包)，杏仁泥 12 克，玉枢丹 1.5 克(分 2 次吞)。

解读

按　恼怒伤肝，肝失疏泄，横逆犯胃，致胃失和降，故食入则吐。疏肝即所以安胃，降肝亦即是降胃。肝气条达，胃自安和。玉枢丹又名紫金锭，原为开窍化浊、消肿散结之剂，但移治多种呕吐，有止呕安中之功。先生屡用得效。

（选自《章次公医术经验集》朱良春按）

要点

(1) 证候特点：饮食入口则吐，其病因恼怒而起。所苦欠伸不休，精神不振。

(2) 病因病机：七情内伤，恼怒伤肝，肝失疏泄，横逆犯胃。

(3) 治则：疏肝和胃。

案例 6

郭男。高热 3 日，胃脘痛剧，拒按，3 日不更衣，可知是有形之积，理应通降。

制大黄 6 克，玄明粉 9 克(分 2 次冲)，白芍 12 克，枳实 9 克，连翘 9 克，黄芩 9 克，苦杏仁 18 克，全瓜蒌 12 克。

二诊　药后，胃脘部剧痛大定，但未得畅便，阳明燥气尚炽，仍当清之、攻之。

生大黄 6 克，玄明粉 9 克(分 2 次冲)，白芍 12 克，枳实 9 克，连翘 12 克，地龙 9 克，知母 9 克，全瓜蒌 12 克，郁李仁 9 克。

解读

按　此病人高热 3 日而出现胃脘剧痛、不大便，可能与感染有关，常见病如急性胆囊炎、胰腺炎等，其疼痛部位均与胃相近。此病虽不能确定是何炎症，但既见高热、便秘，则自当与一般胃痛迥异，“六腑以通为用”，故用清热泻下，其痛大定。

（选自《章次公医术经验集》朱良春按）

要点

(1) 证候特点：高热 3 日，胃脘痛剧，拒按，3 日不更衣。

(2) 病因病机：饮食积滞，阻滞于胃，不通则痛。

(3) 治则：清热泻下，消积导滞。

案例 7

闵女。胃脘痛，数年，时作时辍，发则手不可近，而转动其痛尤剧。痛剧时拊其背部，则痛稍减。

炮附块 9 克，杏仁泥 18 克，厚朴 3 克，赤石脂 15 克，荜茇 9 克，谷麦芽各 9 克。另：灵丑散，吞服。

二诊　用散药与汤剂之结果，其为神经痛更为明显。盖实质性病变，决无有所事而能遗忘其痛处者。

延胡索 15 克，川楝子 12 克，旋覆花 12 克(包)，香甘松 6 克，九香虫 9 克，晚蚕沙 9 克(包)。上药入前方中再服。

解读

按　此病初诊，作为神经性胃病与消化不良并治。先生预告患者服药后，若有头晕如酩酊状者，为药物所致，即古籍所谓“若药不瞑眩，厥疾弗瘳”。后果如此。考杏仁用大量，有润胃肠、消食、开滞气之功，能疏利开通、破壅降逆而缓胃痛。但苦杏仁苷可分解而为苯甲醛和氢氰酸，多服易致中毒，表现为眩晕，甚则晕倒、呕吐。若用 20～30 克煎服，可能有轻度中毒症状，故先生预告“有头晕如酩酊状者”，一般以不超过 30 克为是。灵丑散即是五灵脂、黑丑等份研末，每服 3～6 克，有消导行滞、通便止痛之功，实证多用之。

（选自《章次公医术经验集》朱良春按）

要点

(1) 证候特点：胃脘痛，数年，时作时辍，发则手不可近，而转动其痛尤剧。痛剧时拊其背部，则痛稍减。

(2) 病因病机：脾胃内伤，运化失常，气机阻滞，不通则痛。

(3) 治则：理气消积，行气止痛。

案例 8

邱男。胃脘痛，饱食后反稍瘥，其痛多在午后，应是虚痛。

延胡索 12 克，金铃子 12 克，川桂枝 7 克，白芍 5 克，饴糖 31 克，生姜 3 片，甘草 5 克，大枣 9 枚。

解读

按　先生对胃脘痛属虚者，常用建中汤，其应用指征是：便难而痛较剧者，用当归建中汤；气虚者，用黄芪建中汤；较轻者，用小建中汤。一般以十二指肠球部溃疡属虚寒型者，用建中汤最为适应。若建中汤加蒲公英 30 克，其效果更佳。所谓溃疡病虚寒型者，其特征有三：①饥饿疼痛，得食则减；②得温则舒；③得按则舒。凡泛酸而嘈杂者忌用。

（选自《章次公医术经验集》朱良春按）

要点

(1) 证候特点:午后胃脘痛,饱食后反稍瘥。

(2) 病因病机:脾胃内伤,中阳不足,不荣则痛。

(3) 治则:温中散寒止痛。

案例 9

胡男。饮食皆不能大口下咽,大口则梗梗然胸次作痛,痛则泛吐黏痰,必咯吐出而后快,病之因不在食道,而在胃。

煅瓦楞 15 克,晚蚕沙 12 克,荜茇 9 克,生鸡金 12 克,刺猬皮 9 克,谷麦芽各 12 克,潞党参、怀山药、台乌药各 9 克,良附丸 9 克。共研细末,每吞 1.5 克,日服 3 次。

解读

按 本案先生断其病所在胃,除案语所述外,当胃脘痛喜温、畏寒、苔白、脉迟等中阳式微见症。诚如《奇效良方》所述:"宿滞痼癖,积聚停痰,动扰脾胃,胃弱不能消磨谷食,遂成此证。"梗痛碍咽,非通补不除;泛吐黏痰,惟温药能化。治用党参、山药、谷麦芽补中而苏胃气,良附、荜茇、乌药温通以祛沉寒,蚕沙、鸡金化浊助运、瓦楞、猬皮养胃止痛,取寻常降逆化痰之品,一味以温中养胃为法,非有卓识,不能如此。

(选自《章次公医术经验集》朱良春按)

要点

(1) 证候特点:饮食皆不能大口下咽,大口则梗梗然胸次作痛,痛则泛吐黏痰,必咯吐出而后快。

(2) 病因病机:脾胃内伤,中阳不足,痰湿内停。

(3) 治则:温中散寒,健脾化痰。

案例 10

赵女。其主症一为呼吸不均匀,一为两肋有发作性之胀满,胀满而不匀益甚。此二者,胸襟拂逆,操作过度,其主因也。

仙鹤草 12 克,旋覆花 9 克(包),全当归 9 克,五味子 5 克,香甘松 5 克,延胡索 9 克,炮附块 6 克,补骨脂 9 克,金毛脊 9 克,清炙草 3 克。

二诊 其主症在两肋撑胀,其胀经历数日之久,服强壮剂、镇静剂,胀向下移,原来是官能性之变化。

金铃子 12 克,当归 9 克,甘草 5 克,生姜 3 片,延胡索 12 克,白芍 9 克,饴糖 4 只,大枣 9 枚,良附丸 9 克(分 2 次吞服)。

三诊 下脘按之板硬,其胀与肋间胀满相互发作,不能疑为胃之实质上变化。胀,古人多用芳香行气之属,扩张可治,功能衰减亦可治。

炮附块 6 克,薤白头 12 克,橘青皮各 6 克,莱菔子 9 克,佛手 9 克,荜茇 9 克,川椒 3 克,神曲 9 克,延胡索 9 克。

四诊 凡一切组织上变化皆难治。以体用言,组织体也,功能用也。体既败坏,用于何有?所谓皮之不存,毛将焉附者矣。今下脘板硬,有所推动,则前方可重其制。便难者,佐下之。

川椒目 3 克,佩兰梗 9 克,莱菔子 9 克,沉香曲 9 克,薤白头 12 克,官桂皮 5 克,半硫丸 6 克(分 2 次吞),谷麦芽各 9 克。另:服灵丑散。

五诊　主症心下痞硬，终日不思饮食，较前改善。近则骨节亦酸。此二者，皆宜辛温挥发之属。

生苍术 9 克，香白芷 9 克，川桂枝 5 克，晚蚕沙 9 克(包)，炮姜炭 5 克，羌独活各 6 克，川椒目 5 克，荜茇 9 克，谷麦芽各 9 克，加平散 9 克(分 2 次吞)。

六诊　两肋痛之有发作者，多属神经性。藜藿之人，多因劳倦。心下痞硬亦见平定，惟骨节尚酸楚。

全当归 9 克，汉防已 12 克，延胡索 9 克，杏仁泥 15 克，旋覆花 9 克(包)，炮附块 6 克，羌独活各 6 克，大川芎 6 克，香甘松 5 克。

解读

按　本案主症概括有三：①肋间胀痛；②心下痞硬；③骨节酸楚。先生在初、二诊时，认为前两者为"胸襟拂逆，操作过度"所致的官能性病变；其后骨节酸楚，则认为劳苦大众，多属风寒湿所致，故在五诊方中，加用桂枝、羌独活等药。六诊时，患者两肋痛已呈发作性，心下痞硬也见平定，证明了先生初诊诊断的正确性。因骨节酸楚尚未除，故六诊处方仍用羌独活，加附块、防已以祛风、散寒、利湿；加当归、川芎以养血、活血；杏仁、旋覆、延胡、甘松，作为肋间胀痛等症治疗的扫尾。本案证情复杂，处方周到而简要，可为后学的示范。五诊所用加平散，为平胃散加砂仁、鸡内金，具有燥湿健脾、利气宽胸、消食和中之功。

(选自《章次公医术经验集》朱良春按)

要点

(1) 证候特点：肋间胀痛，心下痞硬，骨节酸楚。

(2) 病因病机：劳伤虚损，脾胃内伤，外感风寒湿气，寒湿停滞。

(3) 治则：燥湿健脾，消食和胃，祛风散寒。

附 1：章次公胃病医案选录

(1) 陈女。胃痛多作于食后 2 小时许，进硬固食物则其痛更甚，溃疡病之嫌疑最重。凡此等证过用香燥刺激之品，未有不偾事者。慎之。

苦杏仁 24 克，全当归 12 克，白芍 9 克，延胡索 9 克，桃仁泥 9 克，茯苓 9 克，薏苡仁 15 克，飞滑石 9 克。另：鸡蛋壳置瓦上煅存性，每服 2 克，1 日 3 次，饭前服。

按　胃痛一般多用辛香理气之品，但用之过剂，是胃阴必伤。溃疡病患者易于动血，香燥刺激之品更应谨慎使用，此案用当归、桃仁、杏仁等行带、化瘀、止痛，是先生多年经验，对溃疡病疼痛，确有良效。归、芍同用，可调营血，缓急止痛；玄胡索镇痛，亦具良效；煅鸡蛋壳不仅能制酸，而且可促进溃疡愈合；薏苡仁古籍谓其具有"补脾胃，通行水"，"排脓消肿"的作用，对溃疡病灶的消失是有帮助的；用茯苓、滑石亦是取其健脾利湿的作用。

(2) 裴男。曾经呕吐黑水，大便亦黑。今吞酸嘈杂，作于食后三四小时，脐上自觉板硬而痛。颇疑是溃疡病，切忌辛辣刺激性食物；否则呕血便血，势所难免。

杏仁泥 30 克，当归 12 克，生地榆 9 克，血余炭 9 克，延胡索 9 克，煅瓦楞 30 克。

另：琥珀粉、象牙屑、滑石各 9 克，为极细末和匀，每饭后吞服 2 克。

按　此证多系现代医学所称之十二指肠溃疡病。方用杏仁泥、当归、延胡止痛；地榆、血余止血；瓦楞子制酸。另配散剂，意在护膜生肌，亦即修补溃疡面之意。

(3) 李男。胃痛已 8 年，多作于食后 3 小时许，得食可稍缓，有黑粪史。其为溃疡病，殆无疑义。

凤凰衣 30 克，玉蝴蝶 30 克，轻马勃 20 克，象贝母 20 克，血余炭 15 克，琥珀粉 15 克。共研细末，每服 2 克，1 日 3 次，食前服。

按　此患者曾经钡餐造影确诊为复合溃疡，共服上方两料，复查龛影消失，而告痊愈。此特效之案，余至今记忆犹新。

究其处方是一张治疗溃疡很别致的经验方，效果好，价廉，值得进一步研究和推广。凤凰衣有养阴清肺之功，除善治久咳，咽痛失音外，还可用于颈淋巴结结核、溃疡不敛。它是先生治疗溃疡病的常用之药。玉蝴蝶功擅润肺、舒肝、和胃、生肌，除治咳嗽、音哑外，又善治肝胃气痛，疮口不敛，还有补虚、宽中、促进食欲之功。其与凤凰衣同用，起协同作用。马勃长于清肺利咽、解毒止血，既能止血，又可疗疮。象贝母具有清热泄降、疗疮散结之功，对于溃疡病之胃痛吞酸，尤为适宜。琥珀不仅为镇惊安神药，而且有化瘀止血、疗疮散痈作用。血余主要有消瘀止血作用，与琥珀同用，治溃疡病出血极佳。本方虽药仅六味，但从辨证与辨病相结合的角度出发，可谓老药新用，而又丝丝入扣，颇能启发后人。

(4) 金男。西医诊断为消化道溃疡，久治无效。今心下空空然，欲得重压，时有隐痛，睡不好，舌淡，苔微腻。予小建中汤加味。

当归 9 克，桂枝 3 克(后下)，白芍 10 克，甘草 5 克，柏子仁 9 克，半夏 9 克，秫米 9 克，生姜 1 片，大枣 7 枚，饴糖 12 克。

按 此案为脾胃虚寒证型，故选用小建中汤温中补虚、缓急止痛。归、芍同用，能和营敛肝；半夏、秫米合柏子仁，能和胃安神。

(5) 王男。往日胃脘痛，有发作性，数月来连续不休；近则呕吐黑水。此胃之黏膜有溃疡。

杏仁泥 24 克，云苓 9 克，旋覆花 12 克(包)，生地榆 12 克，全当归 9 克，怀山药 12 克，伏龙肝 30 克。另：鸡蛋壳煅研细末，每次服 1.5 克，1 日 3 次。

二诊 进保护黏膜之药，呕吐黑水，其势大减，痛亦略定。

杏仁泥 24 克，桑葚子 12 克，云茯苓 9 克，玄明粉 9 克，杭白芍 12 克，瓜蒌 12 克，延胡 12 克。

三诊 服药不得法，痛又作，盖经过溃疡面刺激故也。

杏仁 30 克，当归 9 克，飞滑石 12 克，云苓 12 克，延胡 12 克，淮山药 15 克，杭白芍 18 克。

四诊 溃疡性之胃痛，缓和包摄之药，只能暂缓所苦，根治纯在食养疗法。

淮山药 15 克，杏仁泥 45 克，伏龙肝 30 克，云茯苓 12 克，当归 9 克，玄明粉 12 克，黑芝麻 12 克。

五诊 胃溃疡虽见平定，还须注意饮食，佐以散剂以巩固之。

象牙屑 6 克，五灵脂 18 克，全当归 18 克，云茯苓 18 克，煅瓦楞 18 克。共研细末，1 日 3 次，每次吞服 2～3 克。

按 该患者初病时，异常好食，食后胃内觉舒适，否则即痛。先生最后诊断为胃溃疡，除用药外，并嘱注意饮食。患者遵守所嘱，后遂未再发作。

(6) 赵男。溃疡性之胃酸过多，徒用和中之品无益，消炎收敛类而有刺激者，亦无益。

黄柏炭 9 克，五灵脂 9 克，杏仁泥 30 克，云茯苓 9 克，瓦楞子 30 克(煅)，当归 12 克，柿饼霜 12 克(包)，延胡索 9 克。

按 此方具有止痛、制酸、消炎、收敛的作用，而无刺激性，适用于溃疡病之胃酸过多。但煅瓦楞子最好研细末吞服，则制酸力量更为显著。

(7) 章男。下血后，胃之左侧痛并未消失，可以测知溃疡并未收敛。

仙鹤草 30 克，全当归 9 克，威喜丸 9 克(包)，柿饼霜 12 克，阿胶珠 24 克。

按 此胃痛下血，以十二指肠球部溃疡为最可能。上方具有养血、止血，兼有保护黏膜的作用。先生遇胃痛下血者，常用此法治疗。若制成散剂，则效果更好。

(8) 桑男。舌中剥，其剥在舌根，大多胃黏膜有炎症或溃疡。素嗜酒，病之主因也。此番因怫逆，上膈隐痛，似痉挛状，其痛彻背。加味金铃子散予之。

金铃子 9 克，延胡索 12 克，台乌药 6 克，杏仁泥 24 克，旋覆花 9 克(包)，云茯苓 12 克，全瓜蒌 12 克，五灵脂 9 克，谷麦芽各 9 克，佛手 9 克。

二诊 虽然食后定时作痛，有溃疡嫌疑，但往日从未有之，非深痼难治。

金铃子 9 克，旋覆花 12 克(包)，赤石脂 15 克，云茯苓 9 克，延胡索 12 克，象贝母 9 克，杏仁泥 24 克，杭白芍 15 克，五灵脂 9 克(包)，佛手片 9 克。

按　本病例所用药物具止痛、制酸、解痉、保护胃黏膜的作用。因方药对症，随后复诊，稍予加减，果然服药20天左右而获痊愈。

(9) 肖男。胃脘痛，痛有定时：一为午后3时许，一为午夜2时许。十二指肠溃疡多有之。

琥珀3克，瓦楞子9克，百草霜9克，杏仁泥12克，六轴子1.2克，云茯苓9克，研细末，每次饭后1小时半服1.8克。

按　此系护胃镇痛、化瘀生新之剂。百草霜一味主要取其收涩之性，对溃疡面之修复有所助益。六轴子为杜鹃花科植物羊踯躅的果实，性味苦、温，有毒。功能祛风、止痛、散瘀消肿。治风寒湿痹、历节疼痛、跌打损伤、痈疽疔毒。用量：内服研末入丸散0.3～0.6克。

(10) 欧阳男。凡胃脘痛，得食能舒者多属胃酸过多，其痛多剧于黄昏时；由胃酸过多酿成十二指肠溃疡，亦属可能之事。

煅瓦楞子30克，麦冬9克，赤石脂12克，全当归15克，云苓15克，龟板24克，五灵脂24克，生阿胶18克，鳖甲24克，淮山药15克，延胡索12克，杏仁30克，焦六曲12克，炒枳实9克，百草霜12克。共研细末，蜜丸如梧子大，每服二三十粒，日2次。

按　因胃脘疼痛，故用延胡、杏仁以镇痛；因胃酸过多，故用瓦楞子以制酸；久痛多瘀，故用当归、五灵脂以和营散瘀；痛易耗气，故用山药、茯苓、麦冬以养胃。一般胃痛忌用滋腻，可是先生于本方中用阿胶、龟板、鳖甲，颇有独到之处。盖此三味，含有胶质，具黏腻之性，既能滋阴养血，又能养胃护膜，促进溃疡面之修复。赤石脂一味，据现代药理研究，有吸附作用，能吸附消化道内有毒物质，保护消化道黏膜，止胃肠道出血，先生尝用之。

(11) 解男。吐酸每发于冬令，进硬固食品时，其酸益甚，得吐乃舒。痛在少腹右下角，此不能肯定其为溃疡病。多酸之由来，疑是神经性而引起消化不良者。

生黄芪9克，川桂枝5克，杭白芍9克，当归9克，吴萸2.4克，炮姜炭5克，生甘草3克，生姜2片，饴糖9克(冲服)。

二诊　非溃疡性疾患以吐酸为主症者，附子粳米汤；吴茱萸汤皆其选也。

炮附块9克，吴萸2.4克，半夏12克，党参9克，炙草2.4克，粳米1杯，生姜2片，大枣7枚。

按　吐酸一症，有寒有热；属热者，当清泄肝火、降逆和胃。本案为脾胃虚寒，故初诊用黄芪建中合吴茱萸汤。二诊去黄芪、饴糖之甘，用附子温振中阳，吴萸温散肝郁，半夏、生姜降逆止呕，党参、甘草、粳米和胃。选药精当，步法井然。

(12) 王女。胃脘阵阵作痛，痛剧则呕，其苔白滑，寒象也。

姜半夏9克，淡吴萸5克，官桂皮5克，台乌药9克，公丁香3克，荜茇6克，延胡索9克，生艾叶9克。

按　经云："寒淫于内，治以甘热，佐以苦辛。"方用夏、桂、丁、荜温胃降逆；寒凝则气滞，复用台乌、延胡索行气止痛。此种胃寒痛；相似于慢性肥厚性胃炎，服本方多收佳效。如舌质红绛者，不宜应用。

(13) 张女。上至中脘，下及少腹，痛有发作性，发则手不可近，此气聚也。

肉桂2克，延胡9克，槟榔9克，神曲9克，蚕沙9克，炮姜1.5克，青皮6克，莪术6克，山楂9克，皂荚子6克。

(14) 陈女。离药则胃部依然攻筑上下作痛，此气体也。

阿魏9克，附块9克，荜茇9克，川芎9克，当归9克，黑白丑各9克，五灵脂15克，沉香曲12克，延胡索12克，甘松6克，川朴3克，莱菔子9克。共研极细末，每饭后吞服2.0～3.0克，1日3次。

按　张案治用温散。其机制在于寒凝则气聚，气聚则痛，故得温则疏通，得散则寒去，气通寒去而痛已。方中皂荚子，富含油脂，善于走滑，导气下行。陈案亦用温中行气，作用较上方为强。以散剂小量服之，则邪去而不伤正。阿魏对于驱除胃肠积气有特效，并治疟、痢及顽固泄泻，惟气臭难服，散剂可以胶囊盛贮吞服。

(15) 王女。以胃脘痛为主症，其痛竟日持续，食后暂稍缓，移时则又作。其脉细。

炮附块9克，延胡索12克，薤白头12克，生枳实12克，荜茇9克，椒目5克，鸡内金12克，谷麦芽各9克。

二诊　脘痛大定。服温药而能效，则胃寒也。胃寒有二：一为慢性胃炎；二为官能障碍。病者属下者。

附块 6 克，党参 9 克，橘红 6 克，苏子 12 克(包)，荜澄茄 9 克，补骨脂 9 克，白术 9 克，远志 5 克，粉甘草 3 克，半夏 9 克。

按　此属胃寒，治以温通健运，补骨脂一味，清代黄元御说它有“温暖水土，消化饮食”的作用，先生在此用它殆即此意。再加党参、白术，作为胃痛定后的善后补益剂。

(16) 钱男。胃痛有定时，多作于三餐以后，早则二三时，迟则四五时。以现代医学区别之，神经痛、慢性胃炎、溃疡病者。考其从未呕吐，亦无酸水，溃疡之关系较少。先予镇痛剂以消息之。

杏仁泥 24 克，延胡索 15 克，罂粟壳 12 克，旋覆花 12 克(包)，当归 9 克，川楝子 9 克。另：鸡蛋壳煅研末，饭后吞服，每次 1.5 克。

二诊　痛已定。再予前方去罂粟壳及鸡蛋壳粉。

按　本案初诊因溃疡病不能排除，故在镇痛剂中，另用鸡蛋壳粉。二诊胃痛已定，即减去鸡蛋壳粉。先生谓胃痛有定时，有神经痛、慢性胃炎、溃疡病的区别。按之临床发作多不规则，而极少作于三餐之后，必须与溃疡病加以鉴别。罂粟壳久用易成瘾，故痛定后即停用。

(17) 刁男。疲劳能使胃脘痛复发，多半属于神经性。自觉胃部灼热如焚，香燥性之镇痛剂不相宜。

杏仁 18 克，延胡索 12 克，刺猬皮 15 克，知母 9 克，旋覆花 12 克(包)，全当归、娑罗子、姜竹茹各 9 克。

按　自觉胃部灼热如焚，是有内火之证；香、燥理气之品皆能助火，故不相宜。而用旋覆理气降逆，杏仁、延胡、娑罗子疏利条达，加刺猬皮活血止痛，知母、竹茹清胃降火。

(18) 李女。胃脘痛，其痛得按则舒，并不呕吐噫嗳。

川楝子 9 克，延胡索 12 克，杏仁 18 克，甘松 6 克，川椒目 5 克，台乌药 9 克，香橼皮 9 克，罂粟壳 12 克，旋覆花 12 克(包)。

二诊　自觉心摇摇如悬旌然，则胃脘痛，得重按则舒，亦神经痛也。

延胡索 12 克，全当归 9 克，杏仁泥 15 克，罂粟壳 12 克，小茴香 3 克，远志肉 12 克，旋覆花 9 克(包)，细辛 2.4 克，炮附块 5 克，香橼皮 9 克，良附丸 9 克(吞)。

三诊　胃脘痛止，进流质尚感胀，上膈隐痛，此胸痹也。

薤白头 12 克，生枳实 9 克，全瓜蒌 12 克，香附 9 克，延胡索 12 克，娑罗子 9 克，佛手 6 克，木香 5 克，半夏曲 9 克，乌药 9 克，大川芎 6 克。

按　神经性胃痛，前人认为是肝胃气失舒所致。先生用温性理气止痛药，屡屡见效。本案三诊时，见上膈隐隐作痛，乃辨为“胸痹”证，加薤白、枳实、瓜蒌等药，以加强其宽胸下气的作用，方为瓜蒌薤白半夏汤的加味。

(19) 罗男。以胃脘痛为主症，初起是局限性，近则放散性，与饮食无关。考其痛有时或稀，盖气痛也。

延胡索 15 克，旋覆花(包)、乌药各 9 克，杏仁 12 克，细辛 5 克，罂粟壳 12 克，刺猬皮 15 克，香橼 9 克，炙乳没各 5 克，粉甘草 3 克。

二诊　作气痛论治，有效，仍之。

金铃子 12 克，延胡索 15 克，荜茇 9 克，杏仁 12 克，小茴香 5 克，罂粟壳 12 克，五灵脂 9 克(包)，娑罗子 6 克，佛手 6 克。另服五磨饮。

三诊　今用镇痛而无刺激之品。

全当归 9 克，延胡索 9 克，杏仁泥 12 克，五灵脂 9 克(包)，罂粟壳 12 克，刺猬皮 15 克，旋覆花 12 克(包)，良附丸 9 克。

四诊　胃痛停顿，纳谷不香，精神倦怠，四肢乏力。予异功散加炒谷芽、神曲以调之。

(20) 王女。胃脘痛，得按则舒，属气属寒居多。便秘须通之。

延胡索 12 克，金铃子 9 克，刺猬皮 15 克，杏仁 15 克，莱菔子 9 克，黑丑 9 克，海南片 6 克，桑葚子 15 克。另：沉香化滞丸 9 克，吞服。

按　所谓“气痛”，多属功能性的疼痛，故用辛香理气、止痛等药有效。如果属寒痛，用之也有作用，王案因便秘，故用海南片、黑丑、桑葚子等。

(21) 潘男。胃脘痛，得食则减，古人以为中虚。

当归 9 克，杭白芍 12 克，桂枝 6 克，生姜 2 片，生甘草 9 克，饴糖 30 克，大枣 7 枚，旋覆花 12 克(包)。

(22) 邱男。胃脘痛，饥则更甚，其食量不为之减，反稍见增，故多进饮食反稍定，此虚痛也。予黄芪建中汤。

(23) 王男。每日有定时之饥饿，多在食前一二小时，进食所苦立释。否则，脐部有痉挛之不快。往者数日即愈，今则缠绵 1 个月有半。

川桂枝 5 克，杭白芍 9 克，大红枣 12 枚，饴糖 30 克，全当归 12 克，生黄芪 12 克，生姜 5 片，粉甘草 6 克。

(24) 叶男。胃痛时发时止，今因受寒而发，神经痛也。

高良姜 6 克，延胡索 9 克，杏仁 12 克，当归 9 克，九香虫 6 克，制香附 9 克，旋覆花 9 克(包)，甘松 6 克，川芎 6 克，佛手 9 克。另服五磨饮子。

二诊　前方不能治其胃脘之痛，饥则其痛益甚，改作中虚论。

黄芪 9 克，全当归 12 克，杭白芍 18 克，生姜 3 片，饴糖 30 克，川桂枝 9 克，甘草 6 克，大枣 9 枚，谷麦芽各 12 克。

(25) 沈男。胃脘痛 2 年余，其痛隐隐然，作于食后 2 时许，得食则减。口干、舌红、便难，仿魏玉璜一贯煎法。

麦冬 9 克，北沙参 9 克，玉竹 9 克，当归 9 克，枸杞子 9 克，生地 12 克，川楝子 9 克，制香附 6 克，杏仁 24 克，白芍 12 克。

按　患者原经他医诊治，进服温燥理气之药，虽缓解一时，终未根治，因至先生处就诊。先生予上方，并嘱饮食多餐少量。服 20 剂后，其痛由逐渐减轻而至消失。因其有效，原方曾连服四十余剂。舌红、便难亦愈。

(26) 翁女。食入则痛，两月于兹。食品稍硬，痛更甚。病由抑郁而来，神经痛有之，胃溃疡亦有之。先予镇痛而不刺激者。

杏仁泥 30 克，旋覆花 12 克(包)，云苓 12 克，延胡索 12 克，桃仁泥 15 克，谷麦芽各 9 克，佛手 6 克，伏龙肝 30 克。

(27) 姚女。钙铋镁不能治其脘痛，此非药不中的，转可以测验胃黏膜无溃疡之可言，佳象也。考其经过，因痛而吐，吐后其痛稍减，胃黏膜有慢性炎症，自属可能。

延胡索 15 克，金铃子 9 克，土炒党参 12 克，白蜜 24 克(冲)，杏仁 24 克，橘皮 6 克，川椒目 5 克，白苏子 12 克(包)，半夏 15 克，炙甘草 3 克。

按　此系金铃子散、大建中汤、二陈汤的合剂。

(28) 陈女。以胃脘痛为主症，形容逐渐消瘦，颇疑其为癌；所幸饱食后痛能略减，以往曾吞酸，则溃疡性之痛为多。自诉劳作则痛剧，休息则轻，然此诊其为神经痛亦可。今以镇痛剂观其后。

延胡索 15 克，旋覆花 12 克(包)，香甘松 6 克，赤石脂 6 克(分 2 次和入)，杏仁泥 24 克，九香虫 6 克，六轴子 1.8 克，陈香橼 9 克。

按　本案胃痛，先生认为饱食后痛能略减，且以往曾见吞酸，属溃疡性痛较为可能；但因操劳则痛剧，休息则减轻，则为神经痛也有可能性。因此，所用方剂，既有镇痛理气的药物；也用收敛的赤石脂，六轴子用量不宜大，否则，可引起中毒。此药对呼吸、循环有极强的抑制作用。若中毒后，可有恶心、呕吐、腹泻、心跳缓慢、血压下降、动作失调、呼吸困难等症状出现，严重时可因呼吸停止而死亡。本品作煎剂，一般每日量为 1.5～2 克。

(29) 陈女。胃脘痛其原因最多，主要当分主动、被动，主动多属胃之本身疾患，胃溃疡、胃炎、胃痉挛之类，被动多由某种原因使之作痛，如胃酸过多、冷食及刺激等。病者乃主动之痛而属于神经性者。

炮附片 5 克，延胡索 9 克，制香附 9 克，当归 9 克，旋覆花 9 克(包)，刺猬皮 5 克，娑罗子 9 克，小茴香 6 克，佛手片 6 克。

二诊　胃痛将作，背部先有不快感，《金匮》所谓“心痛彻背，背痛彻心”之症也。非神经痛即胃痉挛也。

杏仁泥 24 克，炮附片 9 克，旋覆花 9 克(包)，赤石脂 9 克，延胡索 15 克，香甘松 6 克，佛手 9 克，当归 12 克。

按 此案心痛彻背，背痛彻心，乃寒气凝结较甚之故。此方从《金匮》乌头赤石脂丸化裁，意在逐寒止痛。

(30) 王男。急性胃炎亦有高热，舌苔厚腻。曾以治温之法治之无效，热退而痛大作，坐卧不安，苦难尽述。昨以定痛丸救其急，利用石膏之钙披护胃膜之炎，兼能镇静，杏仁之氢氰酸以镇痛，杏仁之油以弛缓痉挛，川连为消炎药，其他皆清凉药，服后痛失。

杏仁 24 克，知母 9 克，淡竹茹 5 克，天花粉 12 克，玉竹 9 克，银花 12 克，生石膏 12 克(研极细分吞)。

按 此案初起高热，舌苔厚腻，乃阳明热盛之证。胃痛而高热，是有取乎石膏、杏仁之类以镇静、镇痛。

(31) 乐男。少腹痛，其痛时轻时剧，病历半年，暑令有数月不发者。比来气候日寒，其发甚频；其并发症口唾酸涎，进食即酸减，腹痛亦能缓解。

旋覆花 9 克(包)，延胡索 12 克，炮附片 5 克，全当归 9 克，杏仁泥 15 克，赤石脂 6 克(分 2 次和入药中)，姜半夏 12 克，云苓 12 克，生熟薏苡仁各 15 克，淮山药 9 克，淡吴萸 5 克。

二诊 酸能减，少腹痛亦因之缓解，可见痛是酸之刺激，则根治在制酸。

煅瓦楞子 30 克，赤石脂 9 克(分 2 次冲)，旋覆花 9 克(包)，全当归 9 克，杏仁泥 18 克，云苓 12 克，姜半夏 9 克，肉桂末 2.4 克，生熟薏苡仁各 15 克，沉香曲 9 克。

按 腹痛经久不愈，一般都属寒属虚。气候日寒，其发甚频，更是明证。案中述及"病是酸之刺激，则根治在制酸"，故方药以制酸为主；并又以桂、萸等辛热之品，通阳止痛。

(32) 刘女。心下痞，进食梗梗然不舒，得之胸襟怫逆。

薤白头 12 克，木瓜 9 克，大川芎 6 克，谷麦芽各 9 克，制香附 9 克，广橘皮 6 克，生枳壳 9 克，神曲 9 克，佛手 9 克

按 此因肝郁不舒，气机上逆，使胃失和降，而致心下痞，进食梗梗然不舒。方药以调达肝气、和降胃气为，大旨。香附、川芎并用为越鞠丸配伍方法，有解郁舒肝之效；木瓜之酸，能柔肝；薤白辛滑，能通胃阳；枳、橘、曲、谷麦芽、佛手以降气和胃。胃以通为补，故不杂守中之品于方内。

(33) 尹女。胸次窒闷，迄今 2 个月之久，胸襟怡悦，则所苦瘥减，可见是肝失条达。

醋柴胡 9 克，香甘松 5 克，旋覆花 9 克(包)，白苏子 9 克(包)，杭白芍 9 克，佩兰梗 9 克，广郁金 5 克，小青皮 5 克，生枳实 9 克，制黑丑 6 克，左金丸 2.4 克(吞)，佛手 9 克。

二诊 先是胸襟怫逆，继之胃与肠之功能亦障碍，食物不消而泄。其胸次之窒闷，则终日如此。

制川朴 3 克，制香附 9 克，生苍术 9 克，薤白头 18 克，广郁金 5 克，台乌药 6 克，大川芎 9 克，神曲 15 克，石菖蒲 9 克，上肉桂 2 克。共研细末，每次吞服 1.5 克。

三诊 经投散剂，症状大见改善。仍用前方。

按 初诊用疏泄、降逆之剂。二诊时，知无动静，乃改予越鞠丸加减。方中加入薤白、乌药、菖蒲、肉桂等辛香之品，以增强胃肠功能。果然，二诊以后，病势大有改善。足见因怫逆而致胃肠功能障碍，若为时较久，则非一般疏泄、降逆之剂所能奏效。证之临床，往往如此。

(34) 朱男。迭用消导，依旧胸中痞窒。夫痞本有虚实之分，故仲景心下痞有用参之例。今仿四磨饮。

潞党参 9 克，尖槟榔 6 克，佩兰梗、谷芽、麦芽、台乌药、沉香曲(后下)、佛手、麸炒枳实各 9 克。另：服香砂六君子丸或香砂胃苓丸。

二诊 此症初起，却是肠胃有所阻滞。迭用消导攻下，心下所以仍痞，少腹所以隐痛，痞是功能障碍，痛是气体之刺激。当宗醒胃运脾之法，不能再事摧残，致有虚虚之戒。

土炒潞党参 9 克，生白术 9 克，台乌药 6 克，炮附块 5 克。

另：沉香 2.4 克，鸡内金 6 克，晚蚕沙 9 克，蓬莪术 6 克，共研末，每服 1.5～3.0 克。

三诊 病十去其八，依旧不能畅进饮食，虽少量，亦哕、噫腐气。

潞党参 9 克，云苓、薤白头各 12 克，荜茇 9 克，粉甘草 3 克，佛手、生白术、半夏各 9 克，川椒目 5 克，谷芽、麦芽、麸炒枳实各 9 克。另：淮山药 9 克，厚朴 3 克，生鸡内金 9 克，莱菔子 9 克，共研细末，每次吞服 3 克。

四诊 服益气健脾温通之剂，哕、噫腐气少作。今予异功散加味，缓缓图之。

潞党参 15 克，白术 15 克，云苓 12 克，陈皮 9 克，谷麦芽各 12 克，炙甘草 6 克，淮山药 15 克，莱菔子 18 克，生鸡内金 18 克。共为细末，每次 3 克，食后服。

按 本案心下痞，经他医予消导之剂，依然如故。先生作虚证论治，用益气健脾温通之法。至三诊而病十去其八，最后用异功散加味，经投药两月许而愈。

(35) 秋女。心下痞，大便亦难，辛以开之，苦以降之。

生锦纹 6 克，生半夏 5 克，蓬莪术 9 克，白芥子 9 克，莱菔子 9 克，生枳实 9 克，薤白头 9 克，苦楝子 9 克，杏仁泥 12 克，佛手片 9 克。

(36) 艾男。以胸中闷为主症，大便不利，辛开苦降之属。

薤白头 9 克，苦杏仁 12 克，生锦纹 2.4 克(研末吞)，陈皮 6 克，川椒目 3 克，川楝子 9 克，生枳实 9 克，佛手片 9 克。另：五磨饮 12 克，分 2 次吞。

(37) 赵男。进芳香挥发之屑，心下痞满者，自觉有攻筑之状，大便秘。此方五泻心汤之一也。

炮附块 6 克，姜川连 1.2 克，乌药、生枳实、蓬莪术、熟锦纹(酒炒)各 9 克，炒黄芩 5 克，槟榔、莱菔子(包)、谷芽、麦芽各 9 克。

(38) 朱男。健胃增加肠蠕动，苦降辛开之法，最当。

生锦纹 5 克，苦杏仁 15 克，薤白头 12 克，苦楝子 9 克，枳实 9 克，苍术片 9 克，川椒目 3 克，莱菔子 9 克，灵丑散 9 克(分 3 次吞)。

(39) 钱男。病后心下痞，默默不欲食，以辛开苦降。

川雅连 1.5 克，生锦纹 2.4 克(研末)，苦杏仁 12 克，龙胆草 3 克，莱菔子 9 克，姜半夏 9 克，薤白头 12 克，佩兰梗 6 克，佛手片 9 克。

(40) 张男。病后进食不慎，中脘为之窒闷，予加味之陷胸。此方为后世辛开苦降所祖，乃健胃剂也。

姜川连 1.5 克，姜半夏 12 克，全瓜蒌 12 克，薤白头 9 克，生枳实 9 克，荜茇 9 克，厚朴 1.5 克(研末吞)，佛手 9 克。

按 辛开苦降法，起源于张仲景的小陷胸汤、泻心汤。其主要作用是健胃。凡消化功能减退所引起的上腹胀满或伴有便秘者，用之均有良效。

(41) 张女。早食，暮亦不能消，得噫与呕，即见舒畅。古人所称之胃寒，此症最吻合。

炮附块 6 克，荜茇 9 克，淡干姜 3 克，橘皮 6 克，赤石脂 15 克(包)，淡吴萸 5 克，姜半夏 9 克，肉桂末 1.8 克，云茯苓 9 克，姜汁几滴。

(42) 吴女。吐酸而兼有白沫者，多属消化不良之胃酸缺乏；如果气候转变，经期以内，其发益频，亦是神经之过敏。此二者可作古人之胃寒论治。

淡吴萸 5 克，炮附块 6 克，旋覆花 12 克(包)，干姜 2.4 克，荜茇 9 克，姜半夏 18 克，云苓 15 克，延胡索 9 克。

(43) 朱男。受寒则泛酸，但进酸物质，并不增加其酸，胃部亦不嘈杂，然则其酸是消化不良而来。

炮附块 6 克，荜茇 9 克，川椒目 3 克，橘青皮各 9 克，肉桂末 1.8 克，吴萸 5 克，姜半夏 9 克，云苓 12 克，薤白头 12 克。

(44) 顾男。食已即吐，痛者，胃有火也；不痛而有痰者，胃无火也。火是炎，无火是消化不良。

吴萸 5 克，生姜 4 片，旋覆花 9 克(包)，姜半夏 12 克，橘皮 6 克，党参 9 克，大枣 9 枚，苏子 9 克，云苓 12 克。

(45) 王男。主症在胃，进食无论量之多寡皆胀，自觉脘与腹汩汩有声，其外观并不胀满。此非水而是气。征之时吞酸而不吐不痛，关键在消化不良。

炮附块 9 克，姜半夏 12 克，蓬莪术 9 克，海南片 9 克，生莱菔子 9 克(研)，淡吴萸 6 克，川椒目 5 克，沉香曲 9 克，台乌药 9 克，上肉桂末 1.2 克(分 2 次吞下)。

二诊 药两服，进食胸次梗介不得下者，大见轻快，再拟芳香辛辣健胃剂复方。

蓬莪术 9 克，佩兰梗 9 克，淡吴萸 5 克，姜半夏 9 克，莱菔子 9 克(研)，春砂仁 3 克(研冲)，川椒目 5 克，薤白头 12 克，橘皮 6 克，生姜 3 片。

按 以上五案均属胃寒，消化功能低下，其中三案有吞酸史。先生认为吞酸而不见嘈杂，胃脘疼痛者，为胃无火象，治用辛辣健胃方剂确有良效。这种方剂可以促进胃与十二指肠分泌消化液，也就是前人所谓"温胃"、"醒胃"的方法。但若为时已久，则应该用益气健脾和胃法。如异功散、香砂六君子汤等方剂，较为适宜。

(46) 俞男。上则胸闷呕酸，下则肠鸣便秘。得之肉食后受寒。

花槟榔 9 克，山楂肉 15 克，黑丑 6 克，淡吴萸 5 克，平胃散 9 克(入煎)，莱菔子 12 克，薤白头 9 克，木香 2.4 克，炮姜炭 5 克。如不效，加服沉香化滞丸 9 克。

二诊　便不畅，故呕酸。温下之。

炮附块 6 克，炮姜炭 5 克，番泻叶 9 克，熟锦纹 9 克，黑丑 6 克，郁李仁 12 克，莱菔子 12 克，山楂肉 15 克。

按 肉食后受寒而吞酸、便秘，先生常用温下、消导的方法。因受寒而用温，伤食而消导，便秘而用下剂，施治可谓周到。这是治疗吞酸的另一种方法。

(47) 宋男。进甜与咸，则泛酸甚多而嘈杂，假使胃酸不足，必胀满而不嘈杂，此乃过剩也。钙虽有中和胃酸之作用，但有便秘之弊，必须复入泻剂。

炮附块 9 克，淡吴萸 5 克，当归 12 克，半硫丸 6 克，熟锦纹 9 克，郁李仁 12 克，海南片 9 克，杏仁泥 24 克。

按 案中所说的钙，是指钙铋镁之类，因患者正在服用，故先生有"便秘之弊"的提示。并用半硫丸、郁李仁、熟锦纹、杏仁泥等润肠导下药。

(48) 王男。饱食后，其酸能止，此胃酸过剩。过剩之原因甚繁。此方用温胃而不刺激者。

炮附块 5 克，荜茇 9 克，淮山药 9 克，陈皮 6 克，云苓 12 克，生艾叶 6 克，旋覆花 12 克(包)，沉香曲 9 克，潞党参 9 克，柿蒂 5 只，五磨饮 9 克(分 3 次吞)。

(49) 汪男。胃酸过多，其原因甚繁，病者并不呕吐作痛，尚未至溃疡程度；饥饱不时；寒暖无定而得之，恐是神经性。

杏仁 18 克，吴萸 5 克，云苓 12 克，当归 9 克，姜半夏 9 克，淮山药 12 克，煅瓦楞 12 克，赤石脂 9 克(吞服)。

(50) 朱男。感寒则胃中泛酸。此种酸多属一时性之胃酸增加，温之。

姜半夏 9 克，旋覆花 12 克(包)，云苓 9 克，橘皮 6 克，公丁香 3 克，薤白头 12 克，吴萸 5 克，苏子 12 克(包)，荜茇 9 克。

(51) 徐男。古籍中吞酸多用温药，大便难者，复入下剂。但此指不痛者而言。痛者当注意其是否有炎症，炎症则不能温。病者服刺激性食物，则酸作而不痛，以口腻为苦。

荜澄茄 9 克，炮姜炭 3 克，佩兰梗 9 克，云苓 9 克，谷麦芽各 9 克，煨草果 3 克，生茅术 9 克，陈皮 6 克，沉香曲 9 克。

(52) 周男。天寒则泛吐酸水，而脘中隐痛，进食后，其酸益甚。胃寒也。

炮附块 6 克，炮姜炭 3 克，川椒目 3 克，薤白头 9 克，姜半夏 15 克，荜澄茄 9 克，淡吴萸 3 克，北细辛 3 克，赤石脂 6 克(分 2 次冲)，橘皮 6 克。

(53) 郑男。胃酸过剩，有属于神经性者，多因抑郁而来，古人称为肝气犯胃"盖木曲直作酸，治酸当平肝，平肝则吐止"。

旋覆花 12 克(包)，杏仁泥 12 克，吴萸 3 克，云苓 9 克，代赭石 15 克，橘皮 6 克，制香附 9 克，姜川连 1.8 克，生半夏 5 克。

(54) 陈女。多酸与胃中灼热，有连锁关系。欲除灼热，先当制酸。

煅瓦楞 30 克，薏苡仁 12 克，竹茹 9 克，夏枯草 12 克，煅牡蛎 30 克，小蓟 9 克，杏仁 18 克，云苓 12 克。

按 先生对吞酸一证，属于胃寒者，都用温剂，如吴萸、附子、荜澄茄等药。但这些温药治吞酸证，只用于吞酸而胃不痛者，有时也可加制酸剂，如瓦楞子、鸡蛋壳、螺丝壳、牡蛎等药。由于这类药易引起便秘，所以同时应加缓下润肠剂。若吞酸伴有胃脘痛，则温性药多不宜用。上列数案读后，可知先生对吞酸证用药的梗概。

(55) 王女。知饥而不能食，食入则胀。以往曾经吞酸。此与胃酸过多可以鉴别。苔腻，胃不健也。

淡吴萸 2.4 克，荜茇 9 克，制川椒 2.4 克，炮姜 5 克，薤白头、生鸡金、谷芽、麦芽各 9 克，陈广皮、佛手片各 6 克。

按　古人以能食不运为脾病，知饥不欲食为胃病。此证苔腻乃胃阳不足，湿浊不化之象。因胃阳不足，故不能熟腐水谷，此食入则胀之由来。方中以大队辛辣之品以温胃阳，辅以鸡内金、谷麦芽等以助消化。药偏刚燥，胃阴虚者宜慎。

(56) 徐男。胃酸过多之原因甚繁，因怫逆而起者属神经性，古人所谓肝气犯胃；受寒而起者属消化不良，古人称谓胃寒。胃溃疡亦有胃酸过多，其溃疡即因胃酸过多而起者。他则胃分泌不正常，则因胃之实质变化。凡胃酸过多，对症疗法多用钙剂中和之。原因疗法：消化不良者如吴茱萸汤；肝气怫逆者如逍遥散、一贯煎；胃溃疡者当保护胃黏膜，如吸着剂旋覆代赭汤、独圣散之滑石。亦有胃酸不足亦能吞酸者，以上诸法皆无效，受寒则泛泛有酸意而大便溏、腹痛，不受寒则否，所谓一时性之胃酸过多。

炮附片 5 克，淡吴萸 3 克，沉香曲 9 克，延胡索 9 克，公丁香 3 克，肉桂末 1.8 克(分 2 次吞)，炮姜炭 3 克，益智仁 9 克，荜茇 9 克，生艾叶 5 克。

按　案中论及治胃酸过多诸法，甚为周详。方药为辛香刚燥之品，殆为受寒而引起胃酸过多者而设。

(57) 周男。仲景治反胃呕吐之方，有小半夏加茯苓汤，有吴茱萸汤，有甘草粉蜜汤，有橘皮竹茹汤。今食后 1 小时乃吐，有饮食，有酸水，并不痛，此消化不良之吐。

吴茱萸 6 克，旋覆花 12 克(包)，川椒目 5 克，橘皮 6 克，苏子 12 克(包)，白茯苓 12 克，姜汁数滴，姜竹茹 5 克。

另：生半夏 9 克，公丁香 3 克，赤石脂 9 克，煅瓦楞子 9 克，共研细末，食前吞少许。

按　食后 1 小时乃吐，有饮食，有酸水，为胃阳不足，不能腐热水谷，故以温胃降逆为主。生半夏镇逆止呕之功较制者为著，但其有毒，且食后喉舌可有发痒、发麻感，不宜多服。另方将其纳入散剂，只吞少许，即是此意。

(58) 许男。昨日。呕吐如豆沙状，平素既无胃病宿疾。便是饮食之残余。今吐止而胸中闷，仲景称为心下痞。

党参 9 克，生枳实 9 克，淮山药 9 克，川连 1.5 克，全瓜蒌 12 克，云苓 12 克，陈皮 6 克，谷芽 9 克，姜竹茹 5 克。

按　呕吐后胸中闷，一是因胃气已伤，二是因胃失和降。方中用党参、山药益胃气之虚；枳实、川连、瓜蒌降胃气之逆，乃消补兼行之意。

(59) 蒋女。丧明之痛，肝气犯胃，不能饮食，入则吐。

淡吴萸 2.4 克，春砂壳 5 克，旋覆花 9 克(包)，佩兰梗 9 克，白蔻仁 3 克(后下)，苏子 9 克(包)，云苓 12 克，杏仁泥 9 克，佛手片 6 克，伏龙肝 30 克(煎汤代水)。

二诊　呕吐甚则呕血，兼有白痰酸液。

云茯苓 12 克，淮山药 9 克，阿胶珠 12 克，柏子仁 12 克，知母 9 克，桑白皮 9 克，生艾叶 5 克，肉桂末 0.9 克(分 2 次吞)，生侧柏叶 18 克，煅瓦楞子 30 克(先煎)。

按　此案一诊用降逆制肝、和胃止呕之品，方从旋覆代赭汤化出。二诊因呕吐过甚而呕血，转以养胃止血为主。在凉润药中用少量肉桂，一是取其辛温反佐，以行诸药之腻，一是取其通经和血以散瘀阻。

(60) 谢男。进食无论流固，移时胃之右侧既胀且痛，且多作于午后，此胃功能弱也。

薤白头 12 克，生枳实、皂荚子、莱菔子、乌药各 9 克，海南片 6 克，晚蚕沙(包)、谷芽、麦芽各 9 克。

(61) 屠男。以心下痞硬为主症，饱更甚，而饥亦不稍减；干呕哕，腹中雷鸣，大便难。胃肠功能不健，而异常发酵者。

薤白头 12 克，生枳实 9 克，神曲 9 克，制黑丑 6 克，海南片 9 克，葶苈子 9 克，乌药 6 克，谷麦芽各 12 克，加平散 9 克(分 2 次吞)。

(62) 魏男。进流质后,胃部之膨满者瘥减,胃之外形有弛缓状。此非短时期所能根治。

薤白头 15 克,厚朴 5 克,生枳实 9 克,姜半夏 15 克,潞党参 9 克,淮山药 9 克,槟榔 12 克,上肉桂 5 克,来复丹 12 克。共研细末服,每次 6 克,1 日 2 次。

(63) 陈女。胸中嘈而不能食,古籍大致以为肝胃病。吾人当测其在肝、在胃:在肝属神经之感觉,在胃多属胃酸过多。进甜食,其嘈益甚,病在胃。

熟地 12 克,知母 12 克,云苓 9 克,杏仁泥 18 克,怀山药 12 克,柏子仁 12 克,葛根 9 克,薏苡仁 12 克,晚蚕沙 9 克(包),郁李仁 12 克。

(64) 何女。腹胀满,用酵素类、挥发油类而愈。愈后心嘈善饥,其舌并不光红。此与中消可以鉴别。

生黄芪 9 克,桂枝 9 克,潞党参 9 克,甘草 6 克,杭白芍 18 克,当归 9 克,生姜 2 片,大枣 6 枚。

(65) 王男。验小便无蛋白质,则非肾脏病。验大便发现淀粉颗粒甚多,然则腹胀纯是异常发酵。

神曲 12 克,晚蚕沙 9 克(包),谷麦芽各 9 克,枳实 6 克,山楂肉 9 克,两头尖 9 克,莱菔子 9 克,五灵脂 9 克(包),佛手 9 克。常服鸡屎醴。

(66) 祁男。进流质亦胀,满,责之大便不利。消化不良,脾之吸收亦障碍也。腹部膨。

潞党参 12 克,枳实 9 克,薤白头 9 克,姜半夏 9 克,姜川连 1.5 克,厚朴 6 克,生锦纹 5 克,白芍 9 克,杏仁泥 9 克,当归 9 克,甘草 3 克。

(67) 王男。饮与食,中脘皆胀,迟食则饥不可忍,而胀如故,按其胃部膨满,幸为时仅一来复,官能病也。

台乌药 9 克,薤白头 12 克,沉香曲 9 克,炒苡仁 12 克,杏仁泥 12 克,生枳实 9 克,海南片 6 克,莱菔子 9 克,谷麦芽各 9 克。

(68) 袁男。以脘闷胀为主症,加味五磨饮主之。

台乌药 9 克,沉香曲 9 克,广木香 3 克,海南片 9 克,生枳实 9 克,佛手 9 克,佩兰梗 9 克,谷麦芽各 9 克。

(69) 王女。佛逆则肝失调达,气机滞结中脘不散,胸闷,善太息,越鞠丸实为的当。

大川芎 9 克,生苍术 9 克,制香附 9 克,生枳实 9 克,神曲 9 克,山栀 5 克,谷麦芽各 9 克,台乌药 6 克。

(70) 张女。下脘作胀,得后与气,则快然自衰,盖肠胃功能病也。

薤白头 12 克,莱菔子 9 克,生锦纹 2.4 克(锉末吞服),佛手 9 克,全瓜蒌 12 克,川椒目 5 克,石菖蒲 6 克,香橼皮 9 克。

(71) 王男。寒热退后心下痞,得噫气则稍舒,此胃功能障碍也。

薤白头 12 克,小青皮 6 克,川楝子 9 克,生苡仁 12 克。

(72) 王女。以胃脘胀为主症,其胀多作于午后,胀剧则痛,其痛得蜷曲或重按则稍缓。此消化不良之神经痛。古方五磨饮、越鞠丸、四七汤,皆其选也。

生苍术 3 克,制香附 9 克,九香虫 5 克,延胡索 12 克,莱菔子 9 克,大川芎 6 克,神曲 9 克,生枳实 12 克,晚蚕沙 12 克,皂荚子 6 克(同捣)。另服五磨饮。

(73) 杨男。食入心下痞,以五磨饮去其大半。时作呛,以增其呛,颇类《内经》之胃咳。而痞益足。

白苏子 12 克,陈皮 6 克,甘草 3 克,川朴根 1.2 克(研吞),葶苈子 9 克,杏仁泥 15 克,半夏 9 克,云苓 12 克,莱菔子 9 克。

按 以上 14 则医案,多半均为胃功能衰减,或障碍失调者,而大便多艰而不爽。所用药物,大都均为燥湿健脾、醒胃调中、行气消胀之品;但选用皂荚子、葶苈子、薤白头等,则超乎常规用药之惯例,而为章师独特之经验。皂荚子辛温,除有和血润肠之功外,并善治膈痰吞酸。葶苈子《本经》谓其"主癥瘕积聚结气,饮食寒热,攻坚逐邪,通利水道",故不仅长于泻肺利水,且有消食散满,导滞宽中之功。薤白头辛苦温,乃治胸痹心痛彻背之名品,有理气宽胸,通阳散结之功,尤能下气散血,健胃开膈,对脘胀具有著效,故凡有胃胀者,章师悉采用之。此皆章师独到之经验,值得学习和运用。

(选自朱良春《章次公医术经验集》)

附 2:章次公治溃疡病经验方

验方一

凤凰衣 30 克,玉蝴蝶 30 克,轻马勃 20 克,象贝母 30 克,血余炭 15 克,琥珀粉 15 克,共研细末,每服,2 克,1 日 3 次,食前服。

溃疡性之胃酸过多,徒用和中之品无益,消炎收敛类而有刺激者,亦无益。胃病不尽是吴萸、姜、桂证,辛香燥烈之品对溃疡病之疼痛诚属所忌。

本方药仅六味但具镇痛、止血(保护溃疡面)、祛瘀和血(促进溃疡面愈合)之功能,不失为治疗溃疡病的佳方。叶天士治疗胃病注重养阴,补东垣补气升阳法之未备。章先生治疗胃溃疡病,创立了养胃消瘀、护膜医疡之大法,从立法到选药,清新灵活,较之叶氏又有了新的进展。

验方二

喜用煅瓦楞、煅鸡蛋壳、赤石脂、滑石等以制酸。

当归、桃仁、杏仁、五灵脂并用行滞化瘀止痛,出血者常用生地榆、伏龙肝、血余炭、百草霜等,配以活络化瘀之品,意在止血而不致停瘀。

对胃痛下血者还常用仙鹤草 30 克,全当归 9 克,威喜丸 9 克,柿饼霜 12 克,阿胶珠 24 克制成散剂服用。

(选自朱良春《章次公医术经验集》)

下篇　新疆中医名家医案解读

第一章　新疆中医名家临床经验与学术特点概况

旷野广袤，汪洋姿肆，特殊的生态环境，创造了新疆无与伦比的魅力的同时，也造就了新疆人特殊的生活方式、体质特征、疾病规律和体现新疆西域学术思想和防治经验的中医药学术队伍。

据《新疆通志》记载，早在唐贞观年间，西州（吐鲁番）中医创“西州续命汤”治疗各种风疾有显效。清乾隆年间派良医携药为迪化、伊犁等地军民巡回医疗。光绪三年(1877)，左宗棠率六万湘军入疆，其中携带来大批随军中医。次年，陕西人李善述在迪化（乌鲁木齐）大十字开设首家国药店“凝德堂”，为军民行医售药。其后，清光绪十年(1884)新疆建省后，大量陕西、甘肃、天津、河北、山西药商进疆，与退役军医等联合在迪化、古城（奇台）、绥来（玛纳斯）、哈密、伊犁、塔城、昌吉等地开设药店。当时，在迪化有凝德堂、德生堂、福临泰、德聚堂、杏林春、元泰堂、永盛堂，其中，“凝德堂、元泰堂、德生堂、永盛堂”成为有名的迪化“四大中药店”。在古城有天元堂、得胜药源，哈密有“天成德”，塔城有“同仁堂”，昌吉有“宝聚泰”等。民国7年(1918)新疆大疫，疫情波及迪化，迪化中医巡回义诊，各药店煎制防疫药液，免费供应市民使用。据新疆奇台县政府网：自清朝光绪至民国7年的40年间，曾多次发生疾病流行，都为中医药者协力扑灭，使人民得以康复。

至民国38年(1949)，迪化有中药店30余家，古城有中药店20余家，哈密有8家，全疆有中医药从业人员200余人。

自20世纪20年代至解放前夕，古城城乡不逾2万人口，奔走于城乡各地的有名的中医医师有戴化廷、博智宽、王铸、崔文治、李萍、刘海珊、冯万祥和孔汉章等30位（选自奇台县政府网：作者：尤至正）。

在一个2万人的城乡，30年间，先后聚集了30位知名中医，以此窥见新疆中医药在当时的活跃程度。

一、新疆中医人才队伍的形成与发展

根据新疆中医药史料记载和我们走访许多名老中医专家访谈，以及我们所亲历的新疆中医药事业的发展与壮大的历程，认为虽然在清代起就有刘鹗、玄真观铁冠道人等医术高超名扬天山南北的知名中医，但奠定新疆现代中医药事业基础和构筑新疆西域学术思想的当是20世纪四五十年代之后献身和活跃在新疆中医药事业中的许多知名专家和学者。根据其历史年代、学源、知识结构、临床经验与学术特点等因素，新疆中医药人才表现出以下四个群体特征。

1. 五十年代的新疆知名老中医

民国8年(1919)迪化成立中医传习所,首批培养汉、回、维吾尔族(1名)中医药人员39名,学制三年,民国10年,学员毕业分配到南北疆各地行医,这是新疆首批培养的中医药人才,其中陈浩然、刘星吾、蒋贤达等成为一代名医。

民国30年(1941),成立新疆中医研究会(毛泽民任名誉会长),民国33年改称新疆中医师公会,民国34年成立新疆中医甄别会,对全疆中医进行甄别,至民国38年(1949),全疆具开业资格中医有127名,其中在迪化市有98名。陈浩然、刘海洋、徐增寿、孙东光、段培卿、姜裕丰、刘星吾、蒋贤达、詹茂林、刘治武、贾孟龄等就是当时迪化知名中医。

20世纪50年代初期,他们建立7个迪化中医联合诊所,1959年合并成立为乌鲁木齐市中医医院,这批名老中医成为最主要的中坚力量。

1954年,自治区卫生厅从公费医疗门诊部分离出中医人员建立自治区中医门诊部,刘士俊、王延芳、李逸仙、李玉昆等便是最早供职于此的知名名医。1957年起受国家派遣或新疆聘请,成孚民、陈苏生、朱馨伯、丁济华、郭忠良、钱宝华、韩樵、汪大充、周海文、朱辉、刘芝壁、李建安、杜毓来等知名中医受聘于中医门诊部,使自治区中医门诊部出现"医技兴盛,声誉大振"的局面,1959年成立为自治区中医医院,他们为医院发展作出了卓越贡献。

这批名老中医,从其学源来看,或为家传,或为私塾,也有毕业于早期中医药专科学校等。为新疆广大患者疾病防治作出了突出贡献。他们最早观察发现了新疆病证特点并总结出许多有效的治疗经验。

如陈苏生五金同用治疗肾石病经验(鸡内金、金钱草、海金沙、金铃子、温郁金),刘士俊善用经方证治经验,成孚民治疗老年习惯性便秘经验,汪大春针对新疆患者肌表粗厚,腠理致密,邪闭不易宣散之特点,总结出针药并用,先针后药协调治疗经验;陈浩然老中医对新疆热温病颇有建树,他久居新疆,走遍天山南北,对新疆的地理位置、自然气候、生活环境、民族风俗、饮食结构、性情嗜好等甚为了解。他认为新疆是多民族地区,居民平素喜酸辣及烧烤食物,尤其牧区以牛、羊、马肉、奶制品为主食再加嗜好烟酒,素体内热痰湿空盛,日久郁热化火,是易发热温病的主要原因。针对新疆热温病特点,自创"热温二十八将"经效验方,并以歌决形式表述构方用药思想,方证相应,疗效显著,形成了他独特的西域热温病治疗经验。

此外,这批名老中医为新疆早期中医教育也做出了积极的贡献,他们有的承担了新疆中医学校的教学任务,大多数都以师承方式为新疆培养出许多杰出中医人才。根据其学源,临床经验与学术特点,社会背景,我们将这批名老中医划分为新疆中医学术队伍形成与发展中的最早期的中医药人才。

2. 20世纪六十年代援疆的全国学院派知名中医和中西医结合专家

建设和奠定新疆现代中医药事业基础,体现出新疆西域中医学术特点的当是早期学院派知名中医和中西医结合专家。五十年代末至六十年代初起,谢志云、赵琨、张绚邦、刘欢祖、金洪元、沈宝藩、乐德行、李兴培、高慧芳、刘昌寿、苗思温、郭秀莲、火树华、韩宝贤、张绍杰、马德孚、许岩、徐占英、王孝如、王佩明、谷培恒、刘继祖、王继先、王奎亮等大批来自北京、上海、成都、天津、湖北的国家中医院校早期毕业生踏入新疆,便给新疆中医药事业带来了无限的生机和活力。他们分赴边疆南北,与新疆老一辈中医药工作者一道在防病治病的同时,建设和奠定了新疆现代中医药事业的基础。

这批早期学院派毕业生,有着传统中医医文史哲浑厚的文化功底,在系统学习中医及现代医学课程基础上，皆能受教于当时全国知名中医大家的临床经验，学术思想传授与影响。有的毕业于西医院校后又进入中医院校西学中，成为新疆一代知名中西医结合专家。

他们熟谙经典，勤于临床，发遑古义，创立新说。通过数十年的医学实践，将理论与实践紧密联系，诊疗风格独特，辨证分析、思维演绎清晰。根据新疆疾病谱系，不同民族饮食生活习俗等易感因素，发现和总结出许多特高发病证的证候规律，总结出独具区域特色的临证组方思路、遣药经验，使新疆中医在防病治病、保障人民健康方面形成了群体优势，并从理论层面体现出新疆中医学术思想特点。

如推陈出新的疑难病知名专家张绚邦教授，其临证实践经验积累宏富，能于纷繁病证中识得证候，把握机宜，出奇制胜。在对新疆常见病，多发病如脑血管病、高血压病、冠心病等疾病的诊治中积累了丰富经验，自创不少有效处方，汇聚为“诊效百方”，以病统方，法宗仲景，药尚天士，并以新疆病证特点构方用药，临证施治，多有效验，颇具研究与开发价值。又如刘欢祖教授于男科颇多见长，以其深厚的理论和临床基础，总结和详细阐释了男科诸病证候特征与病因病机，以“脾胃”立论，自创男性病证治特色方剂，因临床效果非凡，备受病家和同道尊崇。

3. 七十年代新疆中医教育培养出的杰出人才

1961 年由乌鲁木齐卫生学校部分人员与卫生厅干部学校中医医士班合并建立新疆维吾尔自治区中医学校，为新疆培养出大批中医药专门人才。其中许多人成为新疆医疗卫生事业和新疆中医药发展的有生力量。这批人员虽然形式上接受的只是中医专科教育，但当时象陈苏生、刘士俊、周海文、成孚民、姚生林、汪大充、褚鸿义等新疆名老中医群体优势非常突出，又有张绚邦、金洪元、沈宝藩、高慧芳、孙殿甲、陈坚等兼任理论与临床教学，使得当时真正的教育模式是学校教育和师承教育相结合，如牟全胜、王登正、王福全，申旭德、彭松龄、龚孟麒、王孝先等便是其中的代表。

其间至八十年代初期又举办了多期西学中班，许多六十年代毕业于新疆医学院，有志于中医学研究的西医学者投身于学习中医的热潮中，一批中西医结合专家学者如郭洪涛、李义、宋鸿奎、张泳南、李广学、姚远、路桂英、田洪涛、宋阿棣、李全智、霍迎春等脱颖而出。这批西学中学者对新疆中西医结合疾病防治，尤其在中西医结合科学研究，临床学科建设等方面起到了积极的推动作用。

4. 七十年代后脱颖而起的创新性中医、中西医结合人才

1978 年恢复高考后，许多内地中医学院在本科生教育的基础上，开始中医补习教育和中医研究生高学历教育，我区许多文革毕业的年轻中医工作者和大批高中应届生又返回和考入内地知名中医学院学习，大多数人员都学成返回新疆工作，如周铭心、哈木拉提 · 吾甫尔教授等。

周铭心教授，1975 年毕业于北京中医学院，1981 年中国中医研究院（现中国中医科学院）研究生毕业。曾有幸侍诊师事全国著名老中医钱伯煊研究员和王绵之教授，得其亲炙教诲，亦曾亲聆岳美中、任应秋、方药中等全国著名老中医及中西医结合专家授课，其后又拜师张绚邦教授。在老一辈新疆中医工作者的基础上提出“西北燥证”概念，并开展系统科学研究，取得重大进展和科学成果。

哈木拉提 · 吾甫尔教授，1982 年毕业于上海中医学院，1993 年获前苏联国家医学科学博士学位。是我区中维西结合学科带头人，近十几年来共承担国家自然科学基金、国家攻关项目等 26 项科研课题，获科研经费 2 000 多万元。他提出针对新疆特高发病证的中医“异病同治”等创新性研究思路，建立起新疆中医现代科学研究与实验研究的技术平台，其研究思路和方法，指导和引领了新疆中医药研究与发展方向，带动了新疆数十项国家级和自治区科级中医、中西医结合研究项目。

此外，1978 年，新疆老一辈专家学者积极筹建新疆中医学院，并开始新疆中医本科教育，之后又开设专升本教育。由于当时招生规模小，名医名师云集，培养出了一大批优秀中医人才，成为新疆现代中医队伍中的中坚力量。1994 年，又与上海中医药大学联合招收培养硕士研究生，2000 年独立培养硕士研究生，2004 年开始由我校博士生导师周铭心教授独立或与上海中医药大学联合招收博士生，加之内地学成返疆或援疆的硕博研究生，新疆中医药队伍中拥有了一批高学历中医药专家人才和研究型人才。他们成为新疆中医药学术思想的传承者和学科建设的主力军，使得新疆中医药学术队伍人才济济，充满活力。

二、新疆名老中医临床经验与学术特点

1. 新疆名老中医临床经验

历代新疆名老中医专家，观察和总结新疆疾病谱系和常见病、多发病、复杂难治性疾病的病证规律与特点，结合新疆环境、饮食生活等易感性背景因素，在传统中医理论和防治原则基础上，因地制宜，积累和创立出了许多病证疗效显著的诊治经验。

如张绚邦教授冠心病“通补开泄”治疗方法与特色方剂，刘欢祖教授男性病治疗经验与特色方剂，金洪元教授慢性肝肾病证治疗经验与特色方剂，沈宝藩教授心脑血管病治疗经验与特色方剂，李兴培教授风湿痹证治疗经验与特色方剂，乐德行主任医师乳腺病、脾胃病防治经验与特色方剂，刘继祖主任医师中医肿瘤病证防治经验与特色方剂，王继先主任医师骨关节病防治经验与特色方剂，周铭心教授妇科病证和“西北燥证”防治经验及特色方剂，哈木拉提·吾甫尔教授哮喘病防治经验与特色方剂等。

2. 新疆名老中医学术特点

新疆几代中医和中西医结合工作者历经五十余年，以中医学为理论与技术核心，结合新疆特殊地理气候环境，不同民族饮食文化、生活习俗、体质特点等背景因素，针对新疆各民族常见、多发和特色病证，总结出了具有特异性和普适性作用的中医及中西医结合辨证方法，防治法则，有效方剂，基础理论，形成了稳定的研究方向和传承梯队，适应新疆社会发展与需求，反映新疆中医鲜明的学术思想和共性认识的学术趋向。其学术特点主要体现在以下方面：

①对新疆疾病谱系、病证规律有趋同性认识；②对新疆人群体质特征有趋同性认识；③对新疆常见病证易感性背景因素和病因病机有趋同性认识；④对新疆常见病证的治疗思想与法则有趋同性认识；⑤针对新疆常见病证研究创立了一批特色方剂；⑥对新疆常见病证理论创新有趋同性认识；⑦具有特色鲜明的研究方向；⑧具有创新意识的学术队伍；⑨具有特色鲜明的中医创新性研究的技术平台。

“科学的发展史是一部思维的发展史”。研究和学习老一辈专家学者的学术思想和临证经验，既是保持中医药特色，发挥中医药优势的前提和保障，也是促进中医药文化传承及中医药学术健康发展的巨大推动力，又是造就名医，促进优秀中医药人才成长，培养高素质中医药人才的重要途径。

本篇从既往的新疆名医研究文献资料中选入具有代表性的八位新疆名医临证医案予以解读分析，学习他们总结出的新疆常见病证临床证候规律和治疗经验，以提高临床实践与研究能力。

第二章　新疆中医名家医案解读

第一节　陈浩然医案解读

医家简介　陈浩然，原名陈翰，生于清光绪二十年(1894年)，甘肃静宁县人，民国初年进疆，在迪化八卦殿小学当教员，后弃教习医，1919考入杨增新创办的中医传习所，成绩优异。1922年在奇台任医官。1945年在老满城头道巷(乌鲁木齐建国路)挂牌行医。解放后，1950年8月组建乌鲁木齐中医学会筹备委员会，当选为副主任委员。1951年与中医同行组建乌鲁木齐市第一联合诊所并任副所长。一生行医六十余载，在理论、临床工作中，积累了丰富的经验，尤其擅长对温热病及内科疑难杂症的治疗，并逐渐形成和创建了他独特的温病学术思想。临床疗效卓著，医名远播，为当时新疆"四大名医"之一。著作有《陈浩然温病汤头歌诀》、《论杂症》、《临床疑难病案治病总结》等。

案例1　发热

田某，男，38岁，木材厂工人。

患者两周前感冒，初起微发热恶寒，头痛鼻塞，咽痒，微咳，四肢酸困，经厂卫生所给予中西药治疗，症状略有减轻。前日因食手抓羊肉及饮酒，夜间出现高热，体温达40℃，汗多口渴，咽痛如有针刺，亦似异物堵塞，食水不下，讲话困难，病势严峻。家属即送往某院治疗，诊为"化脓性扁桃体炎"，给予抗菌素静脉滴注及各种退热药物，体温仍持续不退，经其他患者介绍前来我院邀陈老诊治。初诊：患者面色潮红，烦躁不安，咽痛，讲话困难，食水不下似有物堵，口渴汗出，壮热不解，体温40.2℃，伴周身酸困，头晕恶心，腹胀，大便一周未行。舌质偏红，苔黄糙腻，脉弦滑有力。陈老认为：此案乃病邪由表入里，由卫分已传气分，证属温邪化火，火毒上逼咽喉，下入阳明。治宜上病下取，通腑泄浊，清热利咽。拟"二十八将"遣药化裁。处方：

生石膏50克　板蓝根30克　知母12克　生地12克　银花12克　元参12克　枳实12克　生大黄10克(后下)　芒硝6克(冲服)　甘草6克　犀角1.5克(冲服)

1剂分2次服。

二诊　服药后畅泻3次，量多，便如羊粪，坚硬如石，奇臭无比，体温降至37.2℃，咽痛减轻，能少量进米粥及讲话。舌苔化薄，脉象弦滑。陈老认为温邪已用通法渐化，余邪尚蕴咽喉。上方去芒硝、大黄、生石膏，加薄荷、麦冬、贝母、马勃各10克，继投3剂。

三诊　高热已退，体温36.4℃，咽痛消失，食水能进，精神转佳，二便调和，仅口干渴，舌偏红。继投前方加沙参、天花粉各15克，3剂，养阴清热，以善其后，尽剂而安。

解读

按　陈老认为本案初起，邪在肺卫，因表邪未解入里化热，加之酒肉辛辣之品，使外邪未解内迫里趋，胃肠积滞内阻，久则湿滞与郁热相结，邪热依其上炎秉性攻著咽部，热令气壅，瘀热相结故咽痛如针刺；腑气不降而有恶心腹胀，大便不行。前之治疗虽抗菌素叠进，但无宣郁透邪之力，亦无通腑泄热之能。因此，陈老抓住患者发热不退，汗出热不解，口渴喜饮，大便数日不行，舌红、苔黄厚糙腻，脉象滑数有力之阳明腑实证的特点，认为病机之关键在于燥屎内结，邪热上扰而投上方，采取"急下存阴"之应急措施，"上病下取"，通腑泄浊，从而达到"清热不伤阴，通下不伤正"及"以泻代清"之目的，使患者服药后便通热退，诸症冰释，遂告痊愈。

要点

（1）证候特点：初起微发热恶寒，头痛鼻塞，咽痒，微咳，四肢酸困；因食手抓羊肉及饮酒，夜间出现高热，体温达40℃，汗多口渴，咽痛如有针刺，亦似异物堵塞，食水不下，讲话困难；面色潮红，烦躁不安，咽痛，壮热不解，伴周身酸困，头晕恶心，腹胀，大便一周未行。舌质偏红，苔黄糙腻，脉弦滑有力。

（2）病因病机：邪在肺卫，表邪未解入里化热，食入酒肉辛辣之品，使外邪未解内迫里趋，胃肠积滞内阻，久则湿滞与郁热相结，邪热依其上炎秉性攻著咽部，热令气壅，瘀热相结故咽痛如针刺；腑气不降而有恶心腹胀，大便不行。

（3）治则：通腑泄浊，清热利咽。

案例2 发热

冯某，男，51岁，汉族，乌市八钢工人。

患者长期从事体力劳动，平素性嗜烟酒。一周前突然出现持续高热，体温38.5～40℃之间波动，口渴喜冷饮，神疲面赤，继而出现头痛、恶心、腹胀腹痛、鼻衄，两臂及两腿内侧发现大片出血点，尿少，大便五日未行，舌红绛，苔黄燥起芒刺，脉细数有力。曾在本厂医院医治无效，前来求治于陈老。

初诊 上症仍就，陈老认为，此证为温病，邪热已传入营血，乃为血证，故以有上述诸症。故拟大剂清营泄热、透邪外达之法，投"二十八将"方药化载。处方：

犀角1.5克(冲) 石膏60克 丹皮15克 赤芍15克 知母15克 元参15克 生地15克 银花12克 连翘12克 竹叶12克 板蓝根12克 甘草6克 生大黄10克(后下)

2剂，水煎，日服2次。

二诊 服药后连续排便5次，首次量约一痰盂，便色黑、恶臭，腹痛腹胀消失，体温降至37.2℃，鼻齿衄血即止，精神转佳。遂投原方去犀角、石膏、板蓝根、竹叶、知母，加棕炭、血余炭各15克，石斛12克，三七粉3克(冲)，5剂，诸证悉除，病愈。

解读

按 发热有两大类，一系外因，《内经》所谓热病者，皆伤寒之类也；一系内因，《内经》所谓阴虚则发热也。然伤寒之类，已有风、暑、湿热、温病等十余种分别。若内因，自阴虚之外，如劳倦、气虚、血虚、火郁、停食、伏痰、积饮、瘀血、疮疡等诸多，得其因又当分其经。而且内外之因可相互助长，或交互缠绵，非具明眼不能识于发热难证。

陈老认为：此为温病，热入营血，无形热邪与有形之血及宿便相结，三邪相合病势急迫，邪无出路，治疗运用通下、清营凉血是"先祛有形之邪"，寓"祛邪存正"之意，投之"热温二十八将"化载，因势利导，使邪外出，清营不伤正，药力专一，攻邪迅速，使邪祛正安，以获捷效。

要点

（1）证候特点：平素性嗜烟酒，一周前突然出现持续高热，体温38.5～40℃波动，口渴喜冷饮，神疲面赤，继而出现头痛、恶心、腹胀腹痛、鼻衄，两臂及两腿内侧发现大片出血点，尿少,大便五日未行,舌红绛,苔黄燥起芒刺,脉细数有力。

(2) 病因病机:外感温热之邪,热入营血,耗气伤阴,无以濡养经脉、脑窍;无形热邪与有形之血及宿便相结,腑气不通,不通则痛;热迫血络,而致出血。

(3) 治则:通腑泄热,清营凉血。

(以上二案及按注选自陈晓萍．陈浩然“热温二十八将”的临床表用．新疆中医药,1996,1:45-47.)

案例3　水肿

卓某,男,21岁,1963年9月请陈老诊治。

患者全身高度水肿,体重为161斤,腿肿如椽按之凹陷,腹胀大如鼓,青筋暴露。大小便量极少,几不利。神疲困顿,不欲饮食。舌苔白腻,脉象沉迟。陈老谓脉证合参,属脾肾阳虚之虚寒阴水。宜温肾健脾,行气利水治之。处方:

茯苓15克　白术15克　熟附子9克　干姜3克　厚朴6克　草蔻9克　木香9克　大腹皮9克　猪苓9克　泽泻12克　车前子9克(包煎)　陈皮9克　甘草3克

七剂　另服金匮肾气丸,每服2丸,日三次。

十天后,四肢水肿见消,食纳增加,腹胀缓解。坚持治疗5个月,共服加减实脾饮83剂,金匮肾气丸580丸。腹水完全消失,体重降至110斤。二便通畅,饮食正常,精神振奋。随访三年未复发。

案例4　水肿

聂某,男,6岁。

患水肿二年余,历经中西医治疗,服药水泄而肿消,药停水聚则复肿,如此反复不愈。于1961年2月请陈老诊治。见头面四肢俱肿,按之凹陷不起。腹胀大,按之硬且痛,青筋显露,阴茎及阴囊亦肿胀,小便短少,大便溏而不畅。舌苔白滑,六脉濡弱。陈老谓小儿脏腑原来娇嫩,寒湿袭扰,脾肾阳衰。医者不慎,恒投攻逐利水之剂,求效于一时。不知正气被伐而愈虚,水邪暂退而复聚,故而缠绵三年之久。治宜温补脾肾,行气利水,补泻兼施。处方:

茯苓12克　白术12克　熟附子3克　草蔻3克　木香6克　大腹皮6克　冬瓜皮20克　陈皮6克　苏子6克　车前子6克(包煎)　木瓜6克　乌药6克　炙甘草3克

上方连服十剂,大小便通畅,腹胀痛减,按之亦软。头面与上肢肿退,但阴囊下肢仍肿。继续温肾助阳,培土制水,于原方中加二丑6克,并配服金匮肾气丸,每服一粒,一日二次。一个月后复诊,全身水肿消退,食欲调,二便佳。水肿虽退,仍需温补脾肾以巩固疗效。嘱早、午各服人参健脾丸一粒,晚服金匮肾气丸一粒,连服数月。翌年患儿上学,再未复发。

解读

按　《内经》将水肿分为风水、石水、涌水。又将肿胀分为水胀、肤胀、鼓胀三类。《金匮》论水肿则分为风水、皮水、正水、石水、黄水。东垣论肿胀分寒、热两型。丹溪列阴、阳两类。时珍分虚、实,景岳辨证气、水。陈老推崇陈修园,总结前人的论述曰“肿成手按论纷纷,水气同源不必分。”又在他所著的《医学三字经》中书“水肿病,有阴阳。便清利,阴水殃便短数,阳水伤。”脾肾两虚,再遇外感寒湿或内伤生冷,则使水道淤塞,水邪泛滥。所谓“上焦不治水泛高原,中焦不治水留中脘,下焦不治水乱二便。”三焦者,决渎之官,水道出焉。决渎失司,影响肺之制节,脾之运化,肾之开合,因而水道淤塞,此水肿之由来也。陈老临床经验“阴水多而阳水少”。认为水肿的起因主要是脾肾阳衰，三焦淤闭。故确定治则为“温补脾肾，行气利水”八个字。治疗用药则以实脾饮加减，配合金匮肾气丸为主。

此外，陈老认为，水肿病者水邪茧结，体质多虚，治疗不宜泻水过猛。“肾为先天之本，脾为后天之本”。今脾肾已亏，泻之不当，正气被劫而愈虚，水邪骤散而复聚。即令取效一时，实非长治久安之策。平补平泻、补泻兼施一法，虽然消肿较慢，但正长邪消，可免水邪卷土重来之患。金匮肾气丸或济生肾气丸配合实脾饮服之，有“储蓄作用”，服之日久自然会发出积蓄的威力，使水肿消退。继续服用可以巩固疗效，防止复发。

要点

案例 3

(1) 证候特点：全身高度水肿，腿肿如椽按之凹陷，腹胀大如鼓，青筋暴露；大小便量极少，几不利；神疲困顿，不欲饮食；舌苔白腻，脉象沉迟。

(2) 病因病机：素体虚弱，脾肾阳虚，不能化气行水，膀胱气化失常，开合不利，引起水液潴留体内，泛滥肌肤，而成水肿。

(3) 治则：温肾健脾，行气利水。

案例 4

(1) 证候特点：头面四肢俱肿，按之凹陷不起。腹胀大，按之硬且痛，青筋显露，阴茎及阴囊亦肿胀，小便短少，大便溏而不畅。舌苔白滑，六脉濡弱。

(2) 病因病机：小儿脏腑娇嫩，寒湿袭扰，脾肾阳衰，医者不慎，投攻逐利水之剂，正气被伐而愈虚，水邪暂退而复聚。

(3) 治则：温补脾肾，行气利水。

（以上二案选自谭朝柱．陈浩然治疗水肿病经验．新疆中医药，1995，2:40-41.）

第二节 刘治武医案解读

医家简介 刘治武（1908—1978），陕西省宜君县人。1936 年拜师从医。解放之后，1950 年我市中医界推举为迪化市（现乌鲁木齐市）中医学会第一任主任委员，1952 年筹建迪化市中医第一联合诊所任所长，1959 年改为市第一中医门诊部，任主任，1961 年建成乌鲁木齐市中医院，任副院长。数十年来，对工作兢兢业业，学习孜求不倦，一生治学严谨，潜心苦志，博览群书，善于汲取历代医家之长，不泥一方，不废今，擅长内科杂病，积累自己多年的临床经验，深受当地病人的信任和尊重，为当时新疆“四大名医”之一。著有《刘治武医疗经验选编》一书，并向党献出多年的秘方《治武膏》治疗骨质增生、无名肿毒具有显著疗效。

案例 1 腹痛证

刘文金，男，38 岁，汉族。昌吉水利局试验农场工人。门诊号 1927。

初诊 1964 年 11 月 20 日。

脘腹胀痛，反复发作，痛漫及下腹及两胁，纳后脘胀，泛酸，食欲缺乏，大便或疏或秘，时感畏寒发热，全身乏力，双目充血，口干，面黄，脉始按疾数，继则沉缓，且散乱不规，舌红苔厚滑。热郁血络，痰热互结中洲，犯胃贯膈，胃气不得下降，阳明通降失司，厥阴横逆于中，太阴健运失权，脉症合参，病非轻浅，治以复方图功。

沙参 10 克　丹参 10 克　紫草 10 克　金银花 10 克　连翘 10 克　乳香 6 克　白芍 10 克　佛手 6 克　川楝子 10 克　草果仁 10 克　蛤壳粉 10 克　茯苓 12 克　青皮 10 克　甘草 3 克

一帖　水煎温服。

二诊　11 月 21 日

服上药一帖后脘痛始得缓解，仍宗前方出入之。

藏红花 3 克　丹参 10 克　金银花 10 克　山甲 10 克　花粉 15 克　白芍 10 克　泽兰 25 克　川楝子 10 克　乳香 6 克　紫草 10 克　桃仁 10 克　半夏 10 克　生地 16 克　青皮 10 克　甘草 3 克

五帖。

三诊　12 月 20 日

上方加减五帖后，脘腹胀痛均减轻，已有饥饿感，但服最后一帖药后，自觉脘腹内翻腾不舒，肠鸣欲泻，解便一次量多，便呈脓冻状，便后脘痛始爽，惟存腹内灼热感。

贡阿胶 10 克　胡黄连 6 克　赤芍 15 克　金银花 10 克　连翘 12 克　生石膏 10 克　半夏 10 克　天花粉 15 克　茯苓 12 克　山慈菇 3 克　马槟榔 12 克　川楝子 12 克　瓦楞子 10 克　甘草 3 克

三帖。

四诊　药后腹中灼热感减轻，改拟下方调治之。

贡阿胶 10 克　丹参 10 克　乳香 8 克　没药 10 克　川黄连 6 克　金银花 12 克　青皮 10 克　川楝子 10 克　砂仁 6 克　蛤壳粉 10 克　山慈菇 3 克　藏红花 3 克

三帖。

并配以散剂方：山慈菇 10 克，蛤壳粉 10 克，海螵蛸 30 克，浙贝 15 克，白芷 10 克，白芍 15 克，甘草 10 克，共为细末，开水冲服，每日 3 次，每次 3 克。经上诸药调治 30 日后，诸证悉减，面色光润有泽，精神倍增，心喜返昌。

案例 2　腹痛证

景风兰，女，31 岁，汉族。门诊号：62021。

腹胀腹痛，甚或掣痛彻于腰背，纳后心下顶痛颇剧，食纳不佳(250 克/日)，大便或溏或秘，便前恶心，里急后重，矢气频频，口中黏腻，寐中拌舌，平日盗汗或动则自汗，行经腹痛，经色或淡或暗，量多，白带不甚多，但气臭恶闻，婚后十一载未孕，神疲肢软，头晕，寐不安，诸证迄今十余载，经刘海阳老师检查为“月经不调，血分热证”，一九六四年元月四日转至刘治武老师科下，拟复方试治之。

夏枯草 12 克　杭菊花 10 克　连翘 12 克　地丁 10 克　丹参 12 克　丹皮 10 克　川楝子 10 克　当归 10 克　藏红花 3 克　泽兰 24 克　台乌药 10 克　两头尖 6 克　山慈菇 3 克　元胡 10 克　草果仁 10 克　锁阳 15 克。

二诊　药后头顶痛稍减，矢气增多，矢后腹胀减轻，大便仍不畅，头昏，余证依然，原方加川芎 6 克，天麻 10 克。

三诊　药后精神较前振，今晨起便溏作泻二次，便后腹痛缓解，惟头昏，腰背抽痛，脉重按无力，当增强荣卫之品。

黄芪18克 党参18克 白术10克 茯苓10克 川芎6克 当归10克 熟地15克 白芍10克 元参10克 丹参12克 天冬12克 天麻10克 夏枯草12克 龙胆草6克 瓦楞子10克 川续断12克 萆薢12克 车前子15克(包煎) 丹皮10克 炙甘草6克

四诊 经前方加减十余帖后,胸脘痞满胀痛,腰背掣痛均减,但增少腹部刺痛症状,改拟下方。

黄芪18克 夏枯草12克 川黄连6克 丹参12克 丹皮10克 龙胆草6克 砂仁3克 茯苓12克 厚朴6克 白术10克 川楝子10克 杏仁15克 川椒6克 五倍子6克 龟甲15克 川续断15克 锁阳18克 海螵蛸12克

后来住院治疗中,连服上方三个月后,诸证悉减,返克拉玛依。

解读

按 腹痛一证,首载见于《内经》。其对腹痛论述,多从寒热邪气客于肠胃立论。汉代张仲景在《金匮要略》有关篇章中对腹痛辨证确切,并创立诸多腹部诊法及有效治疗方剂。隋·巢元方专立单独病候,并将腹痛分为急腹痛与久腹痛。唐·孙思邈立心腹痛门,提出风心痛、悸心痛等九种心痛名称。明人李梴《医学入门》对腹痛分证治疗及症状的描述则更为具体。如谓:瘀血痛有常处,或忧思逆郁,跌仆伤瘀,或妇女经来产后,恶瘀不尽而凝,四物汤去地黄加桃仁、大黄、红花。又血虚郁火燥结阻滞不运而痛者四物汤倍芍药加炒干姜,凡痛多属血涩,通用芍药甘草汤为主。

以上两例脘腹疼痛可谓疑难重症,虽属两种不同的疾病,但刘老论治厥阴横逆治在疏理气机。太阴失运治在益气健脾。阳明失和治在清热化浊。其辨证精当,选方用药之灵活,确堪效法。方药中寓攻于补,寓补于攻,剿抚互用。方中更见马槟榔、山慈菇、藏红花配用,更体现了刘老师所谓:"百病以求一通"之旨。病愈大半后刘老常处以丸散类药,一者祛除尾疾,二者防其反复。

要点

案例1

(1) 证候特点:脘腹胀痛,反复发作,痛漫及下腹及两胁;纳后脘胀,泛酸,食欲缺乏,大便或疏或秘;时感畏寒发热,全身乏力,双目充血,口干,面黄;脉始按疾数,继则沉缓,且散乱不规,舌红苔厚滑。

(2) 病因病机:热郁血络,瘀热结于中焦,肝气疏泄不利,贯膈犯胃,胃气不得下降,气机升降失司。

(3) 治则:疏肝健脾,化瘀止痛。

案例2

(1) 证候特点:腹胀腹痛,甚或掣痛彻于腰背,纳后心下痛颇剧;食纳不佳,大便或溏或秘,便前恶心,里急后重,矢气频频,口中黏腻,寐中拌舌,平日盗汗或动则自汗;行经腹痛,经色或淡或暗,量多,白带不甚多,但气臭恶闻,婚后十一载未孕,神疲肢软,头晕,寐不安。

(2) 病因病机:素体脾胃虚弱,运化失常,痰湿内生,日久痰瘀互结,阻于下焦,气血运行不畅,不通则痛。

(3) 治则:理气健脾,化瘀止痛。

案例3 颜面部皮疹瘙痒证

李培华,43岁,回族。门诊号:2895 初诊:4月26日。

鼻翼及面颊、唇周丘疹密布，疹色鲜红，瘙痒流水，鼻咽灼干少津，不欲食，头痛阵作。乃属燥热淫肺，治当清燥救肺。

知母 10 克　桑叶 6 克　生石膏 10 克　生地 15 克　枇杷叶 10 克　草决明 10 克　天冬 12 克　龙胆草 6 克　元参 12 克　浙贝母 10 克　甘草 3 克

一帖，水煎温服。

二诊　4 月 27 日

服药后丘疹减退，口鼻灼热亦减，继拟前方二剂。

三诊　4 月 30 日。

二帖药后，丘疹尽退，皮色复常，唯感喉中微干。继投原方二帖后，诸证悉愈。

解读

按　"斑发阳明，疹出太阴"皮疹发于面部，脏腑辨证常病位在肺，病性多热，但须注意其他脏腑之热邪从肺经而发，由面皮而出，如肝火犯肺，大肠湿热上移于肺等。其见痒症或外邪引动内火，或湿热浸渍，须辨疹色明暗质地等。

刘老治病探本求源，治皮疹力求从肺根治，在临床上先议病而后议药，宗旨务求一效。以药测证，又见皮疹于鼻翼及面颊、唇周密布，可知阳明郁火从肺经而发，又恐肝家趁火打劫于肺，以草决明清肝热，龙胆草泻火燥湿防患于未然。瘙痒流水，鼻咽灼干少津可见燥湿兼见，上方药味可资借鉴。

要点

(1) 证候特点：鼻翼及面颊、唇周丘疹密布，疹色鲜红，瘙痒流水；鼻咽灼干少津，不欲食，头痛阵作。

(2) 病因病机：阳明郁火，脾失健运，湿热蕴于肌肤，燥热淫肺，耗伤津液，经脉失于濡养。

(3) 治则：清燥救肺。

案例 4　头痛证

程庭治，男，38 岁，汉族，乌运司工人。门诊号：3916。

头痛前额为甚，两肩疼痛，口苦纳谷乏味，口唇糜烂且嗽。拟解表清里，和解化痰止咳，两剂即愈。

党参 18 克　柴胡 10 克　半夏 10 克　黄芩 10 克　葛根 10 克　杏仁 10 克　贝母 10 克　瓜蒌仁 12 克　百部 12 克　龙胆草 6 克　炙甘草 3 克

案例 5　头痛证

焦桂元，女，54 岁，汉族。门诊号：46402。

初诊：头痛右侧为甚，耳鸣，心悸气短，夜不安寐，周身酸痛，往来寒热，纳谷泛恶，口中发黏，溲黄而灼，腑行不畅，但不燥结。

党参 24 克　柴胡 10 克　黄芩 10 克　川芎 10 克　茯苓 12 克　半夏 10 克　草果仁 10 克　天冬 15 克　白芷 10 克　竹叶 12 克　灯心草一尺　石斛 12 克　生姜 3 克　防风 10 克　甘草 3 克。

二诊　服上药二帖后，头痛止，寒热减，寐转安，周身酸困除，唯感心悸气短，另拟方调理之。

解读

按　头痛首见《内经》，李东垣将头痛分为内伤头痛和外感头痛，并补充了太阴头痛和少阴头痛及分经用药的方法。其提出的气虚头痛、血虚头痛、痰厥头痛、风湿热头痛等，及其相应治疗方药的罗列对后世影响深远，未能出其左右。

刘老治以上两案头痛证均以小柴胡汤为基本方，巧为对证化裁，只要病机契合，即可投之，刘老认为方虽传自古人，药必出于己手，病虽有千变万化，医者绝不能拘执成方不变。头部手足少阳经络均蜿蜒流连于此，痛多责于气血不通达，柴胡剂不仅可疏利少阳经气，还可外散，可利下，可和中。从《伤寒论》中其主治诸多或然症，从《灵枢·本输篇》："少阳属肾，肾上连肺，故将两脏"。即知也。刘老治疗此两例头痛，亦效法东垣之"清空汤"不可不知。

要点

案例4

(1) 证候特点：头痛前额为甚，两肩疼痛，口苦纳谷乏味，口唇糜烂且嗽。

(2) 病因病机：触冒风寒，上犯于头，清阳之气受阻，气血不畅，阻遏络道，致使脉络拘急或失养，清窍不利。

(3) 治则：解表清里，和解化痰止咳。

案例5

(1) 证候特点：头痛右侧为甚，耳鸣，心悸气短，夜不安寐，周身酸痛；往来寒热，纳谷泛恶，口中发黏，溲黄而灼，腑行不畅，但不燥结。

(2) 病因病机：情志郁怒或长期精神紧张忧郁，肝气郁结，肝失疏泄，络脉失于条达拘急而头痛，日久肝阴被耗，伤及于肾，阴精耗损；肝气横逆犯胃，伤及脾胃，以致脾阳不振，脾不能运化转输水津，聚而痰湿内生，郁而化热，以致清阳不升，浊阴不降。

(3) 治则：和解少阳，清热养阴。

案例6　胸痹证

孙瑞续，男，39岁，汉族，山东省人，火车南站木工厂工人。

因心前区剧痛住院(自治区二医院)经查诊为"梅毒性心脏病，心绞痛"经治未获效，出院后前来我院求中医治疗。刻下自觉心慌，心下郁闷不畅，心前区阵发性刺痛，痛时彻背抵咽，每饱食、劳累、动气则痛作，食欲缺乏，纳谷脘痞不舒，腑行燥结，隔日一行。

山慈菇10克　红花6克　生地12克　藕节12克　桔梗10克　乳香6克　没药10克　黄连6克　丹参12克　甘草3克

解读

按　心痛指心脏本身病损所致的一种病证，以"两乳之中，鸠尾之间"，即膻中部位以及左胸部疼痛为主要临床表现。有卒心痛、久心痛与真心痛之分。多由心脏阴阳气血偏虚，以及寒凝、热结、痰阻、气滞、血瘀等因素而引起。

刘老治梅毒性心脏病以化痰解毒为主，首选山慈菇其意亦在此，山慈菇味甘微辛，能散坚消结，化痰解毒，其体质坚重，独颗无枝，但配以藏红花、乳没、桔梗、藕节之类，不但有宣络通经之功，且能促慈菇散坚消结于胸中，可取痰浊通利，气机宣通而奏宣痹之功。

要点

(1) 证候特点：心慌，心下郁闷不畅，心前区阵发性刺痛，痛时彻背抵咽，每饱食、劳累、动气则痛作；食欲缺乏，纳谷脘痞不舒，腑行燥结，隔日一行。

(2) 病因病机：饮食不当，恣食肥甘厚味或经常饱餐过度，日久损伤脾胃，运化失司，酿湿生痰，上犯心胸，清阳不展，气机不畅，心脉痹阻而成心痛。

(3) 治则：化痰解毒，通络止痛。

案例7　臌胀案

王福江，男，31岁，汉族，拖拉机厂工人。

腹部胀大，胸腹青筋暴露数月，伴呼吸气促，下肢足踝浮肿，纳呆食后腹胀，大便稀，口干苦但不欲饮水，面色晦暗，舌质红赤，苔微黄欠润，脉弦而缓。腹部B超示：肝硬化，腹水。刘老辨证为热毒内郁，湿热胶结，气血相阻，久而成积。气阴两虚，水运失常所致。刘老以益气养阴，活血利湿投治，方药如下：

黄芪15克　生晒参10克　白术10克　茯苓12克　赤小豆12克　生山楂6克　丹参15克　当归12克　生地12克　荷叶6克　砂仁3克　茜草10克　连翘12克　大黄10克　槟榔10克　大腹皮18克　车前子10克(包煎)

五帖

二诊　药后小便次数增多，大便日3～4次，腹胀减轻，食欲少增，上方去大黄，连服20剂，腹水大减，食欲增加，下肢浮肿消失，舌质红，苔白，脉缓，前方去车前子，倍黄芪，加淫羊藿10克，再进40剂，自觉全身状况良好，二便正常，食欲可，腹水尽消，肝功能明显改善。后投丹栀逍遥丸、人参健脾丸等服用以善后，并嘱戒酒，起居有时。

解读

按　臌胀是因腹部胀大如鼓而命名。以腹部胀大，皮色苍黄，甚则腹皮青筋暴露、四肢不肿或微肿为特征。多因酒食不节，情志所伤，劳欲过度，以及黄疸、积聚、湿滞等使肝、脾、肾功能失调，气血水郁积于腹内而成。治疗上首辨虚实，臌胀初起多属实证，可根据病情，选用行气利水，消瘀化积等治法以消其胀。从病初起，就是实中有虚，而使用上述治法，又往往耗伤脏气，因此遣方用药勿求速效，千万不要攻伐过猛，要遵照《素问·至真要大论》"衰其大半而止"的原则。

臌胀病多为虚实夹杂，本案亦不例外。景岳认为，"酒者标热本寒"，热则气血沸，伤肝之阴体，寒则湿气滞，伤脾之阳用。湿邪郁阻化热，湿阻气滞，热令气壅，气分一病，久则血病相随，临证可见苔腻日久则舌质渐暗，此之谓也。治疗上，初诊扶正祛邪并重，先利水，水者随所处而行，后化湿，湿散则气血行。扶正者益气血而已，益气血者健中焦也。

(以上医案摘自　焦秀兰《刘治武学术经验略述》)

要点

(1) 证候特点：腹部胀大，胸腹青筋暴露，伴呼吸气促，下肢足踝浮肿；纳呆食后腹胀，大便稀，口干苦但不欲饮水，面色晦暗，舌质红赤，苔微黄欠润，脉弦而缓。

(2) 病因病机：热毒内郁，湿热互结，气血相阻，久而成积，气阴两虚，水运失常所致。

(3) 治则：益气养阴，活血利湿。

第三节　路可敬医案解读

医家简介　路可敬，男，汉族，1918年9月出生于兰州一中医世家，1925～1934年在私塾读书，1934年考入甘肃省公立高等文学院，在文学院一边读书，一边在祖父和父亲的指导下，开始学习中医学。高等文院5年毕业后，在自家开设的私立医院从医。1944年考入中央医馆兰州分馆医教班，系统学习中医理论，3年毕业后，把祖父传授的临床经验和中医理论有机相结合，并在临床上灵活应用，取得良好效果。1954年响应党的号召，支边进疆，被分配到哈密县医院工作。1955年到北京中医研究院进修一年。1971年，参加了自治区科协，卫生厅组织的沿天山一带中草药普查工作，在2年东疆片区普查过程中，他细心研究各种药物特性，将本地药材应用于临床，取得较好效果，受到自治区卫生厅的奖励。普查工作结束后，他及时归纳总结，于1974年在医院领导支持下，创办中药厂。中药厂充分利用本地药材，生产的中成药价格低，疗效好，深受广大患者的喜爱。

路可敬一生致力于中医临床实践和研究，有着一定的造诣，特别是在中医妇科临床方面，有着独特的见解，治疗效果显著。

本节选录路可敬产后痹病三案及带下病，不孕症四步法治疗经验予以介绍，供学习借鉴。

案例1　产后痹病

患者曾有先兆流产病史，素体禀赋不足，脾胃虚弱，产后因出血过多，血海空虚，血虚生风而致手指酸楚麻木，头晕目眩，汗出，心悸，面色皖白，腰部疼痛，恶寒怕风，手指遇寒疼痛，舌淡体胖少苔，脉沉细无力。治以益气养血，温经止痛之法。方选生化汤加味：

当归10g　川芎8g　桃仁8g　炮姜6g　益母草10g　黄芪15g　防风12g　炙甘草10g

服上方6剂后，手指酸楚麻木、汗出、心悸等症状好转，上方加红枣2枚，继服6剂，诸症皆消失。因失血过多，后给予张仲景的当归生姜羊肉汤煲汤服用。

案例2　产后痹病

患者高龄(41岁)产妇，第二胎足月顺产，产后一般情况良好，三日后因出汗较多淋浴，恶寒怕风，恶露增多，全身酸痛，腰腿疼楚酸困，腰背冷，双下肢及足跟甚，乏力，舌质淡红边有齿印，脉弦细，尺脉沉细。以解表散寒，益气养血之法。方选生化汤加味：

当归10g　川芎8g　桃仁8g　炮姜6g　益母草10g　黄芪15g　荆芥10g　防风12g　炙甘草10g

服上方6剂后，恶寒怕风、恶露增多、全身酸痛基本消失，双下肢仍感不适，上方减去荆芥加杜仲15g、大枣2枚，继服6剂后基本痊愈。后嘱其家人给予《济生方》当归羊肉汤调补之。

案例3　产后痹病

患者人流术后，手足发凉，小腹隐隐不适，以后逐渐发展为腰背疼痛，遇冷后症状加重。舌质淡苔薄白，脉细缓。予养血祛风，补肾之法，方选妇宝丹加减：

当归10g　川芎8g　生白芍15g　生地黄20g　制香附12g　炒艾叶6g　益母草15g　黄芪15g　菟丝子12g　防风10g　川续断15g　甘草6g　姜皮3g

服上方6剂后无不适之症，继续前方给予5剂调治冲任之损。

解读

按　产后痹证属于疑难症，多因产后气血两虚，冲任受损，营卫失和，腠理不调，感受风寒外邪而致。也有因素体禀赋不足等，和一般痹证不同，多发产褥期内。该病路老认为：应乘邪浅病轻时及早治疗，若失治误治，可延至数月乃至数年不等，后期治疗较难。用药不能偏寒偏热，寒则血瘀加重，新血不易生，热则伤津动血，新血不易安。宜选性平和之药物，调和气血，兼祛邪为先，调理冲任，固本为后。路老验证多有独到之处，强调脾胃为后天之本，产后先祛瘀生新，后重视脾胃的强健，脾胃得养五脏六腑俱旺，气血充足则筋脉关节得养，新生之气血有源也。

（编者按）

要点

案例1

（1）证候特点：手指酸楚麻木，头晕目眩，汗出，心悸，面色㿠白，腰部疼痛，恶寒怕风，手指遇寒疼痛；舌淡体胖少苔，脉沉细无力。

（2）病因病机：素体禀赋不足，脾胃虚弱，产后因出血过多，血海空虚，血虚生风。

（3）治则：益气养血，温经止痛。

案例2

（1）证候特点：产后出汗较多，恶寒怕风，恶露增多，全身酸痛，腰腿疼楚酸困，腰背冷，双下肢及足跟甚，乏力，舌质淡红边有齿印，脉弦细，尺脉沉细。

（2）病因病机：产后因出血过多，体质虚弱，外感风寒，经络受阻，气血运行不畅，无以濡养筋骨而致。

（3）治则：解表散寒，益气养血。

案例3

（1）证候特点：人流术后，手足发凉，小腹隐隐不适，渐发展为腰背疼痛，遇冷后症状加重。舌质淡苔薄白，脉细缓。

（2）病因病机：人流术后，肾气受损，冲任虚馁，分歧之督脉亦不能煦养腰背。

（3）治则：养血祛风，温补肾阳。

附1：路可敬带下（宫颈炎）治疗经验

路老认为此病多由经期，房事不洁，流产术后子宫颈损伤，分娩，产褥期等不注意卫生，为病原体侵袭引起。其次，阴道内炎性分泌物长期刺激，浸润宫颈，易受病原体侵袭而发生本病。临床表现，带下量多，质稀或稠，色清稀或黄秽臭，或有血丝，伴腰背酸胀，小腹隐隐不适，头晕目眩，口苦咽干，神疲乏力，舌质红，苔白腻或黄，脉滑数或弦数。治疗多宜清热解毒，利湿止带为法。方自拟止带汤：

山药 15g　旱莲草 15g　柴胡 9g　炒苍白术各 15g　黄柏 12g　龙胆草 6g　煅牡蛎 20g　椿根皮 15g　车前子 6g(包煎)　甘草 10g

水煎 20 分钟，每次 150mL 口服，早晚各煎一次，饭后适用。

此方为路老治疗带下病常用方，其疗效肯定。他认为此病主要是由肝经湿热，脾虚湿盛，郁久化热，下渗任带二脉，而成湿热带下；或经行房事不洁；或产后胞脉空虚，分娩，术后所致，湿热秽浊之气内侵，损伤任带二脉，而致带下。故方用黄柏、苍术二妙清热燥湿，山药、旱莲草二至滋补肝肾，柴胡为引经之品，龙胆草、车前草清热利湿，煅牡蛎、椿根皮固涩止带，甘草调和诸药。据证各有侧重，主次分明，灵活变通，药多无虚发。

附2：路可敬不孕症四步法经验

第一步：经前期、经行期以疏肝理气、活血祛瘀为主，方自拟如：当归、川芎、柴胡、制香附、桃仁、茺蔚子、小茴香、益母草、肉桂、甘草，每经前期以小腹痛者加吴茱萸、枳壳。经行期疼痛较甚者加制五灵脂、柴胡、莪术。腰部酸困者加巴戟天、菟丝子。量多，色黯或紫红，有血块者加薄荷、炮姜、牛角腮、生蒲黄。量少，色淡质稀者加枸杞子、黄芪、大枣。

第二步：月经净后以调补肝肾，因肝肾同司下焦，肝藏血，肾藏精，乙癸同源，肝肾为冲任之本。经后空虚法当用此法治疗为主，方自拟如：制何首乌、生白术、生熟地、山药、菟丝子、丹皮、覆盆子、陈皮、淫羊藿、砂仁、甘草等。量随证变，每月经净后服七剂为佳。

第三步：久婚不孕，男子体健，或有流产史，每经后十余日小腹隐痛，带下者。多因冲任带脉损伤，瘀而不通所致。路老以清热除湿，通络舒经之法为主，自拟方药如下：

炮穿山甲　苏木　柴胡　土茯苓　败酱草　生薏仁　蒲公英　制附片　丹参　制乳香、没药　鱼腥草　黄柏　鸡内金　炒莱菔子　炒苍术　赤芍　生牡蛎粉　通草　白芷　路路通　地龙　车前子　红藤　甘草

以上诸药十剂为一个疗程，每月经后十日服一个疗程，终获效验。

第四步：以上疗程结束后，即给予补益心脾，益气养血，疏肝调经之法，方多用八珍汤化裁治之。处方：

太子参　生白术　茯苓　川芎　当归　熟地　砂仁　酒白芍　菟丝子　制香附　山萸肉　柴胡　大枣　甘草

此时用药要慎重，不易活血破气之品，如有早孕伤之不就也。

（以上医案与附录由路利和整理）

第四节　张绚邦医案解读

医家简介　张绚邦教授，全国著名老中医，疑难病大家。浙江桐乡市人，生于1936年。1956年毕业于嘉兴医校，1962年毕业于上海中医学院，同年到新疆工作，为新疆中医医疗教育和科研作出了巨大贡献，是新疆现代中医药事业的开拓者和奠基者。临证经验积累宏富，学术思想鲜明，遗存大量的临证与治学资料。在对新疆常见病，多发病，如脑血管病、高血压病、冠心病等疾病的诊治中积累了丰富经验，自创不少有效处方，作“诊效百方”，以病统方，法宗仲景，药尚天士，并以新疆病证特点构方用药，临证施治，多有效验。本节从既往的张绚邦临证经验研究文献中选录7则疑难医案及经验方药以供研究学习。

案例1　重症肌无力(痿证)

范某，女，38岁，军人。

初诊　1993年4月20日。

双眼睑下垂、目珠突出2年。病人于2年来无特殊原因而发现眼睑下垂，抬举艰难，并见目珠突出。在多处医院诊治，确诊为“重症肌无力，伴甲状腺功能亢进”。接受西医方法治疗效果不明显，亦经中药、针灸调治，终无进展，辗转来诊。察见双睑下垂，不能抬举，目珠则显有外突；脉数濡细，舌苔薄白；精神尚可，纳食欠香。睑胞属土轮，无力上提当责中阳清气不升；目珠突而脉数，又必因风木之动。似此肝、脾二经俱病，而同时见证于双目，治当益气补中、升举清阳，佐以疏风柔肝。方用自拟振痿弛张汤化裁。

生炙黄芪各12克，炒白术9克，潞党参12克，软柴胡4.5克，炙升麻3克，西羌活3克，紫丹参15克，干地龙9克，制全蝎2.5克，炒枣仁9克，陈皮4.5克，桑寄生12克，淫羊藿10克，7剂。

二诊　药后眼睑略有上举，脉濡细，苔薄白，仍予原方。

三诊　服15剂后，睑垂减轻，抬眼睡觉有力。唯目珠时觉抖动，肢体乏力。原方去柴胡、羌活、葛根、陈皮，加西洋参2.5克，天麦冬各10克，五味子2.5克，茯苓9克，谷精草12

克，黄精 12 克。嘱服 15 剂。

四诊　诸症见轻，脉细软，舌苔薄白。疏方：生晒参 3 克，天麦冬各 12 克，五味子 3 克，怀山药 12 克，生炙黄芪各 10 克，当归身 9 克，丹参、丹皮各 12 克，桑寄生 12 克，鹿衔草 15 克，钩藤 12 克，炒白术 9 克，蝉衣 3 克，珍珠母 30 克，灵磁石 30 克。

上方连服 20 剂，辍药半月，再服 20 剂。其后每月坚持服药，并间断停药休息，眼睑几近常人，病情未见复发。

解读

按　向来治痿之法，大抵无外于益气调中大则。近人因痿证痿软无力，虑其肌肉经筋弛缓不张，是以每欲选用增强肌张力的药物，如马钱子等品即常见用。张氏认为该病虽以痿软见证，但系经筋弛张失调为患，不可一意增强肌力，应当张弛兼施，以调为法，假之时日，则振起有望，若拳拳于肌力增强，或可暂效于一时，终难持久。本例病人以双睑无力上举为主症，且见目珠外突，遂诊为痿证类风，由中气虚清阳不升、肝经风气乘虚上动而致。故用经验方振痿弛张汤，以芪、参、术补中气之虚，柴胡、羌活、地龙、陈皮、丹参，疏风理气、和血运经；更用淫羊藿、升麻升举阳气，振奋经筋之力，全蝎、炒枣仁祛风定痉，缓和脉络之急。二诊以肢体乏力，目珠抖动，虑风药升散，易伤肝体，故减疏风之品，而加益气柔肝者，后诊加当归、鹿衔草、钩藤、蝉衣、珍珠母、磁石等品，平降浊气与风阳，坚持服药而收功。从该案治验可见，治痿软之证，首要者当推健脾益气，这一原则应始终坚持，不可动摇。其次为和肝血，养肝体，张氏多用丹参、当归、赤白芍等。其三为弛张并用，张氏喜借重全蝎、地龙、钩藤、枣仁等以缓筋之急；而以升麻、淫羊藿、桂枝等以升举阳气，振奋筋力。其四为守定主方，功在日久。张氏每诊虽变换药，但主方大致不变，并嘱病家坚持用药，以保证疗效巩固，不致反复。

（选自周铭心《坚持推陈出新的疑难病专家张绚邦》）

要点

(1) 证候特点：眼睑下垂，抬举艰难，目珠突出，脉数濡细，舌苔薄白。

(2) 病因病机：中气虚，清阳不升，肝经风气乘虚上动。

(3) 治则：益气补中，升举清阳，佐以疏风柔肝。

案例 2　精神分裂症（癫狂）

兰某某，女，32 岁，中学教师。

初诊　1992 年 11 月 10 日。

病人由家属陪同来诊。家属代述：精神异常 2 年。2 年前因情志不遂并受惊吓后发病，先见抑郁少神，出言无序，独语妄见；继则心悸易惊，悲喜无常；后竟狂言烦躁，甚则不寐不食，奔走不羁。经多方检查，诊为“精神分裂症”。给予服镇静药物，可控制其狂动，终难复其神识，且辍药必发。亦曾接受中药治疗，效均不显，遂来求治。察见两目钝滞少神，面色潮红，舌苔黄腻；大便干结，数日不行，纳食呆少；脉则细而弦滑。问其所苦，则多言自傲，对所写病案，妄加评说，所答更不着边际。断为痰热内蕴之候。失志伤肝，惊恐少神，肝郁气结，脾运迟滞，停湿生痰，痰气交结化火，内蔽心窍，扰乱心神，乃有是症。治非豁痰开结，清热启闭不可。拟加味温胆汤：胆南星、天竺黄、姜半夏、朱茯苓、炒枳实、青竹茹、青礞石各 9 克，川黄连 3 克，薄橘红、制川军、节菖蒲各 4.5 克，珍珠母 30 克。水煎，分 2 次温服，日 1 剂。

二诊　服上药5剂后，大便通畅，腹中鸣响，旋而涌吐痰涎盈盆，几致昏厥，其后神志陡然清爽，言语畅利，伦次分明。服竟7剂未再吐痰。今诊但见脉仍弦滑，舌红苔黄。痰火未尽，终为遗患，务必清涤之，再予原方去礞石。

三诊　7剂后，症状基本消失，俨若常人，惟神疲乏力而已。诊其脉细小弦，舌苔薄黄，面之潮红已退，但夜寐不安，饮食未馨。痰去热清，中宫未和，胃气待复。不可再事攻伐，议和胃调中善后果，以绝生痰之源。疏方：法半夏、云茯苓、炒枳壳、青竹茹、制香附、广郁金各9克，薄橘红、佛手片各4.5克，乌梅肉6克，合欢皮12克，炙甘草3克。10剂。嘱养2月，已如常人，勤奋教学，百日后专程来乌鲁木齐答谢，礼仪甚周。

解读

按　精神分裂症在中医属癫狂病类。癫、狂均系神志失常疾病，证候虽有阴阳之别，但病机变化却互相关联，常是癫久致狂，狂已而癫。本案病人先有痰气结滞，继成痰火扰神，为癫而后狂者无疑。方用温胆汤除痰清热宁神，加天竺黄、黄连清化心经痰火，川军荡涤心胃郁热，复用珍珠母、菖蒲宁神开窍。更取滚利积痰之青礞石为君药，法皆中的，宜其所投辄应，诸症悉平。又，本案于初诊用药后涌吐痰涎盆许，神识顿爽，颇为鲜见。考既往各家癫狂治案，亦不乏有驱出痰涎而愈者，如严继春治沈氏妇人热病发狂，用生铁落饮合滚痰丸“二剂而腹痛，大便色如红酱，兼有白色胶痰，而狂势顿平”(《全国名医验案类编》)；尹性初治江氏妻癫狂，“先吐其痰”，用牙皂、细辛、明矾煎汁，“灌入后吐痰碗许，神识即清，继用开郁除痰之品，以清余邪”，进一剂而“便泻数次，浊去清升，态度如常”(《全国名医验案类编续集》)。两案均有痰涎排出，前者因用豁痰潜降之品，痰得从便而下；后者因施涌吐之药，痰得从吐而出，药应其用，固所宜见之转机也。至于本案，则未用涌吐药而得吐，虽礞石祛痰利器，究属重坠下行者，何以致吐，值得探讨。此或药证切合后，调动人体自身驱邪机能所为，古人所谓“药后瞑眩”者是也。

(选自周铭心《坚持推陈出新的疑难病专家张绚邦》)

要点

(1) 证候特点：情志不遂，受惊吓后发病，先见抑郁少神，出言无序，独语妄见；继则心悸易惊，悲喜无常；后竟狂言烦躁，甚则不寐不食，奔走不羁；面色潮红，舌苔黄腻；大便干结，数日不行，纳食呆少；脉则细而弦滑。

(2) 病因病机：失志伤肝，惊恐少神，肝郁气结，脾运迟滞，停湿生痰，痰气交结化火，内蔽心窍，扰乱心神，乃有是症。

(3) 治则：豁痰开结，清热启闭。

案例3　癔病性失语(暴喑)

例一　马某某，43岁，回族。

初诊　1965年9月13日。

先是爱子久出不归，思慕积于心，昨日钱款焦急，今晨陡不能言语。来诊时见其表情滞钝，坐立不安，肌肉不时掣动，双手捶扪胸前。脉象弦滑，苔白腻尖红。忧思郁结，心脾乃伤，舌为心窍，又属脾络，痰气阻滞，清窍阳气不达，以致成暴喑之变。宜开泄豁痰，畅达气机为先。

法半夏9克，化橘红4.5克，炒枳实9克，朱茯神9克，淡竹茹6克，姜川连8克，广郁金9克，细菖蒲4.5克，礞石滚痰丸10克(包煎)。

二诊　服药一剂，焦躁即减，再进一剂，即能模仿“阿”、“衣”之单音，腑气通畅，便下黏滞似痰似胶之积粪后，已能回答“姓马”，但仍言语欠连贯。痰气之郁有开泄之机，仍行原法。

法半夏 9 克，化橘红 4.5 克，朱茯神 9 克，炒枳实 9 克，淡竹茹 6 克，姜川连 3 克，炙远志 9 克，广郁金 9 克，细菖蒲 4.5 克，合欢花皮各 12 克。

三诊　独自来门诊，动作表情一如常人，略嫌单声不扬，前方稍增开音之品；加蝉衣 3 克。前后共服药 8 剂而痊愈。

例二　热某，女，18 岁，维吾尔族。

初诊　1965 年月 12 月 5 日。

一周前因冬夜出房关院门未穿衣而感风寒，初时稍觉寒凉，夜半寒热交作，送某医院急诊处理。打针服药，两天后寒热已退，而突然语闭，竟不能发出一声，但能以手势或点头示意。恰逢婚嫁在即，家人急陪来求诊。见病人一无所苦，唯不能发言，张口结舌，倘若哑人。脉浮且紧。孙思邈曾有“风寒暴喑，宜发表不宜治喑”的论述，结合病因，本例属风寒闭窍，原服西药，虽得热退，而表实未解，处麻黄汤。

净麻黄 10 克，光杏仁 9 克，川桂枝 9 克，生甘草 4.5 克，生姜二片。嘱服药后卧床。次晨来告，药后汗出如雨，夜半语音即出，言谈复常。

解读

按　癔病性失语，中风称暴喑者类此。本案两例患者，前以焦急烦躁而发，后因风寒外感而致。病因不同，治疗有异。后者有孙思邈之垂示：“风寒之气客于中，滞而不发，故喑不能言，宜服发表之药，不必治喑。”故直以麻黄汤发散风寒，宣达肺气，意收速效，足见孙氏之论，必为彼时经验所来，读古书者能不着意于心！前例暴喑与表情动作之失常并见，而脉舌又见病象，其病机较后例复杂可知。以苔之腻白，脉之弦滑，加之发病缘由，断为痰气阻滞心窍，用豁痰开窍建功。察所用药，温胆汤法外，所加菖蒲、郁金、合欢花皮、远志均调和心气，开窍解郁之品，又其用礞石滚痰丸入煎，属涤痰开结主将，均与病机切宜，故疗效显见。

（选自周铭心《坚持推陈出新的疑难病专家张绚邦》）

要点

例一

(1) 证候特点：思慕积于心，焦急不能言语，表情滞钝，坐立不安，肌肉不时掣动，双手捶打胸前；脉象弦滑，苔白腻尖红。

(2) 病因病机：忧思过度，损伤心脾，脾虚运化失常，痰湿内生，阻滞清窍，阳气不达，以致成暴喑之变。

(3) 治则：开泄豁痰，畅达气机。

例二

(1) 证候特点：风寒外感，初时稍觉寒凉，夜半寒热交作，两天后寒热已退，而突然语闭，脉浮且紧。

(2) 病因病机：外感风寒，风寒闭窍。

(3) 治则：发散风寒，宣达肺气。

案例 4　厥逆头痛

赵某，女，54 岁。主诉近日以来情绪急躁，头晕耳鸣，头痛连及双耳，甚则昏厥不知人，逾时方醒，失眠多梦，胃纳不馨，手指麻木，脉弦数，舌苔腻布而黄。在某医院诊为“脑血管痉挛”、“高脂血症”。张教授认为，此乃血厥头痛也。肝阳升扰、痰浊阻遏，清气不得升，浊气不得降。治疗先以潜阳沉降，以平厥阳，继以化痰通络，以利升清。

处方　珍珠母30g，草决明、石决明各15g，钩藤12g，白蒺藜12g，菊花6g，丹参、牡丹皮各12g，葛根10g，黄芩6g，朱茯神10g，炙远志10g，合欢花10g，水煎服。

连服5剂后，头痛、耳鸣俱减，唯胃纳不开，不得寐犹存。

再以化痰升清、泄阳安神。

处方　珍珠母30g，石决明12g，白蒺藜10g，朱茯神10g，陈皮10g，炒竹茹10g，炒山楂、神曲各10g，黄连6g，郁金12g，炙远志10g，首乌藤12g，水煎服。继服14剂，患者厥平痛止，诸恙良已。

解读

按　张教授认为，肝阳之升扰于上者，投于介石之类，以重镇潜降，须配钩藤、菊花之类清在上之风，加入牡丹皮、黄芩以清其气火，使之从下而泄，此可谓因势利导也。风火渐息，但痰浊内恋则又碍气机升降之道，浊气不降，胃气难以得复，生化之源告乏则本益虚而难支。故继投以化痰升清、降逆平厥，痰化则升降之道自通，胃气可醒矣。

［选自辛效毅，安冬青，艾静．张绚邦辨治厥逆头痛经验．中医杂志，2001，45(12)：899.］

要点

(1) 证候特点：情绪急躁，头晕耳鸣，头痛连及双耳，甚则昏厥不知人，逾时方醒，失眠多梦，胃纳不馨，手指麻木，脉弦数、舌苔腻布而黄。

(2) 病因病机：肝阳升扰，痰浊阻遏，清气不得升，浊气不得降。

(3) 治则：平肝潜阳，继以化痰通络，以利升清。

案例5　环唇风

李×，男，7岁，患“羊胡子疮”(环唇风)2年余，诊见患儿唇周皮色紫暗、干燥、皲裂、角质化，张口弄舌，头手动作频繁，夜尿，烦躁，舌偏红，脉细数。盖“羊胡子疮”者，乃皮肤行为征，属行为医学范畴。开始时唇干，多舐，久则引起多种病变伴皮肤角质化，状若“羊胡子”，中医称为“唇风”，久则可恶变。其病因乃津液缺乏，脾阴不足，舌为心之苗，弄舌乃心火，证属心火内盛，肺脾胃津液不足，拟生津养阴清心，益胃和脾。

拟方　北沙参、天花粉、天麦冬(各)、带心连翘、金石斛各15g，黄连4.5g，五味子6g，炙远志9g，京元参、大生地、嫩钩藤各12g，煅龙牡各30g，7贴水煎服；另以黄柏粉局部涂敷，防其过度舐舌。

二诊　唇周皮疹明显收敛，张口舐舌挤眉及多动等症均减，依原法再进：黄连3g，黄芩、枳壳、乌梅、竹茹、青皮、沙参各9g，天麦冬各12g，天花粉、带心连翘各15g，川楝子10g，生甘草4.5g。7贴。1周后三诊，诸证轻减，皮损已愈，依上方再进。

解读

按　《素问·阴阳应象大论》“燥胜则干”。刘完素《素问玄机原病式》又曰：“诸涩枯涸，干劲皴揭，皆属于燥。”燥邪致病，易伤津液，形成津液亏损，表现为各种干涩之征。诸如皮肤干涩皲裂，鼻干咽燥，口唇燥裂，毛发干枯，小便短少，大便燥结等。西北气候偏燥，当地之人素食肥甘厚腻。该病平素既阴虚体质，燥邪易袭，津液缺乏，脾阴不足，脾开窍于口，其华在唇，故见口唇燥裂，平素过食肥甘厚腻辛辣饮食，火自内生，心火亢盛，舌为心之苗，故见弄舌，头手动作频作，烦躁，所以张师以滋养脾肺之阴，清心火之剂治之效佳。另以黄柏粉局部涂敷，一取黄柏苦寒坚阴之用，二为局部涂敷苦药后，小儿舐舌受限，多舐等行为异常自止。

[选自王晓素．张绚邦师杂病医案2例．新疆中医药，2003，21(4)：48-49.]

要点

(1) 证候特点：唇周皮色紫暗、干燥、皲裂、角质化，张口弄舌，头手动作频繁，夜尿，烦躁，舌偏红，脉细数。

(2) 病因病机：素体既阴虚体质，燥邪易袭，津液缺乏，脾阴不足，脾开窍于口，其华在唇，故见口唇燥裂，舌为心之苗，弄舌乃心火，证属心火内盛，肺脾胃津液不足。

(3) 治则：养阴生津，清心益胃健脾。

案例6 血小板减少性紫癜

柳××，女，64岁，全身散在性紫癜半月余，大者成片，小者如豆如粟，始由恶寒发热、鼻塞，后寒热退，胸闷烦渴不多饮，烘热，病前跌仆左偏，肢体抽搐，轻度瘫软，麻木，三四日后渐复，脉弦滑带数，右关洪大，述鼻衄、紫癜反复已3年，风感跌仆，气血逆乱，时邪引发，血热妄行，阳络损伤，先拟清肺之热，凉血平肝止血。

方用 羚羊角粉1g(冲)，桑叶、桑皮各10g，杭菊花6g，生石膏30g，京元参、滑石、粉丹皮各12g，带心连翘、茅根、芦根、大生地各15g，焦山栀、黄芩炭各9g，仙鹤草、肥白及各10g。3剂，3天后再诊，瘀斑大片未作，烘热顿减，再予前法清肝凉血：羚羊角粉1g(冲)，桑叶、桑皮各10g，菊花6g，丹参、丹皮各12g，大生地12g，三七粉3g(冲)，广郁金、黄芩炭、仙鹤草各10g，金石斛15g，炒山楂、神曲各9g。服7剂。三诊时肢体偏麻已消，步履如常，血小板计数已升至80×10^9/L(原为$30\times10^9\sim40\times10^9$/L)，再拟清肝平、凉血和血通络。

方用 珍珠母30g，羚羊角粉1.5g(冲)，生赤芍9g，粉丹皮、石决明、干地龙、仙鹤草、牛膝、白及各10g，车前子、炒杜仲、大生地各12g，芦根、茅根各15g，菊花6g。再进10剂，血小板计数恢复正常，紫癜未作。

解读

按 本病主因责之于风，既涉及外风，又涉及内风，张师处方以羚角钩藤汤加减。羚角钩藤汤原为热极动风，而见高热、抽搐之症时用之。该患者平素心肝火旺，郁火内炽，其发病之前，已出现风火相煽之中风症，后复感外邪，热邪入里与肝经火热相挟、迫血妄行，溢于脉络之外，故有皮肤紫癜，并见烦热、躁动、彻夜难眠，舌质红，脉弦滑数诸火旺之症，而心肝火旺，火热极盛，迫血妄行为其根本，故张师取羚角钩藤汤原义，清肝经火旺。因中风症已自缓，故去钩藤而加石膏泻肺火，连翘、山栀、条芩、滑石以泻心火，另加凉血止血之味，故有此良效。

[选自王晓素．张绚邦师杂病医案2例．新疆中医药，2003，21(4)：48-49.]

要点

(1) 证候特点：恶寒发热、鼻塞，后寒热退，胸闷烦渴不多饮，烘热；病前跌仆左偏，肢体抽搐，轻度瘫软，麻木，三四日后渐复；脉弦滑带数，右关洪大，鼻衄、紫癜反复。

(2) 病因病机：平素心肝火旺，郁火内炽，肝风内动，复感外邪，热邪入里与肝经火热相挟、迫血妄行，溢于脉络之外。

(3) 治则：清心肺之热，平肝凉血止血。

案例7　陈旧性心肌梗死

王××，男，54岁。胸闷，心区痛7年，反复发作。查心电图发现有陈旧性心肌梗死，动态心电图揭示ST段压低持续时间较长。多次住院或门诊调治，症状时有复发。近三个月来又复加重，伴心悸、气短、心下痞胀，心电图报告有心肌缺血。脉细涩，舌暗唇淡，苔白腻不匀。心胃同病，胸阳塞滞，气分病延及血分，议通阳达气，兼以和中。

太子参12克，丹参12克，葛根12克，郁金10克，檀香4.5克，元胡9克，桃仁9克，炒枣仁9克，降香4.5克，枇杷叶12克，砂仁4.5克。

7剂后再诊，气短大减，胸闷觉宽，时有心悸，脉舌如前。再以上方去枇杷叶，加合欢皮、炒枣仁10克，20余剂后症状消除，查心电图缺血改善。

解读

按　古人以胃称心下，胃痛或称心痛，后人分出真心痛以区别于胃腑气痛。其实，冠心病时有兼脘痛者，或有心胆综合征者，均系其临床特殊表现。本案心胃同病，用治心为主，兼开胃滞，气血同治，借诸香心胃兼通者收功，似可印证古法。

（选自周铭心《坚持推陈出新的疑难病专家张绚邦》）

要点

(1) 证候特点：胸闷，心区痛，反复发作，伴心悸、气短、心下痞胀，脉细涩，舌暗唇淡，苔白腻不匀。

(2) 病因病机：正气亏虚，痰浊、瘀血、气滞、寒凝而引起心胃同病，胸阳塞滞，气分病延及血分。

(3) 治则：通阳达气，兼以和中。

附1：张绚邦冠心病证治经验

冠心病在近年来发病率呈上升趋势。我国冠心病检出率的增高同人民生活水平提、饮食谱改变、医疗卫生事业发展以及人群寿龄延长都有关系。

随着我国中医和中西医结合事业的蓬勃发展，当代中医对冠心病的认识，已经超过了中医古籍中原有的“胸痹”、“真心痛”“厥心痛”和“心悸”、“怔忡”内容，不仅从辨病诊断上广泛吸收了现代医学理化实验和仪器检测方法，而且在临床辨证施治中也充分体现了新一代中医继承和发展的学识水平。

张氏认为冠心病的病因病机不外饮食劳倦、七情内伤、寒凝热郁、年老体虚而导致心脏血脉的气血阴阳失调。临证所见有虚有实，或虚实互见，其实者大多表现为气滞血瘀、痰浊水饮、寒凝热郁，其虚者轻则脏腑气血阴阳不足，重则气血升降失常，阴阳不相顺接，厥逆暴脱，甚则危及生命于顷刻之间。张氏强调，冠心病证治要诀以中医脏腑学说为指导，高度概括为：“不离乎心，不止于心”；“治本在补，治标在通”。

（一）冠心病的心脏本体病证治

1. 虚证：虚则补之，故凡虚证，当以补为主。

(1) 心气虚：临证见一般气虚症状外，常伴有心悸怔忡，胸闷隐痛，脉虚细或结代，治以补益心气，常用太子参、党参、黄芪、炙甘草、朱茯神等，气虚明显者，用生晒参，或红参、高丽参。

(2) 心血虚：除血虚一般见症外，常伴有胸闷胸痛、怔忡不寐等。张氏特别注意气血相生和阴血与共之理，不囿于养血四物类。血虚而气常不足，仿归脾、养心汤加入补气药二三味；血虚而阴不足，常可见烦热盗汗，舌淡欠津，脉或促或结代，或细数，常用当归、生地、白芍、枸杞、麦冬、玉竹、炒枣仁、五味子等。

(3) 心阴虚：阴虚而见心系证候，如心悸怔忡，怵惕不寐，胸痛隐隐，脉细数，可滋养心阴，一般用补心丹，以治偏阴气虚者；黄连阿胶汤以治偏心肾阴虚，水亏火旺者，前者每以太子参、北沙参、紫丹参、京元参并用，后者虽阿胶鸡子黄亦不避其滋腻。

(4) 心阳虚:温补心阳为正治常法,轻则桂甘龙牡汤,重则参附汤,阳虚者,每兼气虚,故用生晒参,有时用红参、高丽参。

(5) 心气血两虚:益气补血,养血安神,以人参归脾汤为主方,胸痛不寐者加琥珀、三七粉。

(6) 心气阴两虚:益气补阴,养心安神,补心丹仅用于一般轻证,重者必用生脉饮,其中用参极为讲究,偏阴虚者用西洋参,偏气虚者用生晒参。曾见张氏治气阴两竭,脉露虾游鱼翔欲脱者,用大剂吉林野山参加天麦冬、五味子,而得离险境。

(7) 心阴阳两虚:本证脉象每有或促,或结,或代,张氏常用仲景复脉汤,并指出,本方麦冬、生地、阿胶同桂枝、生姜并用,加入炙草、人参、大枣、麻仁方中,气血阴阳兼顾。于重证者更强调用酒、水各半浸渍煎药,借清酒之力通脉而和阴阳,乃运用本方紧要之处。

2. 实证(虚实互兼证):**无论气血寒热,痰湿水饮之郁滞,皆以通为要。**

(1) 痰瘀互结:冠心病从痰瘀论治,已为众多医家所共识。张氏认为此类证必须有痰、有瘀见症,且需明辨瘀血成因,是气滞血瘀,或血涩血瘀,或气虚乏鼓动之力而血瘀,或血虚生化无权而血瘀;痰证需辨水气痰湿,或膏粱厚味,脂积肠肥,内聚成痰,或脾肾虚而津液不能气化,积郁成痰,治法各有机巧。化痰祛瘀,如桃红四物合星附导痰及丹参、瓜蒌、贝母、地龙等,乃一般通用常法,辨痰瘀而审证求因,方为治病求本之法。

(2) 心脉痹阻:如胸痛彻背,胸阳痹阻者,用瓜蒌薤白类通阳宣痹;营卫气血不调,心脉痹阻者,常用丹参饮,甚则血府逐瘀汤;气机窒塞而致者,常用柴胡、元胡、香附、丹参、葛根、郁金、降香、三七、乳没等。

(3) 寒凝热郁:冠心病纯见寒凝热郁者不多,但无论心绞痛,或心肌梗死,也确有此类证象,张氏曾治顽固性心绞痛而见寒凝阳微,心痛彻背,背痛彻心,中西药难以缓解,用乌头、赤石脂、川椒、干姜、附子而得效。又曾见心肌梗死后反复心悸怔忡,胸闷胸痛,苔黄腻舌红,烦躁便结者,用泻心合黄连温胆汤之后,下通,苔化,痛悸均缓解。

(4) 水气凌心:冠心病久病,心肾功能不全,乃心脾肾同病,本虚而标实,苓桂术甘、实脾饮、真武汤辨证选方。张氏常用葶苈子、黑白丑、木防己、川椒目、生牡蛎、泽泻、丹参、桃仁、郁金,加入辨证方中。

(二) 心脏与其他脏腑相关病证治

按脏腑辨证,各有特征,治疗亦各有特点。

(1) 心肝血虚:养血柔肝,安神宁心,张氏擅用东垣补肝汤(四物汤加枣仁、木瓜、甘草)加味。

(2) 心脾两虚:益气养血,调摄心脾,以归脾汤加减为主。补药中必佐通调气血之品。

(3) 心肺气虚:此类症见心悸、怔忡外,常伴有胸闷气短,甚则呛咳喘促,必补益心肺之气,用人参、黄芪、甘草、远志、茯神、丹参、姜枣为治。

(4) 心肾不交:冠心病而见不寐,心悸,常法治之未效,要考虑心肾不交。其见症有两类,一为肾中之火浮游而心火内燔致心肾不交者,用黄连、肉桂,交泰心肾;一为肾中之水不足,心火上炎,而心肾不交者,宜壮水制火,用黄连阿胶汤,即叶天士泻南补北之法,张氏常用之。

(5) 心肾阳虚:冠心病属中医心系病范畴,然张氏认为心肾手足少阴,表里相关,常用心病治肾之法,故温补心肾之阳气,实心病治肾之类,以真武汤加参芪。

(6) 心胆不宁:冠心病心悸胸痛不寐,善恐易惊,苔腻脉滑,用温胆汤为主方,此方临证变化甚多,如舌红脉数者,加黄连;心肾虚而痰甚者加人参、山萸肉、枣仁等即十味温胆汤方法。近贤张伯臾、蒲辅周前辈亦常用之。

(三) 特征证证治

除上述辨证施治类型外,张氏常将以胸痹、心痛为主要表现的冠心病病人,以及有类似表现的男、女更年期症状,并为一类,为特征证,定一主方而行加减变化。主治以开达宗阳,通心脉,益心气为主要,余可依证而治。

主方取名丹参郁金汤,药物如下:

丹参 13 克,郁金 10 克,葛根 10 克,瓜蒌 12 克,薤白 10 克,合欢皮 10 克,元胡 10 克,佛手 4.5 克,太子参 12 克，枣仁 10 克，远志 10 克。

本方前三味药一般不变，是主要药物，余药均可随证化裁。胸闷气憋，去太子参、枣仁、檀香、砂仁、枳壳。心悸气短，加茯苓、柏子仁、代赭石、苏梗，去瓜蒌、薤白、佛手。心律不齐，脉促而数者去元胡、薤白、远志，加沙参、麦冬、五味子、龙骨、百合。心胃引痛，去瓜蒌、薤白、枣仁，加川楝子、苏梗、香附、炒麦芽。高年兼眩晕头痛者，去元胡、远志、薤白，加珍珠母、草决明、石决明、钩藤。其有心律不齐而慢，见结或代脉者，则改用下方：熟附片（先煎）4.5 克，炙麻黄 3 克，北细辛 25 克，太子参 15 克，天麦冬各 10 克，五味子 3 克，淡干姜 3 克，桂枝 9 克，煅龙牡各 30 克，通草 3 克，炙甘草 4.5 克。

总之，张氏总结出冠心病中医临床证治要诀为“不离乎心，不止于心；治本在补，治标在通”个字。

（选自周铭心《坚持推陈出新的疑难病专家张绚邦》）

附 2：张绚邦临证凝固药组

张氏运用方药，除宗承古医大家法则外，在配伍组方上有其独到见解。尝将组方配伍比做建筑，分为“预制”和“组装”两部分。所谓“预制”，即根据某些病的特殊病因病机规律，事先制订某几味药合成“凝固构件”，以备临证使用。一般为 2～4 味药，是较药对更大的用药单位。这些预制配伍的药物，有的是针对病而设，有的是针对病的特征证而设。兹举数种预制配伍以资说明。

1. 珍珠母、草决明、石决明、钩藤

用于老年眩晕（包括高血压、脑动脉硬化等病），因该病的特征证是风阳翕动，四药合用，正可潜阳息风。

2. 丹参、郁金、葛根

用于胸痹（包括冠心病、肺心病等）之宗气郁滞这一特征证，有行气解郁活血之功。

3. 杏仁、桑叶、茯苓、苏梗

用于新疆地区普通感冒。以杏仁、桑叶宣肃肺气而润肺燥，茯苓运脾湿，苏梗则理气宽中，两调脾肺，与西北地区肺燥脾湿特点切合，凡患普通感冒，在辨证用药的同时，必以此四药配合，疗效满意。

4. 桑叶、杏仁、枇杷叶、山栀

用于热咳（包括上呼吸道感染等）。

5. 麻黄、杏仁、甘草

此直用三拗汤为预制配伍，用于风寒咳嗽（包括慢性支气管炎等）。本方麻黄小其量，亦用于治西北地区顽固性皮肤病如皲裂、牛皮癣（银屑病）等，取辛以致润，甘以养荣，为张氏治西北燥病用药特色之一。

6. 白芍、川楝子、香附、郁金

用于胁痛（包括慢性肝炎、胆石症等）。

7. 淮小麦、百合、白芍

用于癔病、脏躁，三药酸甘合化，心、肝同治，对神经衰弱综合征、前列腺炎患者，在辨病用药基础上加用此药，常能收效。

8. 礞石、竹茹、菖蒲、郁金

用于癫、狂、痫（包括各类精神病和癫痫），以坠痰豁痰，清心开窍为法。用药后若见大便下黏液稠浊之物为病与药应，个别见有吐出大量痰液涎沫者，效果更为显著。

9. 麻黄、附子、细辛、桂枝

用于心悸脉结（含房室传导阻滞、病窦综合征等）。方从麻黄附子细辛汤化出。

10. 木防己、白人参、石膏、桂枝

用于哮喘（包括支气管哮喘等）。本方为《金匮》木防己汤，原治支饮喘满，心下痞坚，今以此治哮喘，合以其他对证而施的药物常能收功。

11. 当归、连翘、赤小豆

用于虚淋（包括慢性尿路感染）。本方取《伤寒论》麻黄连翘赤小豆汤与《金匮要略》赤小豆当归散合方加减而成，以利湿清热和血为法，对虚淋之小便不利、腰酸尿痛甚宜。

12. 鹿衔草、生白术、泽泻

用于虚淋隐伏之症(包括尿路慢性炎症而体征不明显者,如后尿道炎等)。此方为《内经》治酒风方,移用于此,有化湿降浊之功。

13. 金银花、蒲公英、黄连、人中白

用于狐惑(包括白塞氏病)。为气分血分兼顾之制,蒲公英不唯清热解毒,还可疗虚,人中白祛顽固之结毒,对复发性口炎亦有显效。

14. 川续断、狗脊、桑寄生

痹证腰痛用之。

15. 桔梗、甘草、木蝴蝶

咽痛用之。

16. 柴胡、前胡、银柴胡

低热用之。

17. 元胡、川楝子、郁金、佛手

脘痛用之。

18. 旋覆花、茜草、丝瓜络

用于肝着,亦治伏梁(包括慢性肝病、胃炎、食管炎、胸膜炎等),取法旋覆新绛汤。

上述数种预制配伍为张氏临床常用,有了"预制凝固构件"之后,便是临证"组装"成方的问题了。有的处方由一个预制配伍件合以他药而成,有的则是两个预制件合以他药而成。后者如治老年病痴呆、眩晕等,常用老年眩晕和胸痹预制配伍共7味药组成珍珠药方加味。一般而论,预制配伍多对病而设,是以该病的特征证为依据制订的,而"组装"则兼顾病证,在预制配伍药之下结合患者体质等辨证依据,增加用药。两种形式的配合也反映了前文所述的病分初、中证有主客的理论。

(选自周铭心《坚持推陈出新的疑难病专家张绚邦》)

附3:张绚邦新疆常见病证诊效百方选录

1. 上呼吸道感染

冬桑叶　光杏仁　嫩前胡　炒牛蒡　苦桔梗　黑山栀　薄荷叶　净蝉衣　生甘草　杭菊花　枇杷叶

加减　(1) 脉数有热者,去生甘草,加银花、连翘。

(2) 咽部红肿者,加大贝母、射干。

(3) 呛咳痰黏不出者去薄荷,加天花粉、瓜蒌皮。

2. 慢性咽炎

北沙参　大麦冬　天花粉　知母　嫩射干　玉桔梗　生甘草　西青果　瓜蒌皮　枇杷叶

加减　(1) 无射干加牛蒡子,无西青果,改金果榄,舌红无苔伤阴的,加柿霜。

(2) 失音者加木蝴蝶、蝉衣、胖大海(前药适当减去一二味)。

(3) 久病肾阴不足去天花粉、瓜蒌皮、枇杷叶,加生地、元参,重者可加龟甲、熟地黄。

3. 慢性支气管炎

炙麻黄　光杏仁　生甘草　炙苏子　冬瓜子　牛蒡子　法半夏　云茯苓　化橘红　炙紫菀　炙款冬

加减　(1) 痰多清稀加白芥子,去牛蒡子或冬瓜子。

(2) 痰多清稀而喘者加桂枝、白芍、干姜、五味子。

(3) 寒盛者加细辛,去冬瓜子、牛蒡子。

(4) 壮热脉数大,舌红者加生石膏。

(5) 痰白而黏稠不易咯出者,加清化痰热药海浮石、瓜蒌霜。

(6) 喘甚者加桑白皮、生白果。

4. 胃溃疡

川楝子　炒元胡　生香附　姜半夏　浙贝母　煅瓦楞子　淡半夏　姜川连　炒枳壳　海螵蛸

加减 (1) 喜热恶凉者宜温中，加高良姜、荜茇。

(2) 喜凉恶热者宜清中，加黑山栀、淡子芩。

(3) 喜按者宜补中，加白术，甚者党参也可加入。

(4) 痛如针刺，由气入血加赤芍、川芎，寒瘀者加炙猥皮，若蒲黄、五灵脂，胃钝食减者慎之。

(5) 十二指肠球部溃疡

川桂枝 炒白芍 炙甘草 生香附 广陈皮 生姜 大枣四枚 白糖一匙

加减 (1) 本方得食则安者适宜(喜用香砂六君子汤)。

(2) 得手后加黄芪，进步则加当归。

5. 慢性肝炎

醋柴胡 全当归 赤白芍 延胡索 川楝子 生香附 广郁金 青皮 炒楂曲

加减 (1) 神疲脉濡加白术、茯苓、炙甘草、党参。

(2) 舌红苔净，脉细弦加女贞子、旱莲草、酸枣仁。

(3) 痛如针刺加桃仁、红花。

(4) 肝脾大，加海藻、昆布、三棱；进之加莪术；阴伤者加鳖甲或生牡蛎。

(5) 肝病久不愈，面皖，舌淡脉濡或浮大而虚，腹胀神疲，逍遥方中加党参、黄芪、升麻、麦冬、五味子，舌边尖红，加川连、黄芩少许。

6. 慢性胆囊炎

醋柴胡 炒枳壳 京赤芍 金钱草 延胡索 广郁金 炒黄芩 生甘草 焦山楂

加减 (1) 便秘者加枳实、大黄，腹胀者加厚朴。

(2) 发热者加金银花、连翘。

(3) 疼痛甚加乌药、川楝子。

(4) 疼痛绵绵不绝如针刺者加桃仁、红花。

(5) 便溏肝痛甚者加丹皮、薏苡仁、败酱草、木香，面皖便溏需实脾，纯予通剂无效。方中加入党参、白术、云苓、青皮、陈皮。

7. 糖尿病

天花粉 大麦冬 大生地 怀山药 制黄精 川黄连 乌梅肉 炙甘草 石斛

加减 (1) 消渴的基本病理是“液枯津涸”，基本病位在肺、胃、肾，但常常兼及其他脏腑，如兼气虚(和脾有关)加参芪；兼肾虚者加熟地；兼胃热者加知母、石膏；腑实证间或有之，可加川军，但久病体虚者不宜。

(2) 桂姜附秉性刚燥，于消渴不宜，故一般不用，见肾阳虚可以先用温而不燥之药，如仙茅、淫羊藿、肉苁蓉，轻者枸杞子、沙苑子、菟丝子；肾阳肾气不足者，若用桂附需仿肾气法，以萸、地、丹、苓配桂附从阴引阳。

(3) 见气虚不足须用参者，不受血糖之限，因中医辨证，血糖高可以用，血糖低也可以用，唯在气虚为安(调整血糖的作用西洋参最好)。

8. 高血压

珍珠母 紫贝齿 嫩钩藤 冬桑叶 杭菊花 夏枯草 桑寄生 女贞子 干地龙 怀牛膝

说明：高血压病所见各有不同，按眩晕有痰、瘀、虚等。此方取其正中，为一般治法。

9. 慢性肾炎

潞党参 炒白术 怀山药 猪茯苓 菟丝子 桑寄生 金樱子 淫羊藿 金匮肾气丸

加减 (1) 肾病既久，表现不一，此举脾胃两虚之一例。如得手加黄芪或人参。

(2) 肿甚者加五皮饮、五苓散，去金樱子等收涩之品；阳衰水泛者用真武汤；阴阳两虚而肿者用济生肾气丸。

(3) 肿不甚，面枯脉虚者，精气虚惫，当用血肉有情之品，如鹿角胶、奶茶、紫河车、鱼鳔、龟甲、阿胶等。

(4) 无特殊证候,微量蛋白尿,可分别选用益气健脾、培补脾肾、固肾涩精、通补任督,而活血化瘀或清热败毒等法为末治之路。

(选自张绚邦《诊效百方》)

第五节 刘欢祖医案解读

医家简介 刘欢祖教授,新疆著名名老中医,1937 年生于山西文水县,1962 年毕业于北京中医学院分配至新疆工作,是新疆现代中医药事业的开拓者和奠基者,为新疆现代中医药事业建设与发展做出了巨大贡献。刘老嗜沉岐黄、仲景,会意金元诸家,学风醇正,勤于笔耕,脉案汗牛;西域行医 36 年,医术精湛,通诸门,尤擅男科,声誉边疆南北。本节选录十则男科医案以供学习与研究。

案例 1

张××,28 岁,干部(文秘工作)。1987 年 11 月 25 日初诊。婚后已 3 年,婚后两年内夫妻性生活正常,并于婚后年余得一子。因工作性质的需要,经常长时间伏案撰写文字材料,甚至夜以继日,废寝忘食。一年前始觉阴茎勃举维艰,举而不坚,力不从心,然尚可勉力交媾。继而阴茎完全不能勃举,已有半年之久。曾服补肾壮阳之剂,初尚可取效于一时,但停剂则阳痿如故。以后再服则无丝毫之效。察患者身形瘦弱,面色萎黄,苔薄舌淡胖嫩,切脉沉缓弱,右三部尤甚。询知纳呆食少,四肢酸软,周身乏力,起立则头晕目眩,夜卧枕席则思绪纷纭,欲罢不能而难以入寐,腰部酸痛,二便如常。据此辨证,知为思虑伤脾,由脾而损及胃,脾胃既伤,后天水谷精微、气血化生不足,宗筋失养;后天不能滋养先天,以致肾之精气日衰。虽属脾肾两虚,但脾胃气虚则是本病之根。故治之应从调补脾胃入手,先予补中益气汤加味。升麻 8 克,生黄芪 20 克,党参 15 克,白术 10 克,炙甘草 6 克,陈皮 8 克,五味子 10 克,茯神 15 克,柴胡 6 克,当归 12 克。水浓煎服,日早晚二次分服。并嘱劳逸结合,少劳多逸,更不宜加夜班案牍。

守上方服药三周,诸症重减强半,唯阴茎仍疲软不举。遂于前方内加枸杞子 15 克,菟丝子 15 克,肉苁蓉 15 克,淫羊藿 15 克,补肾壮阳,如前水浓煎服。并以人参 60 克,鹿茸 30 克,共加工为细末,每服 3 克,日服 2 次,与汤剂同服。再服药两周后,阴茎始能勃举,但举而不坚亦不久,其余诸症悉解,纳健寐安,精力充沛。遂停服汤剂,仅予参茸散(方如上)服用,两周后再诊,性功能已完全恢复正常。乃拟方补中益气丸、金匮肾气丸,早晚两次,每服各一丸,脾肾双补,巩固疗效。年余后,患者因外感就诊,询知性事迄如常人,阳痿未再发。

解读

按 本案中患者长期工作劳累,思虑伤脾,由脾而损及胃,后天水谷精微、气血化生不足,宗筋失养;后天不能滋养先天,以致肾之精气日衰。脾肾两虚,但脾胃气虚则是本病之根。治疗从调补脾胃入手,予补中益气汤加味。

(编者按)

要点

(1) 证候特点:长时间伏案撰写文字,夜以继日,废寝忘食;阴茎勃举维艰,举而不坚,继而阴茎完全不能勃举;身形瘦弱,面色萎黄,苔薄舌淡胖嫩,切脉沉缓弱,右三部尤甚;纳呆食少,四肢酸软,周身乏力,起立则头晕目眩,夜卧枕席则思绪纷纭,难以入寐,腰部酸痛。

(2) 病因病机:过度劳累,思虑伤脾,损及脾胃,后天水谷精微、气血化生不足,宗筋失养；后天不能滋养先天，以致肾之精气日衰，脾肾两虚。

(3) 治则：补中益气，温补肾阳。

案例 2

卓××，32 岁，铁路局装卸工。1988 年 3 月 4 日初诊。结婚 5 年，婚后性功能正常，已有一女 3 岁。自述半年前始有尿后滴白，小便不利，余沥不尽等症，曾就诊于泌尿外科，诊为慢性前列腺炎，口服氟哌酸治疗，未获疗效。月余后又相继出现阴茎举而不坚，举而不久之症，未交媾则精已外流，迄今已四月余。询知素来喜酒贪杯，酒量渐增，甚至以酒代食，饮食递减，脘腹痞胀；并于得一女后，曾以交媾忍精不泄，或体外射精避孕。今仍于尿后滴白，并于大便时努挣，或于装卸搬运用力时则有尿道口流白，精神日渐衰弱，腰腿酸沉乏力，前阴汗湿清冷。察其形体虽壮而精神不振，苔白厚腻，舌淡胖大而嫩，切脉沉缓弱。据此辨证，病由嗜酒伤于脾胃，酒性热标本寒，脾阳受损，运化不健，湿浊内生，下流于膀胱，以致尿后滴白；湿阻气滞，膀胱气化不利，以致小便不利，余沥不尽；又因交媾忍精不泄，精虽未外泄，然已离精宫，离宫败精变浊，用力努挣则迫其下流为出白。脾胃阳虚气弱，不能温润宗筋；更有寒湿下流，而致宗筋弛长，发为阳痿。治之当从温阳化湿、健脾司运入手，予平胃散合实脾散化裁。苍术 10 克，陈皮 10 克，川朴 12 克，草果 6 克，槟榔 8 克，白术 15 克，干姜 8 克，炮附子 10 克，茯苓 15 克，萆薢 15 克，水煎服，日早晚 2 次分服。并嘱戒酒。

服上方一周后，苔转薄白，舌转淡红，脘腹痞胀已解，纳谷有增，精神略有好转，而小便不利，余沥不尽，尿后滴白，努挣流白以及阳痿诸症悉如故。遂于前方去川朴、草果、槟榔，加生山药 15 克，芡实 15 克，乌药 10 克，石菖蒲 10 克，以秘精关而通水窍。又守上方服药三周后，滴流白浊已减大半，腰腿酸沉亦减，精神尚欠佳，而阳痿仍如故。停服前剂，改拟下方，意在益气健脾，补肾壮阳。生黄芪 20 克，党参 15 克，白术 12 克，茯苓 12 克，干姜 5 克，炮附子 8 克，菟丝子 12 克，沙苑子 12 克，补骨脂 10 克，巴戟天 12 克，蛇床子 12 克，淫羊藿 15 克，水浓煎服，早晚 2 次分服，日 1 剂。

守上方服药两周后，精神转佳，腰腿酸沉已解，偶有努挣流白，并于寐中阴茎坚举，而寤即痿软。遂于前方去姜、附之辛燥，加枸杞子、肉苁蓉各 15 克，温润壮阳，再服两周后，阴茎已能随意勃举，坚挺不衰，性功能完全恢复正常，已收全功。

解读

按　本案中患者素来喜酒贪杯，伤于脾胃，酒性热标本寒，脾阳受损，运化不健，湿浊内生，下流于膀胱，以致尿后滴白；湿阻气滞，膀胱气化不利，以致小便不利，余沥不尽；又因交媾忍精不泄，精虽未外泄，然已离精宫，离宫败精变浊，用力努挣则迫其下流为出白。脾胃阳虚气弱，不能温润宗筋；更有寒湿下流，而致宗筋弛长，发为阳痿。治之当从温阳化湿、健脾司运入手，予平胃散合实脾散化裁。

阳痿有阴茎寂然不举的所谓完全阳痿，也有虽能勃举，但举而不坚，举而不久的所谓不全阳痿，二者均使男性丧失性功能。阳痿虽因于肾、肝所致者居多，但因于脾胃者也不乏其例。

（编者按）

要点

(1) 证候特点：始有尿后滴白，小便不利，余沥不尽；继出现阴茎举而不坚，举而不久之症，未交媾则精已外流；素来喜酒贪杯，酒量渐增，甚至以酒代食，饮食递减，脘腹痞胀；精神不振，苔白厚腻，舌淡胖大而嫩，切脉沉缓弱。

(2) 病因病机：平素喜酒贪杯，伤于脾胃，脾阳受损，运化不健，湿浊内生，下流于膀胱，以致尿后滴白；湿阻气滞，膀胱气化不利，以致小便不利，余沥不尽；又因交媾忍精不泄，精虽未外泄，然已离精宫，离宫败精变浊。脾胃阳虚气弱，不能温润宗筋；寒湿下流，而致宗筋弛长，发为阳痿。

(3) 治则：温阳化湿，健脾燥湿。

案例3

王×，43岁，银行会计，已婚。1988年4月16日初诊。自述结婚已近20年，夫妻一直同居。年末始则有梦而遗，继则无梦而精自出，继至内裤常有精迹。阴茎举而不坚，勉力偶一交媾，射精量少。纳谷不馨，精力渐衰，腰部酸楚，大便燥秘，2～3日一行。察其身形消瘦，面色不华，苔薄舌淡红欠润，舌体瘦小，切其脉六部皆虚弦，左脉略沉，右脉虚甚。念其多年从事会计工作，终日伏案劳神，少有户外肢作活动。久思伤脾，胃气日减，纳谷呆少；脾气日衰，精神不振；脾气虚则运化呆，腑气不行，气血生化日亏，血虚肠燥便秘。后天生化不足，难以滋补先天，以致肾精亏而腰脊不强，精关不秘；更因脾虚气弱不能摄精，遂致由遗而滑，不能禁止。精亏真阴不足，阴虚不能成形，以致阴茎举而不坚，身形消瘦。精滑虽病在肾精不固，然其病本则在脾胃气虚，气不摄精。治宜补脾益气摄精为主，兼以补肾填精秘精。生黄芪30克，党参15克，白术15克，炙甘草10克，枳实10克，陈皮10克，生苡米12克，当归15克，生山药15克，芡实15克，沙苑子12克，金樱子12克，水浓煎服，日早晚2次分服。嘱其节劳，并于早晚适度户外散步或缓慢跑步锻炼。

守方服用两周后，大便转润，日行一次；纳谷稍健，精神转佳；精滑之症亦略减。前方中去当归、枳实、生苡米，加枸杞子15克，肉苁蓉12克，炒杜仲12克，水煎日服一剂。再服三周后，纳健，腰酸若失，偶有遗滑，情欲渐盛，阴茎坚举，性功能恢复正常。停服汤剂，改服人参健脾丸、金锁固精丸，每服各一丸，早晚各一次。一月后，再无遗滑而告愈。

解读

按 本案中患者长期伏案劳神，久思伤脾，胃气日减，纳谷呆少；脾气日衰，精神不振；脾气虚则运化呆，腑气不行，气血生化日亏，血虚肠燥便秘。后天生化不足，难以滋补先天，以致肾精亏而腰脊不强，精关不秘；更因脾虚气弱不能摄精，遂致由遗而滑，不能禁止。精亏真阴不足，阴虚不能成形，以致阴茎举而不坚，身形消瘦。精滑虽病在肾精不固，然其病本则在脾胃气虚，气不摄精。治宜补脾益气摄精为主，兼以补肾填精秘精。

（编者按）

要点

(1) 证候特点：始则有梦而遗，继则无梦而精自出，常有精迹；阴茎举而不坚，勉力偶一交媾，射精量少；纳谷不馨，精力渐衰，腰部酸楚，大便燥秘；身形消瘦，面色不华，苔薄舌淡红欠润，舌体瘦小，切其脉六部皆虚弦，左脉略沉，右脉虚甚。

(2) 病因病机：长期伏案劳神，久思伤脾，脾虚则运化失常，腑气不行，日久气血生化不足，血虚肠燥便秘。后天生化不足，难以滋补先天，以致肾精亏，腰脊不强，精关不固；脾虚气弱不能摄精，遂致由遗而滑，不能禁止。精亏真阴不足，阴虚不能成形，以致阴茎举而不坚，身形消瘦。

(3) 治则：益气健脾，补肾固精。

案例 4

周××，22 岁，工科大学生，未婚。1988 年 7 月 13 日就诊。自述遗精、滑精已有年余之久。约 5 年前，染手淫恶习，每览淫书则情不自禁以手淫泄精，事后又追悔不及，然尚无不适。3 年前考入大学后，刻苦攻读，但听课或自习往往精神不能集中，夜难入寐，饮食渐减，动辄心悸、气短，始有遗精偶发，渐至无梦而频发遗精，精力日衰，学习成绩趋下降之势，难以为继，始未就诊。察面色不华而有愁容，苔薄白舌淡而嫩，切六脉皆虚缓略数。此病始由思色欲而手淫伤精，然尚未成病。继则因神劳日甚，损伤心脾，脾虚及胃则纳减，土不生金则气短，气不摄精，精关不固，精滑难禁。心血亏则发心悸，心神失养，夜难入寐。心脾久伤，穷必及肾，以致精关难秘。虽病及心、脾、肾三脏，而总以脾虚为本。前人有"上揖从阳，下揖从阴。""上下交病，治在中宫"之议，故治宜从补脾益气入手，兼养心血以安神。炙黄芪 20 克，党参 15 克，白术 10 克，炙甘草 10 克，陈皮 8 克，当归 12 克，龙眼肉 15 克，五味子 10 克，枣仁 15 克，生龙骨 18 克，覆盆子 12 克，水浓煎服，日早晚 2 次分服。嘱其节神劳，戒绝手淫，适度体育锻炼。

守上方服三周后，夜寐转安，纳谷有增，心悸气短悉解，滑精大减于前，精神好转，心情渐趋愉悦。遂于前方去枣仁、龙骨，加沙苑子 12 克，金樱子 12 克，桑螵蛸 15 克，秘涩精关。守方再服两周，诸症悉解，偶有梦遗，亦无不适。停服汤剂，改服人参归脾丸、金锁固精丸，每服各 1 丸，早晚各服一次。服丸剂十日后停服，告愈。

解读

按　本案中患者因思色欲而手淫伤精，继因神劳日甚，损伤心脾，脾虚及胃则纳减，土不生金则气短，气不摄精，精关不固，精滑难禁。心血亏则发心悸，心神失养，夜难入寐。心脾久伤，穷必及肾，以致精关难秘。病及心、脾、肾三脏，而总以脾虚为本。前人有"上揖从阳，下揖从阴"，"上下交病，治在中宫"之议，故治宜从补脾益气入手，兼养心血以安神。

因梦色情而射精者谓之遗精，无梦而寐中精出者谓之滑精，总由精关不固所致。其责在肾者多，或因肾阴亏而不能内守，相火扰动精室；或因肾阳虚而不能固秘。也有因心肾不交，精关不固者；也有因肝经湿热下注扰动精室者，临证确属多见。然因脾胃气虚，气不摄精者有之；因脾虚而致血虚，心脾两虚，脾虚气不摄精，血虚心神妄动而致遗滑者亦有之。凡因脾虚而致遗滑者，治从调补脾胃入手，每能获效。

（编者按）

要点

(1) 证候特点：遗精、滑精、手淫泄精；精神不能集中，夜难入寐，饮食渐减，动辄心悸、气短，始有遗精偶发，渐至无梦而频发遗精；面色不华而有愁容，苔薄白舌淡而嫩，切六脉皆虚缓略数。

(2) 病因病机：思色欲而手淫伤精，继因神劳日甚，损伤心脾，脾虚及胃则纳减，土不生金则气短，气不摄精，精关不固，精滑难禁。心血亏则发心悸，心神失养，心脾久伤及肾，以致精关不固。

(3) 治则：补脾益气，养心安神。

案例 5

秦××，31 岁，煤矿工人。1988 年 5 月 12 日初诊。自述婚后 5 年余未育，夫妻同居，性生活正常。女方做妇科检查未发现影响妊娠的疾病，转而自己做精液检验，先后三次，精子密度均低于400万/毫升，成活率低于45%(半小时)，诊为精少不育，遂来就诊。询知其素日体尚健，无大病，脉亦无明显异常，遂以肾虚精亏论治，以右归丸与五子衍宗丸合方化裁，配制蜜丸服用。服药3个月后，其妻仍未怀孕。再做精液检验，精子密度竟降至230万/毫升，成活率55%(半小时)，治疗失败。询知于服药月余后，食欲日减，纳呆食少，饭后胃脘痞满，大便溏薄，日行2～3次，四肢酸软，周身乏力，神睏喜寐，察苔白腻，舌淡嫩，切脉六部沉缓，右关尺沉弱。再仔细询问，得知其于婚前年余，曾因饮食不洁患急性胃肠炎，经治虽愈，但自此以后每因进食荤油肥腻之品，则脘痞、便溏，故婚后忌食肥腻油荤煎炒之食。此次服药以来，脘痞便溏，颇类似进食油腻之反应，但考虑此与不育可能无关，故初诊时未述及，服药后亦未疑及。据此再行辨证，患者7年前曾病吐泻，损伤脾胃，脾胃气虚，运化不健。肥腻荤油煎炒之品，皆属湿热之味，进食之则阻胃腻脾，遂致脘痞便溏。脾胃之气既虚，水谷精微化生不足，后天不能滋养先天，已使肾虚精亏而致不育。初诊未详细询问，亦未能虑及此一病机，故投以右归中诸多滋腻呆滞之味，腻胃滞脾，运化受阻，湿浊内生，脾胃之气受损，遂使治疗无效，反而加重病情。既以虑及此一病机，遂改弦易辙，以燥湿健脾之法，从调理脾胃着手，选人参健脾丸方化裁。苍术10克，青陈皮各10克，厚朴12克，炒苡米15克，白豆蔻5克，生黄芪15克，党参12克，炒白术12克，茯苓15克，木香10克，砂仁6克，石菖蒲10克，水煎服，日早晚2次分服。嘱戒荤油肥腻之食，节房劳。

服上方一周后，饮食有增，大便成形，日行1～2次，脘痞腹胀，神倦乏力诸症大减于前，苔转薄腻，舌脉同前。是知湿浊化解，脾运趋健。上方去川朴、白豆蔻，加干姜5克，炮附子6克，再服。又服药一周，诸症悉解，湿浊已除，脾胃已健，再治宜从益气健脾，补肾填精，脾肾并治，先后天兼顾之法治之。改制成药服用生黄芪150克，党参120克，炒白术150克，苍术50克，陈皮50克，茯苓120克，砂仁30克，木香50克，枸杞子120克，菟丝子120克，沙苑子120克，五味子80克，桑葚子80克，女贞子100克，车前子100克，蛇床子80克，韭菜子80克，补骨脂100克，一料，共为细末，制片剂。每片0.5克。每服10片，日服3次，饭前半小时白开水送服。

服上方3月余后，再做精液检验，精子密度：0.8亿/毫升，成活率76%(半小时)。已具生育能力，遂停止服药。又约半年后，患者因腹痛就诊，告知其妻已妊娠两月。

解读

按 本案中患者曾病吐泻，损伤脾胃，脾胃气虚，运化不健。进食肥腻荤油煎炒之品，皆属湿热之味，阻胃腻脾，遂致脘痞便溏。脾胃之气既虚，水谷精微化生不足，后天不能滋养先天，已使肾虚精亏而致不育。初诊未详细询问，未能虑此病机，故投以右归中诸多滋腻呆滞之味，腻胃滞脾，运化受阻，湿浊内生，脾胃之气受损，遂使治疗无效，反而加重病情。遂改弦易辙，以燥湿健脾之法，从调理脾胃着手，选人参健脾丸方化裁。

"求嗣之要，在乎男精女血充满而无病也"。若精子数量少，密度低于正常值，是引起男性不育最常见的原因之一。《素问·六节藏象论》云："肾者主蛰，封藏之本，精之处也。"精少不育多责之于肾虚精亏，以补肾填精之法治之，多能取得疗效。但肾精之亏虚是因脾胃气伤，后天不能滋养先天所致者，则补肾填精往往不能奏效，需从调补脾胃治之，始能获效。

(编者按)

要点

(1) 证候特点：食欲日减，纳呆食少，饭后胃脘痞满，大便溏薄，日行2～3次，四肢酸软，周身乏力，神睏喜寐，察苔白腻，舌淡嫩，切脉六部沉缓，右关尺沉弱。

(2) 病因病机：曾病吐泻，损伤脾胃，运化不健，进食肥腻之品，湿热内生，阻胃腻脾，脘痞便溏。脾胃两虚，水谷精微化生不足，后天不能滋养先天，日久肾虚精亏而致不育。

(3) 治则：益气健脾，补肾填精。

案例6

范××，26岁，厂工会宣传干事。1990年4月18日就诊。自述婚后近两年，同房交媾迄未射精。曾多方求治，服补肾壮阳药无数，皆未能奏效。每逢交媾，动辄周身汗出如洗，及至兴浓，已疲惫乏力，虽似有射精之意，却终无精液射出，勃举之阴茎渐趋于软而痿乃罢。房事后1～2日内精神不振，倦怠无力。然每月却有2～3次梦遗。自幼身体孱弱，不甚耐劳，动辙汗泄，周身乏力，甚则气短心悸。素日纳谷呆少，食后神困欲寐，必小憩而精神始复。便溏日2～3行。察其身形瘦高，面色黄白无华，苔薄舌淡红胖嫩，切脉虚而略数。禀赋不足，脾胃素虚，胃弱则纳谷不健，脾虚则仓禀不藏，清气不升，形神不振。水谷精微化生不足，后天不能补益先天，是由脾胃虚而致肾命元气不足。同房交媾动而耗气，肾命气衰不能鼓动射精而成不射精症。故治之必以补益中气为先，脾胃气盛，肾命元气方能渐充。方选补中益气合参苓白术化裁。升麻8克，生黄芪20克，党参15克，炒白术12克，茯苓10克，炒山药15克，炒扁豆15克，炒苡米15克，莲子肉12克，砂仁5克，柴胡6克，桔梗8克，水浓煎服，日早晚2次分服。嘱节房劳及形体之劳，适度体育锻炼。

守上方服药月余，纳谷渐增，大便成形日一行，汗出渐减，精神好转，脉象亦渐有力。然交媾仍不射精。脾胃之气渐复，而肾命之气仍衰。仍宗前方，去健脾止泻之味，加补益肾命精气，鼓动肾气之品。升麻8克，生黄芪20克，党参15克，炒白术12克，炙甘草5克，柴胡6克，当归10克，枸杞子15克，肉苁蓉12克，淫羊藿15克，补骨脂10克，蛇床子10克，水浓煎服，日早晚2次分服。仍嘱节劳。

服上方二月后，交媾时间延长而阴茎不痿。射精之意频萌而仍不射精。纳谷、精神均恢复如常人。脾胃之气已盛，而肾命元气仍未充。叶天士云："夫精血皆有形，以草木无情之物为补益，声气必不相应。""血肉有情，皆充养身中形质，即治病法稳矣。"草木无情温补肾命，鼓舞肾气，终不及血肉温润之品。仍服上方，并嘱于临睡前服鹿茸末2克，黄酒送服。1周后再诊，自述服药3日后交媾，已能射精，夫妻均感交欢之酣畅。遂嘱停服上剂，予补中益气丸，嘱每日晨服一丸，以资巩固疗效。约3月余后街道偶遇，询及病情，已告痊愈，未再复发。

解读

按　本案中患者自幼体弱，不甚耐劳，动辙汗泄，周身乏力，甚则气短心悸。素日纳谷呆少，食后神困欲寐，必小憩而精神始复。便溏日2～3行。察其身形瘦高，面色黄白无华，苔薄舌淡红胖嫩，切脉虚而略数。禀赋不足，脾胃素虚，胃弱则纳谷不健，脾虚则仓禀不藏，清气不升，形神不振。水谷精微化生不足，后天不能补益先天，是由脾胃虚而致肾命元气不足。同房交媾动而耗气，肾命气衰不能鼓动射精而成不射精症。故治之必以补益中气为先，脾胃气盛，肾命元气方能渐充。方选补中益气合参苓白术化裁。

（编者按）

要点

(1) 证候特点：同房交媾迄未射精，每逢交媾，动辄周身汗出如洗，疲惫乏力，虽似有射精之意，却终无精液射出；房事后1～2日内精神不振，倦怠无力；每月却有2～3次梦遗；自幼身体孱弱，不甚耐劳，动辙汗泄，周身乏力，甚则气短心悸。素日纳谷呆少，食后神困欲寐，必小憩而精神始复；便溏日2～3行。身形瘦高，面色黄白无华，苔薄舌淡红胖嫩，切脉虚而略数。

(2) 病因病机：禀赋不足，脾胃素虚，胃纳不健，脾虚不藏，清气不升，形神不振。水谷精微化生不足，后天不能补益先天，而致肾元亏虚。同房交媾动而耗气，肾命气衰不能鼓动射精而成不射精症。

(3) 治则：补中益气。

案例7

杨生新，男，25岁，1987年5月5日。

滑精，梦遗已历五、六年之久，诊为慢性前列腺炎，腰部酸痛，头晕耳鸣，少腹阴囊坠痛或刺痛或痛如刀割，苔薄舌质淡红而胖大，有齿痕，六脉沉弦弱。

会阴部刺痛或痛如刀割，此血瘀证病在肾脉，而腰酸痛，头晕耳鸣与舌脉相参，则属肾阳不足，精亏所致，少腹阴囊坠痛，则属肝虚气滞，梦遗，滑精乃精关不固，当责之肾虚，故治之者当温补肾命，舒肝理气化瘀。

熟地15g　枸杞子12g　菟丝子12g　五味子10g　金樱子10g　覆盆子10g　车前子12g(包煎)　丹参15g　赤芍12g　泽兰10g　瞿麦12g　川楝子10g　元胡10g　桑寄生12g　川牛膝12g

水煎服

二诊　1987年7月11日。

前诊以肾虚精关不固，瘀血阻于下焦论治，今扰头晕乏力，打好部酸痛，足膝酸软，会阴灼热，涉便不出，遗精略频，苔薄白舌质淡红有紫赤点，脉沉弦细数。

以脉动诊之，病属肾亏精关不固，而以舌之瘀点察之，则有瘀积下焦，肾虚则腰膝不强，瘀血久而生瘀热，治当补肾固精，化瘀通淋。

熟地15g　枸杞子12g　菟丝子12g　五味子10g　车前子12g(包煎)　金樱子10g　覆盆子10g　丹参15g　川续断12g　桑寄生12g　川牛膝12g　赤芍12g　琥珀粉另包冲服5g　炒栀子6g　川柏6g

水煎服

三诊　1987年7月27日。

遗泄小减，而腰部酸痛，足膝无力，会阴灼痛，小溲略频，解则溺孔灼痛，少腹不适，苔薄舌质略赤而嫩，舌尖有紫点，左脉滑数，右脉弦数。

脉证合参，病之本在肾阴下亏，肝肾阴皆不足，肾阴亏则腰膝酸软，肝阴亏则筋失柔而令少腹拘急不适，引动肾亦不适，病之标在下焦血瘀，湿热阻滞，故治之当以滋肝肾之阴以固其本，化瘀清利湿热以治其标。

生地15g　枸杞子10g　菟丝子10g　桑寄生12g　川牛膝12g　车前子12g(包煎)　瞿麦12g　木通10g　萹蓄12g　栀子10g　赤芍12g　白芍15g　丹皮10g　五灵脂10g　蒲公英12g

水煎服

解读

按　本案中患者肾虚精关不固，瘀血阻于下焦，久而生瘀热，肾阴下亏，肝肾阴皆不足，肾阴亏则腰膝酸软，肝阴亏则筋失柔而令少腹拘急不适，引动肾亦不适，病之标在下焦血瘀，湿热阻滞，治以滋肝肾之阴以固其本，化瘀清利湿热以治其标。

（编者按）

要点

（1）证候特点：腰部酸痛，头晕耳鸣，少腹阴囊坠痛或刺痛或痛如刀割，苔薄舌质淡红而胖大，有齿痕，六脉沉弦弱。

（2）病因病机：肾虚精关不固，瘀血阻于下焦，久而生瘀热，肾阴下亏，肝肾阴皆不足，肾阴亏则腰膝酸软，肝阴亏则筋失柔而令少腹拘急不适。

（3）治则：滋补肝肾，化瘀清热。

案例 8

王振杰，男，44 岁，1983 年 7 月 8 日。

溲解溺孔不适，渐延及少腹，两肾并前后阴之间，或有胀感或略坠感，溲略频，色淡黄色浊，卧则诸不适或轻减，而久立久坐则胀痛有加，圊便小常，饮食尚可，夜寐易寤，不晚更寐，腰部酸痛，苔白糙而腻，舌质淡红，身略沉重而易疲劳，左脉沉细弦略数，右脉动虚弦略数。

苔白糙腻，是湿浊内阻之象，上焦咳痰，中则饮食小常，则知湿浊阻于下也。湿阻气滞，则脘腹气化受阻，并及肝气亦滞，遂令溲解溺孔不适，少腹，两肾及前后阴胀或坠感，右脉虚弦而数者，是气滞而兼气虚之象，故劳则诸症有加。治之者，首以化湿利湿，理气，兼以益气。

萆薢 10g　乌药 8g　石菖蒲 8g　苍术 10g　陈皮 8g　猪苓 15g　桂枝 8g　白芍 12g　生黄芪 15g　升麻 5g　党参 10g　冬葵子 12g

水煎服

解读

按　本案中患者溲解溺孔不适，少腹、两肾及前后阴胀或坠感，右脉虚弦而数者，湿阻气机，气化失常，肝气滞而兼气虚之象。治以化湿利湿，理气，兼以益气。

（编者按）

要点

（1）证候特点：溲解溺孔不适，渐延及少腹、两肾并前后阴之间；或有胀感或略坠感，溲略频，色淡黄色浊，卧则诸症轻减，久立久坐则胀痛有加；腰部酸痛，苔白糙而腻，舌质淡红，身略沉重而易疲劳，左脉沉细弦略数，右脉动虚弦略数。

（2）病因病机：湿阻气机，气化失常，肝气郁滞。

（3）治则：益气健脾，利湿。

案例 9

邱际平，男，28 岁，1986 年 10 月 6 日。

婚后两年，同房向来泻精，而入夜或有梦交，则有遗泄，素日于房事颇显冷漠，余无他苦，身形硕壮，饮食夜寐均安好小常，苔薄舌质略赤，六脉沉细而弱。

以舌象论之，舌质略赤者，此肾阴内亏，阴虚而阳胜生虚热也，六脉沉细而弱，使气弱之象，此命门元气不足也，男子二八天癸至，肾气虚，精气溢泻，今阴精亏于内，元气衰于中，故天癸不至，精气不盛，而同房而无泻精也，治之当滋阴以壮肾精，温阳以壮气，俾令情窍开放而精气汤泻。

生熟地各 15g　女贞子 10g　枸杞子 12g　菟丝子 12g　生黄芪 15g　五味子 8g　泽泻 10g　丹皮 10g　肉苁蓉 15g　淫羊藿 12g　知母 5g　虎杖 10g

水煎服

二诊　1986 年 10 月 20 日。

舌质犹赤，是肾阴虚亏未复，舌苔薄黄则气分稍有郁热，六脉均沉细而弱，是元气不充于脉也。前诊以肾阴下亏，而阴精不足，故同房而无泻精论治，治宜滋阴填精为主，唯觉失气有增，是滋阴而滞气也，今治之犹当滋补阴精为主，兼以阴中温阳填精，开放精关。

熟地 15g　枸杞子 12g　菟丝子 12g　五味子 10g　生山药 15g　龟甲 12g　太子参 10g　生黄芪 15g　山茱萸 10g　知母 8g　肉苁蓉 10g　淫羊藿 8g　川牛膝 12g

水煎服

三诊　1986 年 10 月 27 日。

初诊治以滋阴清虚泻相火为主，虽未获效，亦无大碍，二诊则偏补精温阳，反使阳道举而不坚，是治不中病，察舌质犹赤，舌质乃阴虚内热之象。景岳诊举而不坚者责之阴亏，阴精内亏，精不化气，肾气不足，气不充形，遂令阳道不坚，阴虚阳胜外固过坚则精不泄，治之当从滋阴清相火为主。

生地 18g　女贞子 12g　黄精 15g　生山药 15g　丹皮 10g　知母 8g　黄柏 5g　枸杞子 10g　菟丝子 10g　泽泻 8g　淫羊藿 10g　茯苓 8g　虎杖 10g

水煎服

四诊　1986 年 11 月 9 日。

前诊纯以滋肾养阴而治其阳事举而不坚及不射精者，亦因前数诊滋肾而温阳，阳事仅不举，且舌质赤，故知为阴虚而不成形，乃令举而不坚，六脉仍沉细弱，而作祟三部沉弱若伏。今治之者，仍宗前意，以滋肾为主。

生熟地各 15g　菟丝子 12g　白蒺藜 12g　枸杞子 10g　女贞子 12g　五味子 10g　山茱萸 10g　山药 15g　丹皮 10g　泽泻 12g　虎杖 10g　淫羊藿 10g

水煎服

解读

按　本案中患者阴精亏于内，元气衰于中，天癸不至，精气不盛，同房而无泻精。治以滋阴以壮肾精，温阳以壮气，令情窍开放而精气汤泻。

（编者按）

要点

(1) 证候特点：同房泻精，入夜或有梦交，则有遗泄，素日于房事冷漠，身形硕壮，苔薄舌质略赤，六脉沉细而弱。

(2) 病因病机：阴精亏于内，元气衰于中，精气不盛，同房而无泻精。

(3) 治则：滋补肾阴，温肾壮阳。

案例 10

郭荣，男，32 岁，1986 年 11 月 12 日。

阴汗出而清冷，腰部酸痛小抖，脘次痞满，嗳气则舒，左脉三部弦小滑，右脉三部沉细而弱，腰部受寒则其痛有加，苔薄舌质略赤而胖大，溲频长，夜溲尤频长。

舌体胖大，右脉三部沉细而弱，此阳气不足之症，肾命阳衰于下，阳虚不能固，则阴汗多而清冷，腰部酸痛而清冷，受寒有加，脾土阴气虚则胃弱而不能腐熟，故令脘次痞满，脾虚不能转输津液则口干，舌质略赤，左脉三部弦小滑，此又阴虚之证，故治之者，当滋阴而温阳，兼以健脾运。

生熟地各 15g 枸杞子 12g 菟丝子 10g 五味子 10g 山茱萸 10g 炒山药 12g 丹皮 8g 川续断 12g 桑寄生 12g 砂仁 5g 白术 10g 葛根 8g 肉桂 3g 白芍 12g 麦冬 12g 补骨脂 7g 怀牛膝 12g

水煎服

解读

按 本案中患者肾命阳衰于下，阳虚不能固，则阴汗多而清冷，腰部酸痛而清冷，受寒有加，脾土阴气虚则胃弱而不能腐熟，治当滋阴而温阳，兼以健脾运。

不射精症不外虚实两途，或虚实夹杂。属虚证者为肾精匮乏，无精可泄，其中又有肾阴虚精亏、肾阳虚精亏、脾肾两虚精亏之分；属实证者为精道因邪实而阻滞不通，其中又有湿热、痰浊、瘀血、热壅、寒凝、气滞等因之不同；属虚实夹杂者，则既有精亏之虚，又有邪阻之实。虽证情繁杂，然但能据证立法，拟方遣药，多能取效。除上述诸证外，更有肾精不亏，精道无阻，然因脾虚气弱，无力施泄而成不射精症者。

（编者按）

要点

(1) 证候特点：阴汗出而清冷；腰部酸痛，脘次痞满，嗳气则舒，左脉三部弦小滑，右脉三部沉细而弱，苔薄舌质略赤而胖大，溲频长。

(2) 病因病机：肾命阳衰于下，阳虚不能固，则阴汗多而清冷，腰部酸痛，受寒加重，脾气虚则胃弱而不能腐熟。

(3) 治则：滋补肾阴，温阳健脾。

附：刘欢祖男性性功能异常的辨证论治心得

男性性功能异常的病证临床并不少见，其中尤以阳痿较为常见。此外，还有强阳、早泄、不泄等。这些病证虽然对身体健康不会造成直接的严重危害，但对患者亦可形成很大的精神负担，甚至造成夫妻生活不和谐，家庭破裂的悲剧，因此有必要予以关注。

（一）男性正常性功能的形成

《素问·上古天真论》指出：丈夫“二八肾气盛，天癸至，精气溢泻，阴阳和，故能有子……七八肝气衰，筋不能动，天癸竭，精少，肾脏衰，形体皆极。八八则齿发去。”“有其年已老而有子者……此其天寿过度，气脉常通，而肾气有余也。此虽有子，男不过尽八八……而天地之精气皆竭矣。”男子发育至十六岁，肾脏精气壮盛，便具有了正常的性功能和生育能力；年至六十四岁，肾脏精气衰竭，便丧失了正常的性功能和生育能力。虽也有超过六十四岁而仍具有正常性功能和生育能力者，但这只是少数“天寿过度”、“肾气有余”善于养生的人。一般男性的正常性功能大致在十六岁至六十四岁这个年龄阶段，其原因是在这一期间，肾脏的精气壮盛未衰。因此，肾脏精气是形成和保持正常男性性功能的根本。肾脏之精气，精属阴，气属阳。阳化气主生，阴成形主长。所以男性阴茎之勃举在于肾之阳气，既勃举而形坚则因于肾之阴精。

《素问·厥论》指出：“前阴者，宗筋之所聚，太阴、阳明之所合也。”《素问·痿论》指出：“阳明者，五脏六腑之海，主闰宗筋。”“冲脉者，经脉之海也，主渗灌谿谷，与阳明合于宗筋。”男子之前阴，即指阴茎，是宗筋之所聚，而筋属肝所主，宗筋又受到足太阴脾，足阳明胃，以及冲脉的渗灌润养。所以，男性正常性功能的保持又与肝、脾、胃、冲脉等脏腑经脉有关。

《素问·灵兰秘典论》：“心者，君主之官也，神明出焉。”“肾者，作强之官，伎巧出焉。”“故主明则下安……主不明则十二官危。”男性正常性功能的获得，还必须有正常的心脏的神气。五脏之中，心藏神，为君主，其余四脏皆听命于心神，肾脏自然也不例外。男性正常性功能的发生，必先心有所欲，有性欲冲动，即心神有所动，然后肾脏才相鼓应，精气充盛于宗筋之所会，才有阴茎之“作强”。所以，心之神气是男性正常性功能产生的又一必不可缺少的条件。

（二）男性性功能异常的辨证论治

1. 阳痿

阳痿是指男性自十六岁至六十四岁期间，阴茎完全不能勃举，寂然不动；或虽能勃举，但举而不坚，不能进行正常的性交活动。

阳痿的原因有多种，根据历代医家的记述，结合临床所见，常见的如下几种。

(1) 肾阳不足而致阳痿者：《景岳全书》载：“致阳痿者，虽有数因，但火衰者十居七八。”“凡男子阳痿不起，多由命门火衰，精气清冷。”临床所见，阴茎完全不能勃举，寂然不动者，多数属于肾阳不足，命门火衰。常伴有腰膝酸软，畏寒肢冷，尤以下肢为甚，头晕目眩，精神不振，面色㿠白或黧黑，或薄白，舌淡胖嫩，脉沉弱，尤以右尺部为甚。《素问·阴阳应象大论》说：“阴静阳躁”，阳主动主生，主化气。阴茎完全不能勃举，寂然不动，纯系一派阴胜阳衰之证，是肾阳不足、命火衰微所致。所谓“阳道不举者，责之阳衰。”诚有斯理。治当补精气而温阳。清·林佩琴《类证治裁》指出：“补精温阳，以壮其内，则阳道可兴举而坚。”为什么肾阳不足、命火衰微，不单用温阳，还须予以补精呢？《素问·阴阳应象大论》指出：“精化为气”，按照阴阳学说的理论，任何事物内部都有阴阳两个方面，精的内部也有阴阳两个方面。肾藏精，在五行属水，其精内部的阴阳关系是阴居主要方面，阳属次要方面。阴阳相搏而化生气，在精化为气的过程中，阳的方面又起主导作用。阳固然起化气的主导作用，但没有阴的方面也不能化气。因此，对于肾阳不足、命门火衰所致的阳痿，治疗时必须在补精的基础上予以温阳。拟定“补精兴阳剂”。补精兴阳剂中，注意不用桂、附等辛热刚燥之品，因为林佩琴说：“元阳既伤，真精必损，必兼血肉温润之品缓图之。若纯用刚热燥涩之剂，恐有偏胜之害。”本方所用温阳之品，皆温润而不燥，兴阳而不伤阴精，此类温润兴阳之品，大致有：鹿茸、鹿角胶、鹿角、鹿鞭、海狗肾、黄狗肾、驴鞭、雄蚕蛾、雀卵等，此皆血肉之品，另有草木之品，虽不如血肉有情之品，但也温润兴阳，无刚热燥烈偏胜之害。此类药有：淫羊藿、肉苁蓉、锁阳、巴戟天、仙茅、蛇床子、韭子等。在血肉有情、温润兴阳之药中，疗效最为突出者，首推鹿茸；而草木无情、温润兴阳之药中，疗效最为突出者，又首推淫羊藿。已故现代中医药学家朱颜氏在其所著《日用中药常识》一书中，把鹿茸、淫羊藿列为兴奋性机能药物(即：壮阳药、催淫药)的重点药。

若阳痿患者肾阳极虚，而阴寒内盛者，亦可用肉桂、附子、阳起石、钟乳石等刚热燥烈之品，以温阳散寒，但不可久用，恐有损伤阴精之弊。

(2) 肾阴不足而致阳痿者：肾阴不足所致之阳痿多是阴茎虽能勃举，但举而不坚，仍不能进行正常的性交。常伴有：腰膝酸软，头晕耳鸣，夜寐多梦，早寤，遗精，骨蒸潮热盗汗，溲黄便燥，舌红少津，脉冰细而数。所谓“阴道举而不坚者责之阴亏。”阳化气，阴成形。阴茎能勃举，是知肾阳不衰；举而不坚，形软而疲，是知阴亏而不充形。治之当滋阴以充其形，拟定“补阴坚形剂”。本方制方之意，主要是滋阴填补肾精。肾之阴精充盛，则可坚其形。然方中有肉苁蓉补阳一味，是恐滋阴太过，阴盛则阳病，阳虚则阳道不举也。

(3) 惊恐伤肾而致阳痿：有因新婚初交，不谙人伦，惊恐莫名；或婚外私通，惴惴不安，或虽婚配已久，而于交媾之时，卒然受惊，房事中极，阳道骤痿，从此一蹶不振，阳道再难兴举，而成阳痿。肾在志为惊恐，《素问·举痛论》说：“惊则气乱”、“恐则气下”。惊恐损伤肾气，肾气受损，气不充形，则阳痿不举。治此者，必先喻之以理，动之以情，使病者知其并非患不治之证，而后再予“定志兴阳剂”治之。

(4) 肝经湿热而致阳痿：喜嗜酒醴，肝胆必有伏火；恣食肥厚，脾胃必多湿痰。湿热交阻内蕴，下流于宗筋。《素问·生气通天论》说：“湿热不攘，大筋软短，小筋弛长。软短为拘，弛长为痿”《灵枢·经筋篇》说：经筋之病，热则筋弛纵不收，阳痿不用。”肝经湿热可致阳痿，经典早有明训。至明代医家王肯堂，于《证治准绳》中更有详述：“阳痿弱，两丸冷，阴汗如水，小便后有余沥，臊气，尻臀并前阴冷，膝亦冷，恶寒而喜热。此肝经湿热。”肝经湿热而外症多有假寒象者，乃因湿热内结，阳气不能外达使然。参之临床所见，病者小溲必黄或兼浊，苔黄厚腻，舌质赤，脉弦而数。治之以除肝经湿热为主。取升清降浊以除湿之法，拟定“除湿热起痿剂”。

(5) 肝郁不舒而致阳痿：有因所愿未遂，抑郁忧闷，肝郁不舒，心火抑郁而不开，则肾阳虽旺而不能鼓应，遂致阳痿不振，举而不刚。兼见：胸胁胀闷，时欲太息，易发恚怒，脉弦。治宜舒肝解郁，肝郁解则阳气开，阳痿立起。仿逍遥散拟定“舒肝振痿剂”。

(6) 心脾两虚而致阳痿：《素问·阴阳别论》说：“二阳之病发心脾，有不得隐曲。”张景岳认为：凡思虑焦劳，忧郁太过，抑损心脾，则病及阳明、冲脉，而水谷气血之海必有所亏。宗筋为精血之孔道，精血实宗筋之化源。阴阳总宗筋之会，而阳明为之长。气血亏则损伤主阳之气，阳道不振而痿。兼见：心悸不寐，纳呆腹胀，神倦乏力，舌质嫩，脉细弱。治之“必须培养心脾，使胃气渐充，则冲任始振，而元气可复也。然必大释怀抱，以舒神气，庶能奏效。否则，徒资药力无益也。”拟方取法于补益心脾，补肾温阳。拟定“培心脾治痿剂”。

2. 强阳

强阳，是指阴茎兴盛不衰，一遇交媾，立时泄精，精泄之后，稍显疲软，随又兴起。究其病因病机，或因勤于诵读，刻苦搜索，日劳其心，耗伤阴血，则心火亢烈而不下交于肾；或因诲淫，淫欲频萌，心火不歇，肾中相火鼓应，致伤阴精，水不制火，阳热亢极；或因入房恣情纵欲，以欲竭其精，以耗散其真，真阴耗伤，则肾水不能上交于心。心火亢烈，子令母实，必令肝热；肾阴耗伤，水不涵木，必令肝阴不足，肝火盛强。既有君火之频炽不歇，又有肝肾相火之鼓应，遂令阳强不倒。其兼症，或见心胸烦热，夜寐不安，入寐惟艰，寐中多梦，少寐早寤，面赤口渴，饮之以水不解，或头晕胀痛，目赤口苦，胁肋灼痛，急躁易怒，或腰膝酸软，耳鸣重听，骨蒸潮热，五心烦热，盗汗，咽干颧红，溲黄便燥。苔黄少津，舌质绛红瘦小坚敛，脉弦细数。治之必先宁神寡欲，远避房劳。更以滋阴清热之剂调理之。拟定“扶阴抑阳剂”。

3. 早泄

早泄，是指方始交媾，兴犹未尽，而精已泄，甚或尚未交媾，阳道方兴勃举，即望门而泄。阳道者，阳动则兴举，阴至则形坚，精泄则痿软。精早泄则阳道早痿，不能圆满地完成正常的性生活，得不到性满足。亦属于性功能异常。究其早泄之病机，总责在肾虚。《素问·生气通天论》说：“阴者，藏精而起亟也，阳者，卫外而为固也。”阴主藏精而内守，阳主精关之固秘。若肾阴内亏，则精不藏守，可发为早泄。兼见：腰膝酸软，眩晕耳鸣，骨蒸潮热，五心烦热，盗汗，夜寐多梦早寤，舌红坚敛瘦小，脉沉细数。治之者，当滋补阴精而固涩。拟定“滋阴秘精剂”。

治早泄者，阴虚者自当滋阴补精以治其本，阳虚者自当补精温阳以治其本，然必兼以固涩秘精以治其标。常用固涩秘精之品有：覆盆子、金樱子、益智仁、芡实米、桑螵蛸、煅龙骨、煅牡蛎，炒刺猬皮、车前子等。其中车前子一味，本属渗湿利水、清利湿热之品，而《证治准绳》方五子衍宗丸（枸杞子、菟丝子、五味子、覆盆子、车前子）便将车前子作秘精之品。车前子何以能作为秘精之品？明·谬希雍《本草经疏》释曰：“男女阴中俱有二窍，一窍通精，一窍通水。二窍不并开，故水窍常开，则小便利而湿热外泄，不致鼓动真阳之火，则精窍常闭而无漏泄。”揭示了车前子固精之秘。

4. 不泄精

不泄精，是指男子在性交时，始终不泄精。“正常的男性性行为应包括性欲冲动、阴茎勃起、交媾动作、泄精及性的满足与随继的休止期共六个步骤，任何步骤的紊乱均属病态。”因此，同房不泄精亦属男性性功能异常。关于不泄精的辨证施治，国内各地中医药杂志历年来发表了一些经验介绍，为用中医药治疗不泄精开拓了途径。有的患者除不泄精外，别无他症，舌脉亦属正常，辨证颇感为难，因而据理思之：阴盛则坚守，阳旺则固秘，此类不泄精患者莫非是阴盛阳旺，阴阳并强，因而精坚藏不泄？若果如是，治当以削阴泄阳之法，削阴用渗利药，泄阳用苦寒药。然又恐泄阳太过，反致阳道不举；削阴太过，反致阳道举而不坚，而成阳痿。故削阴重用渗利，兼佐滋补阴精；泄阳重用苦寒，兼佐温阳。拟定“泄阳削阴剂”。

（选自刘欢祖．男性性功能异常的辨证论治心得．新疆中医药，1988，(4)：1-5.）

第六节　金洪元医案解读

医家简介　金洪元，男，回族，1936 年出生于南京。年轻时就读四川重庆市清华中学，后考入成都中医学院(现成都中医药大学)。1962 年毕业分配至新疆维吾尔自治区中医院工作,在边疆杏林辛勤耕耘 49 载,是新疆现代中医药事业的开拓者和奠基者,为新疆中医医疗、教育和科研做出了巨大贡献。金洪元教授以中医为主诊治肝、肾、脾胃、内伤杂病及肿瘤方面有着很深的造诣和丰富的临床经验。1990 年被中央人事部,卫生部国家中医药管理局确定为必须继承的全国 500 名中医专家之一。本节从金洪元教授学术继承人研究成果中选录肾病、消渴、黄疸、癥瘕四病七则典型医案供研究学习。

案例 1　肾小管性酸中毒

党某,女,34 岁,护师。1991 年 4 月初诊。自述 1 年来由于劳累过度,加之受凉反复上感。1990 年初,因腰痛、小便不适,发现尿蛋白(+)、红细胞(++),曾在外院诊为“间质性肾炎”;又因 B 超示肝内光点增粗、CT 查脾大,疑诊“代偿性肝硬化”。半年后,因纳呆乏力、厌食恶心、腰痛多尿,全身骨痛、肢软行走困难住入新医一附院内分泌科。查血钾、钠、钙明显降低,而尿钾、钠、钙升高明显,每日尿量高达 6000～7000mL 时,呈 1.001 以下低比重尿,尿 pH7.5～8.5,血气分析示:代酸代偿、低碳酸血症。确诊为肾小管性酸中毒。经治症状缓解出院,维持服用碳酸氢钠 4 克/日,枸橼酸钾 40mL/日,多钙片 9 片/日,但仍呈低比重尿在 1.004～1.010。血气分析同前,全身不适而来金师处就诊。证见动辄气短、倦怠乏力、面色㿠白、畏寒肢冷、厌食恶心、腰酸骨痛、尿频清长,舌质淡,舌体胖边有齿痕、苔薄白,脉沉细弱。证属脾胃虚弱、肾气虚惫、精血亏虚。治宜益气升清、健脾温肾、化气生血。药用:党参 12 克,黄芪 12 克,白术 10 克,山药 20 克,枳实 10 克,茯苓 12 克,当归 10 克,白芍 12 克,半夏 10 克,巴戟天 12 克,菟丝子 12 克,陈皮 9 克,鸡内金 12 克,麦芽 12 克,炙甘草 6 克。三诊服用上方 18 剂后,精神大振,厌食恶心除,胃纳增。血色素由 90g/L 升至 110g/L。此为脾胃转输运化,气血生化有源,病有转机,效不更方,继服 12 剂,体重增加 2 公斤,并开始减停西药。六诊述纳呆乏力已除,饮食如常,但时感腰痛、骨节酸困、畏寒怕冷、尿多清长,每日 2500～3000mL 时,夜尿频频。治则转向温补肾阳、益气壮骨、固精缩泉之法。药用:巴戟天 12 克,菟丝子 12 克,杜仲 10 克,桑寄生 12 克,黄精 12 克,枸杞 12 克,山萸肉 10 克,生地黄 15 克,白芍 12 克,覆盆子 12 克,乌药 10 克,生黄芪 12 克,牡蛎 30 克,桑螵蛸 12 克,泽泻 10 克。以此方为主,酌情加减服 36 剂后,全身骨痛明显减轻,身轻有力,尿比重升至 1.010～1.020,停服全部西药。服药 3 个月后,全身症状消失,尿量减至 1500～2000mL/日,体重增加 5 公斤,血色素 11g/L,尿比重稳定于 1.010～1.025,尿 pH5.5,血气分析恢复正常。继以五子补肾丸合六味地黄丸巩固,症状无反复,恢复正常工作。

解读

按　此患者禀赋不足,劳累过度,耗气伤阳,复感外邪,反复不愈,损及中阳,食少形衰。脾虚化源衰少,五脏精少,肾失所藏,元阴不足,精不内藏则外泄;元阳不足,气化无力,开阖失司,膀胱失约而多尿;阳气内虚,肌腠失于温煦而畏寒;肾虚精亏而骨软无力。如此则脾肾两虚,辨证施治,紧扣气虚精衰。先拟调理脾胃,兼顾益气温肾,使脾胃功能恢复运化,清升浊降对他脏功能恢复起积极推动作用,再重点治以温肾化气缩泉、补阴强筋壮骨,使肾精充足、元气充沛、开阖有度。从而达到物质代谢和能量转化正常,促进和恢复肾小管上皮细胞分泌和重吸收功能趋向正常,从根本上改善机体代谢紊乱而获痊愈。是为中医“寒者热之”,“形不足者温之以气”,“精不足者补之以味”,“治病必求于本”的体现。

肾小管性酸中毒是肾小管酸化尿液功能障碍所致的一组临床综合征。其主要特点是慢性高氯血症性代谢性酸中毒。临床表现有虚弱无力，厌食恶心，甚或知觉迟钝，呼吸深快，由于尿中排出大量钾、钠、钙，常感肌肉无力，甚或弛缓性肌肉麻痹、手足抽搐、口渴多饮。还易出现全身性骨关节酸痛、压痛等肾性骨病表现。现代医学主要补钾、补钠、补钙治疗缓解症状，但难彻底治愈，多需终生服药。治疗中易产生多种并发症，如感染、代谢紊乱等，使病情更加缠绵难愈。金洪元老师治病必求于本，采用益气健脾固精、温肾化气缩泉之法治疗本病，取得了令人满意的效果。

（选自王亚平、何江英等《金洪元临床经验集》）

要点

(1) 证候特点：劳累过度，受凉反复上呼吸道感染；纳呆乏力，厌食恶心，腰痛多尿，全身骨痛，肢软行走困难；动辄气短，倦怠乏力，面色㿠白，畏寒肢冷，厌食恶心，腰酸骨痛，尿频清长，舌质淡，舌体胖边有齿痕，苔薄白，脉沉细弱。

(2) 病因病机：禀赋不足，劳累过度，耗气伤阳，复感外邪，反复不愈，损及中阳，食少形衰。脾虚化源衰少，五脏精少，肾失所藏，元阴不足，精不内藏则外泄；元阳不足，气化无力，开阖失司，膀胱失约而多尿；阳气内虚，肌腠失于温煦而畏寒；肾虚精亏而骨软无力。

(3) 治则：益气升清，健脾温肾。

案例2　紫癜性肾炎并癫痫

周某，男，14岁，学生。1985年5月初诊。半年前值咽喉肿痛之际，遇暴寒刺激突发双膝关节肿痛，继而出观密集紫斑、腹痛等症，一周后出现肾损害，严重蛋白尿及血尿。曾予抗敏、抗菌等治疗，期间一度发生昏迷，脑部检查有出血灶，苏醒后有短期双目失明，自此肾损害反复不愈，癫痫频繁发作，发复多次住院，治疗不效，来金师处就诊。证见面红痤疮、双目无神、腹痛肌衄、腰酸困痛、口苦项强，四肢时抽动，甚则头痛目花，抽搐昏厥数日一次，尿中蛋白长期不消，红细胞(＋＋)。舌质红、苔薄黄腻，脉细数。证属因病致虚，湿热蕴毒，炽伤阴血，本虚标实。先拟滋肾凉血，解毒利湿。药用：生地黄20克，桑寄生12克，丹皮10克，赤芍10克，黄柏10克，知母10克，茜草12克，大小蓟各12克，鱼腥草12克，连翘12克，赤小豆15克，车前草12克，白茅根12克，生甘草6克。药后症减，但感冒时皮下紫斑仍反复出现，小溲灼热，混浊不清，尿蛋白(＋)～(＋＋)，偶见颗粒管型，镜下仍以红细胞为主。为湿热内毒蕴结体内，瘀阻脉络，血不归经，清浊不分。再拟滋肾化瘀、解毒利湿、分清降浊治之。药用：生地黄20克，桑寄生12克，黄柏10克，苍术10克，萆薢10克，连翘12克，元参10克，紫草12克，茜草12克，丹皮、丹参各12克，白茅根12克，大、小蓟各12克，赤小豆12克，生甘草6克。治疗中因证情反复，烦躁内热，心绪不宁时引动癫痫发作，轻则目光呆滞，中断动作；重则目花头痛，抽搐昏厥。此为湿热瘀血内阻，久病耗气伤津，痰热挟火内扰心神。治以滋肾平肝，清心化痰。药用：羚羊粉3克(冲)，生地黄20克，生白芍12克，嫩钩藤12克，明天麻9克，黄芩9克，夏枯草12克，胆南星9克，清半夏9克，郁金12克，天竺黄9克，石菖蒲6克。癫痫发作严重者加服安宫牛黄丸1粒。药后癫痫逐渐由频发转为偶发。以上几方，据证情交替用之，并嘱患者调理情志，勿急躁，宜清心静养；饮食配以清淡易消化之品，禁酒及辛辣刺激、海腥之品：适当活动，增强体质。经以上治疗及调养将息，病情趋向平稳，皮下紫斑逐渐消失，尿蛋白减至(±)～(＋)之间，镜下红细胞少见，癫痫年余偶发。再经坚持治疗，终于在发病5年后，得以痊愈。因患者素体阳盛，头痛咽肿易发，为巩固治疗，以滋肾健脾、育阴敛阳之法善后。药用：生地黄15克，山药12克，白芍12克，薏仁12克，女贞子12克，旱莲草12克，元参10克，萆薢10克，金银花10克，白茅根12克。服药年余，症状无反复，尿检正常（即使偶上感发热，尿检仍正常）。现体质强健，已参加工作。

解读

按 此患者咽喉肿痛之际，暴受寒冷之邪，使腠理外闭，阳热内陷，毒火内炽，损伤营血。经曰："阳络伤则血外溢，血外溢则衄血"。血不循经、妄行溢注，则肌腠发斑；损及下焦，灼伤脉络则尿血；湿热邪毒蕴结，肾失固摄，精微外泄则出现尿蛋白；阳热亢盛，肝木横怒，挟痰火内扰心神则发为癫痫；耗气伤津，肝肾阴虚则病久不愈。故辨证治疗肝肾阴虚为主，祛毒、热、瘀、湿为辅，再据证重点论治，以缓图效，终使多年顽疾得以完全治愈。

紫癜性肾炎是由于过敏性紫癜引起的肾损害，多由感染、过敏症状严重，治颇棘手。金师对此病多以滋补肾阴、运脾行气治其本，解毒利湿、化瘀凉血治其标，多能取得良效。

（选自王亚平、何江英等《金洪元临床经验集》）

要点

（1）证候特点：咽喉肿痛，遇暴寒刺激，双膝关节肿痛，继而出观密集紫斑、腹痛；继而肾损害，严重蛋白尿及血尿；面红痤疮，双目无神，腹痛肌衄，腰酸困痛，口苦项强，四肢时抽动，甚则头痛目花，抽搐昏厥数日一次；舌红，苔薄黄腻，脉细数。

（2）病因病机：暴受寒冷之邪，使腠理外闭，阳热内陷，毒火内炽，损伤营血。血不循经、妄行溢注，则肌腠发斑；损及下焦，灼伤脉络则尿血；湿热邪毒蕴结，肾失固摄，精微外泄则出现尿蛋白；阳热亢盛，肝木横怒，挟痰火内扰心神则发为癫痫；耗气伤津，肝肾阴虚则病久不愈。

（3）治则：滋阴凉血，解毒利湿。

案例3 肾衰、关格（慢性肾炎、尿毒症合并心包炎、结肠炎）

薛××，男，42岁，1978年9月12日初诊。

主诉 浮肿、乏力、头晕、心悸三年，加剧一月。

患者肾炎病史三年，在当地人民医院用激素、环磷酰胺、抗菌素等治疗效差。又转内地某省大医院住院治疗，予激素，抗菌素等，时水肿，心悸气短，恶心呕吐，经益气健脾温阳利水治疗近一月病情未见缓解，并出现胸闷，气憋，呼吸困难，不能平卧，皮肤瘙痒，鼻衄、尿闭，腹泻水样便日十余次，甚则粪便下流难禁；查腹水（＋），双下肢及睾丸高度水肿，血压22.7/16.0kPa，血色素40g/L，蛋白（＋＋），红细胞（＋），血非蛋白氮123mg%，血二氧化碳结合力24毫当量/升，心界扩大，心尖区可闻Ⅱ级收缩期杂音，并可闻及心包摩擦音，双肺呼吸音减低。胸透示：左胸水系第三肋，右胸水系第八肋。心电图示：心房纤颤伴室内差异性传导，左室肥厚劳损。病情重笃，危在旦夕，即请金师会诊。

诊断

中医 肾衰、关格、泄泻。

西医 慢性肾炎、尿毒症合并心包炎、结肠炎、肾性贫血。

辨证 脾肾阳虚、浊湿上泛、上凌心肺、肾关不固。

治法 益气壮火、温煦心阳、泄肺利水、固肠止泻。

处方 红人参15g，制附片10g，五加皮10g，泽泻10g，白茯苓20g，肉桂6g，罂粟壳9g，桑白皮9g，葶苈子9g，车前子9g（另包）。

配艾灸中脘穴每日两次，烧苹果每日二个内服，西医对症治疗，抽放胸水两次。治疗一周后病情缓解，仍有恶心呕吐，纳少，肢肿，舌质红有瘀斑，金师再拟益气健脾、补肾化瘀、降浊利湿法之。

处方 党参12g,炒白术12g,云苓20g,陈皮9g,清半夏9g,生姜6g,益母草20g,淫羊藿12g,生地15g,车前子9g(另包),丹参12g,白茅根20g,巴戟天12g。

水煎服并配以大黄30克,生牡蛎30克,浓煎灌肠每日一次,治疗半月余。复查血色素70g/L,多次尿常规蛋白(+)、红细胞0～1个/HP。临床症状和体征全部消失,出院一年后随访,情况良好,全天上班工作。

解读

按 此患者系尿毒症晚期,合并心包炎、结肠炎,曾转各大医院。诊治无效。现代医学认为尿毒症不可逆转,合并心包炎、结肠炎系临终之兆。金师依其临床症状,认为本病系脾、肾、心阳衰败,湿浊泛滥,上凌心肺,下注小肠,故拟益气温阳、通阳化气、泻肺利水、固肠止泄之剂,配合以苦寒泄浊之大黄为主药的灌肠方降低尿素氮,并内服烧苹果以止泄。不仅病情转危为安,临床症状和体征全部消失,各项化验指标接近正常,这充分证明尿毒症并非不可逆转,肾衰患者治疗得当,有可能恢复部分肾功能。本案治疗中,金师初期温补肾阳,在阳气振奋的基础上用大黄、桑白皮、葶苈子泻浊利水,使壅塞于体内的湿浊外泄,使胸水、腹水、水肿得消,同时以固涩止泻法用罂粟壳、烧苹果急治其标,纠正水泄滑脱,后期以益气滋阴、化瘀、利湿法为主治疗,力挽沉疴,使危重绝症竟获完全缓解。

(选自王亚平、何江英等《金洪元临床经验集》)

要点

(1) 证候特点:浮肿、乏力、头晕、心悸,继而胸闷,气憋,呼吸困难,不能平卧,皮肤瘙痒,鼻衄,尿闭,腹泻水样便日十余次,甚则粪便下流难禁;双下肢及睾丸高度水肿。

(2) 病因病机:久病脾、肾、心阳衰败,湿浊泛滥,上凌心肺,下注小肠。

(3) 治则:益气温阳、通阳化气、泻肺利水、固肠止泄。

案例4 尿血、腰痛(肾小球硬化症)

周××,女,47岁,七一棉纺厂职工,1996年5月3日初诊。

主诉:反复尿血,伴腰痛七年余。

患者1989年11月出现溺血伴腰痛,自述无尿频、尿急、尿痛,先后在新疆医科大学一附院和自治区人民医院就诊,做静脉肾盂造影,肾动脉造影,膀胱检查均未发现异常。经西医抗菌素治疗无效。1991年8月在上海瑞金医院就诊,做"肾穿刺活检"诊为"肾小球硬化症",给予抗凝,消炎,激素以及中药治疗均无效,返疆后,多年来历经中西药物治疗,病情迁延不愈。故来我院求治于金师。

初诊时:腰痛,尿黄赤,眼睑水肿,乏力肢困,尿检蛋白微量,红细胞(++)。金师据证辨析;肾阴久亏、热毒内蕴、水湿内停、瘀血阻络。治以滋肾化瘀,解毒利湿。

处方:生地20g,益母草12g,生薏仁12g,大、小蓟各12g,石韦12g,赤小豆12g,车前草12g,地榆12g,槐花12g,蒲黄9g,五灵脂9g,马齿苋12g,服药20剂,浮肿减轻,尿色转淡,感腰痛,口鼻干燥,仍拟前方加黄柏9克,白茅根20克,服药20剂。复查尿常规红细胞1～3个/HP,接近正常,疗效显著,守法调治近两月,诸症消失,尿检多次复查均正常。

解读

按 肾小球硬化症是难治性疾病,中医西医对此均感棘手,此患者尿血历七年之久,国内各地医院辗转诊治,均无显效。无奈转诊金师。金师辨证准确,用药精当,拟滋肾凉血,活血化瘀，解毒利湿之法治疗，一诊服药 20 剂，诸症显著减轻，尿色转淡，尿中红细胞减少，服药三月，临床症状消失，尿检正常，多年痼症顽疾竟获痊愈。

（选自王亚平、何江英等《金洪元临床经验集》）

要点

（1）证候特点：溺血伴腰痛，眼睑水肿，乏力肢困。

（2）病因病机：肾阴久亏，热毒内蕴，水湿内停，瘀血阻络。

（3）治则：滋肾化瘀，解毒利湿。

案例 5　消渴（Ⅱ型糖尿病）

齐××，男，34 岁，阜康市，1997 年 9 月初诊。

主诉　多饮、多食、多尿、消瘦 5 月余。

患者 1997 年 3 月出现口干多饮，尿频，消瘦，乏力甚等症，在昌吉州医院查血糖 14mmol/L，尿糖（＋），诊为“糖尿病”，给予西药降糖治疗，效果不好。6 月在军区总医院住院治疗半月余，诊断同前，先给予口服降糖药治疗，效不显，又给予胰岛素治疗（自述早、中、晚三餐前分别皮下注射普通胰岛素 24U、12U、12U），血糖下降，但未正常。出院后一直用胰岛素治疗，血糖波动在 7～10mmol/L，本人对胰岛素治疗恐惧而无信心，于 1997 年 9 月来我院求治于金师。

初诊时患者口干，乏力，消瘦，两目干涩，多饮多尿，大便调，舌红，苔白，脉细数。查血糖 10mmol/L，尿糖（＋），金师辨证属气阴两亏，脾虚失运，予“消香降糖饮Ⅰ号”12 剂。

处方　太子参 18g，生山药 30g，枸杞子 12g，苦瓜 10g，生黄芪 12g，努胡特尔 12g，黄精 9g，炒白术 32g，马齿苋 12g

二诊　乏力减轻，仍口干，目涩，消瘦，多饮，多尿，舌红苔白脉细，复查血糖 8.2mmol/L，以中药治疗为主，已初见成效。胰岛素减量，逐步停药，再予清香降糖饮Ⅰ号 12 剂。嘱胰岛素减量为 8U 分别于早、中、晚餐前皮下注射。

三诊　患者气力有增，口鼻干燥，多尿明显缓解，苔脉同前，仍予清香降糖饮Ⅰ号 12 剂，嘱胰岛素再减量为每日早餐前皮下注射 12U，并严格控制饮食。

四诊　患者自停胰岛素，查空腹血糖 9mmol/L，尿糖（－），无明显不适，口干多饮，尿频等症明显缓解，舌红，苔白，脉细，仍用前方 12 付。

此后以上方加减治疗 4 个月，血糖经多次复查均稳定在 6.8mmol/L 左右，尿糖转阴，体重增加，各种自觉症状基本消失。

解读

按　本案患者血糖高达 14mmol/L，去各大医院均予西药降糖，效差，后予胰岛素治疗，疗效不满意，明显存在胰岛素抵抗。患者恐惧胰岛素治疗，担心终生依赖，故来我院求诊金师，患者渴饮不甚，乏力消瘦明显，舌红脉细弱，金师据脉证辨为气阴两亏，脾失健运，治以益气养阴，运脾清热，自拟方清香降糖饮Ⅰ号，服之即见效果。中药治疗同时，嘱患者逐渐减少胰岛素用量，最终停用；复查血糖，不但未上升，反而有下降趋势，患者深受鼓舞，坚持服药。同时按医嘱严格控制饮食，不但症状逐渐消失，血糖也稳步下降。

（选自王亚平、何江英等《金洪元临床经验集》）

要点

（1）证候特点：口干多饮，尿频，消瘦，乏力；两目干涩，大便调，舌红，苔白，脉细数。

(2) 病因病机:患者素体脾胃虚弱,运化失健,日久气阴两亏。

(3) 治则:清热养阴,益气健脾。

案例 6　黄疸(急性黄疸性肝炎)

马某,男,回族,3 岁

主诉　身目黄染,伴胁痛厌食,烦热口苦,小便深黄,大便清色浅,舌质红,苔黄腻,脉细滑数。

查肝功能　丙氨酸氨基转移酶 968U,麝香草酚絮状试验(++),胆红素 3mg%。乙肝表面抗原 1∶128。

证属　湿热毒邪,塞滞中焦,肝胆疏泄失。

治以　清化湿热,解毒退黄,通腑泄浊。

药用　茵陈 12g,郁金 12g,金钱草 15g,香附 10g,厚朴 10g,土茯苓 12g,板蓝根 12g,生大黄 9g,白茅根 12g,生山楂 9g,陈皮 9g。

服药 12 剂,身目黄染锐减,便通纳增,精神转佳。

再拟　凉血解毒,化湿运脾。

药用　茵陈 12g,郁金 9g,白术 9g,枳实 9g,厚朴 9g,赤白芍各 9g,金钱草 12g,草河车 12g,白花蛇舌草 12g,鸡内金 9g,生山楂 9g,生麦芽 12g,陈皮 6g。

服药 18 剂,症状消失,纳香寐安。

复查肝功能恢复正常,胆红素 0.61mg%,乙肝表面抗原阴性。

解读

按　金师认为黄疸一证多为湿热毒邪入侵人体,内阻中焦,湿热交蒸,肝失疏泄、胆汁外溢,浸渍肌肤,下注膀胱,使面目、小便俱主黄,证为邪实内阻。金师以传统治黄之茵陈蒿汤为基础,通腑泄浊,重荡涤实热,再配郁金血中之气药,理气兼通胆汁,金钱草、白茅根清热利尿退黄,厚朴芳香化浊畅中,土茯苓、板蓝根解毒抗炎,全方合用,使湿热毒邪,前后分消,黄疸得以消退。继以健中实脾,解毒利湿,获肝功能恢复,黄疸消退,表抗转阴之效。方中诸药,既体现了辨证施治的核心。

(选自王亚平、何江英等《金洪元临床经验集》)

要点

(1) 证候特点:身目黄染,伴胁痛厌食,烦热口苦,小便深黄,大便清色浅,舌质红苔黄腻,脉细滑数。

(2) 病因病机:湿热毒邪入侵人体,内阻中焦,湿热交蒸,肝失疏泄,胆汁外溢,浸渍肌肤,下注膀胱,使面目、小便俱主黄。

(3) 治则:清化湿热,解毒退黄,通腑泄浊。

案例 7　癥瘕(乙型病毒性肝炎,肝硬化代偿期)

杨某,男,汉族,18 岁。

主诉　肝区隐痛,消瘦,齿衄近半年。

患者半年前出现肝区隐痛,消瘦,反复齿衄,查乙肝表面抗原阳性,多次西医住院治疗,病情反复,肝功持续异常,白球蛋白比例倒置。

证见　面红痤疮,肝掌明显,口干欲饮,疲乏,舌尖红赤,苔结,脉细弦。

查肝功能　转氨酶血浆蛋白 4 克,G 42.5 克,HbsAg 1∶128

B超示　肝包膜欠完整，肝内回声增粗、增强，分布欠均，脾增大。

证属　肝虚阴虚，血热毒郁。

治以　北沙参12g，麦冬9g，生地黄12g，赤白芍各12g，丹皮9g，郁金12g，香附9g，黄精12g，白茅根15g，草河车12g，白花蛇舌草12g，板蓝根9g，鸡内金9g，生麦芽12g，乌梅9g。

服药18剂，面红减退，痤疮渐消失，齿龈出血及肝区疼痛锐减。查肝功能转氨酶恢复正常再拟原方加活血祛瘀，滋阴软坚之品牡蛎20克，鳖甲12克，三七9克，以上方为主调治半年余，肝功正常，脾大回缩，乙型肝炎表面抗原转阴，白球蛋白比例正常。

解读

按　此患者为乙型病毒性肝炎活动期，肝硬化代偿，肝功多项指标异常。临证以肝肾阴虚，热毒内郁为主，本虚标实，故方中以生地，黄精滋养肝肾，草河车、白花蛇舌草、板蓝根抗毒祛邪；鸡内金、生麦芽消食助脾运化；乌梅味酸引诸药入肝经。药后症减明显，转氨酶恢复正常，继以原方化裁，加用血肉有情，化瘀软坚之品，终达肝功能正常、白球蛋白比例恢复正常，乙型肝炎表面抗原转阴、脾大回缩正常之效。

金师认为乙型病毒性肝炎活动期很容易转变为肝硬化，故治疗上一要抓紧、二要坚持、在转氨酶增高明显时要重视清热利湿解毒，以减轻肝脏炎性损害，保护肝细胞，在以慢性指标异常及白球蛋白比例倒置时要重视运用滋养肝肾之品，以达强肝，促进肝细胞再生和抗体形成，使肝脏恢复产生精微之功。在有肝瘀及肝脾大时加用活血祛瘀软坚之品，以达改善肝血流量，减轻微循环障碍，有利于炎症消退，肿大脏器回缩。治疗同时要注意精神、饮食方面的调理，才能使病情稳定，促进好转，不致发展成臌胀重证。

（选自王亚平、何江英等《金洪元临床经验集》）

要点

(1) 证候特点：肝区隐痛，消瘦，反复齿衄；面红痤疮，肝掌明显，口干欲饮，疲乏，舌尖红赤，苔结，脉细弦。

(2) 病因病机：素体肝虚阴虚，外感毒邪，热毒内郁。

(3) 治则：清热解毒，滋补肝肾。

第七节　沈宝藩医案解读

医家简介　沈宝藩，男，汉族，生于1935年，上海市人。1960年毕业于原上海第一医学院临床医学专业，即分配去卫生部举办的全国第二期西医离职学习班学习中医，是新疆现代中医药事业的开拓者和奠基者，为新疆中医医疗、教育和科研作出了巨大贡献。在以中医为主诊治心脑血管病证方面有着很深的造诣和丰富的临床经验。为人事部、卫生部、国家中医药管理局确定的必须继承的全国中医专家之一。沈宝藩教授有丰富的临床经验，擅长诊治心脑血管疾病，特别是对冠心病的临床研究有独到之处。本节从沈教授学术继承人研究成果中选录其癫痫、脑血管性疾呆、冠心病、心绞痛、心悸七则典型医案供研究学习。

案例1　癫痫

患者张某，男，35岁，建筑工人。3年前，在工地摔跌后昏迷约1h苏醒，1周后突然两目上视，口吐白沫，四肢抽搐，10min后苏醒，醒后如常人，此后每隔2～3个月癫痫发作。近月来病情加重，发作频繁，就诊前一天癫痫又发。症见头晕，心烦，口苦，大便干结，苔腻微黄，舌暗红，脉弦细稍数。辨证为痰浊瘀阻化火，气机逆乱，风火痰蒙心窍。治以镇肝息风，清热化痰通络。处方：全蝎（分 2 次冲服）4g，胆南星 6g，珍珠母 30g，僵蚕、地龙、赤芍、桃仁、川芎、郁金、枳实、炒山栀、牛膝各 10g。二诊：服药 1 月癫痫未作，大便已通顺，时感头晕，苔转薄腻，舌仍暗红，脉弦细。原方去珍珠母，加天麻 10g。三诊：服药 2 月余，癫痫未见大发作，偶有面部小抽动，时有头晕，无其他不适。初诊方去珍珠母、磁石、胆南星、菖蒲、炒山栀，加天麻、白芍各 10g，首乌藤 13g，鸡血藤 15g，龟甲 10g。嘱坚持长期服药调治。2 年后随访告知，病未复发，已 2 个月未服药，一切安好，嘱患者进一步脑电图检查，并坚持服药调治。

解读

按　癫痫的临床表现错综复杂，但其病因病机不外“惊”、“风”、“痰”、“瘀”。本案例因摔跌后脑部挫伤受到惊吓，气机逆乱、痰浊瘀阻化火、风火痰蒙心窍所致，就诊时癫痫发作频繁，取定痫汤加钩藤、珍珠母、胆南星、炒山栀、赤芍、桃仁等加大镇肝息风、清热涤痰息风通络之力，服药 1 个月后初见成效，二诊、三诊时痰热已清、风动已平后，适减治标之息风祛痰清热之药，治法中注意扶正，防癫痫发作，加用滋养肝肾之品，长期调治而获显效。

要点

(1) 证候特点：头晕，心烦，口苦，大便干结，苔腻微黄，舌暗红，脉弦细稍数。

(2) 病因病机：因摔跌后脑部挫伤受到惊吓，气机逆乱、痰浊瘀阻化火、风火痰蒙心窍。

(3) 治则：镇肝息风，清热化痰通络。

案例 2　癫痫

陈某，女，30 岁。5 年前在火车行车途中突发四肢抽搐、口流白涎、小便失禁，约 10 min 醒后感乏力头痛，纳食不香，后每隔 1～2 个月上症反复发作，经医院检查确诊为癫痫。近半月来工作繁忙，睡眠不实，癫痫频繁发作，1 月来已发作 2 次，就诊时面色晦暗，纳呆，睡眠差，头晕沉，溏便，苔白腻，脉弦细滑。辨证为久病脾虚，肝风挟痰上壅，蒙塞心神，取息风涤痰健脾通络之法。处方：全蝎（分 2 次冲服）4g，僵蚕、地龙、菖蒲、法半夏、远志、茯苓、制南星、橘红、郁金、川芎、丝瓜络各 10g，山楂 13g。二诊：服药 1 月后复诊，饮食睡眠见好，大便成形，癫痫在就诊前一天又作，现身乏气短，苔较腻，舌暗，脉弦细。上方加蜈蚣 1 条。三诊：服药 2 月后复诊，癫痫未作，饮食睡眠均可，但气短乏力，苔薄腻，脉弦细。初诊方加蜈蚣 1 条，党参 13g，炒白术、当归各 10g，去郁金、远志、丝瓜络。嘱坚持长期服药。四诊：坚持服药 9 个月来，诸证已平，上方改制成丸药，长期巩固调治。

解读

按　本例为久病脾虚，肝风挟痰上扰，蒙塞心神之阴痫，病证显示痰湿偏重，取定痫汤去牛膝、枳实，加茯苓、制南星、橘红、山楂、丝瓜络，加大燥湿健脾化痰通络之力，后又加用息风止痉通络之蜈蚣，经治 3 月后癫痫未作，因病久气血亏损，后期适加益气健脾养血通络之党参、炒白术、当归等扶正药，经调治 9 个多月诸证已平，原汤药方改制成丸药，嘱患者长期调治。

要点

(1) 证候特点：突发四肢抽搐、口流白涎、小便失禁，醒后感乏力头痛，纳食不香，反复发作；面色晦暗，纳呆，睡眠差，头晕沉，溏便，苔白腻，脉弦细滑。

(2) 病因病机：久病脾虚，运化失常，湿邪内生，蕴而化热，肝风挟痰上壅，蒙塞心神。

(3) 治则：息风涤痰，健脾通络。

[以上两则医案选自刘改玲，吴延明．沈宝藩教授癫痫病诊治经验．新疆中医药，2008，26(5)：29-30.]

案例3　脑血管性痴呆

徐某某，男性，65岁，3年来自次脑中风，左右两侧先后出现脑梗死，再次脑中风得于去年秋冬之交，现肢体偏废已基本恢复，然家属发现患者近几月来经常喜怒无常，神呆少言，有时外出散步经常迷途。初诊时患者面色不华，表情呆钝，口唇暗紫，小溲不能制约，大便秘结数日必须使用开塞露通便，苔腻舌暗红，脉弦滑稍数，此为痰浊瘀阻脑窍之老年呆病，治当豁痰通络、化呆醒神。处方：茯苓13克，陈皮6克，半夏9克，枳实9克，竹茹6克，胆南星9克，菖蒲9克，远志9克，郁金9克，当归13克，桃仁13克，炒栀子9克，络石藤9克。服药7剂，症情改善不大，但无不适反应，舌仍暗红，上方加酒大黄5克。服用7剂后大便已能自解但欠爽，原方去酒大黄，经治1月后，大便已通畅，舌转暗淡，苔薄腻，原方去连翘、炒栀子，加生白术9克，乌药9克，又治1月余，患者神情大有改观，每日自己定时练习书法，晨起自行散步，腻苔转净，脉弦细，原方去竹茹、胆南星，加菟丝子9克，枸杞10克，继续2月的调治，小便已能制约，原方去远志、郁金，加鹿角胶（烊化）10克，生白术9克，牛膝10克，以增加脾肾双补通络之力，先后治疗4个月余，诸症全除，嘱患者常服健脾燥湿、活血通络之化痰脉通片可防反复中风。

解读

按　脑血管性痴呆属中医学之老年呆病、痴呆，为脑中风常见之并发症，一般为肾虚痰瘀所致。初发时因痰浊瘀阻而致元神之府受损，常见闭窍痰浊瘀阻标实之证，治当先予豁痰开窍、疏通气血。本例患者兼有痰瘀化热之证，故取用温胆汤加菖蒲、胆南星、远志开窍，伍当归、桃仁、炒栀子等通络之品，经治数月痰热清，脑络渐通，逐加健脾补肾以固本，标本兼顾调治数月，诸症全消。痴呆之证，虽为难治之证，但部分病例是可以逆转的，治疗中只要辨证得当，必须长期坚持治疗方能见效，本例经治约半年而获痊愈。

（选自《沈宝藩临床经验辑要》洪军按）

要点

(1) 证候特点：经常喜怒无常，神呆少言；面色不华，表情呆钝，口唇暗紫，小溲不能制约，大便秘结，苔腻舌暗红，脉弦滑稍数。

(2) 病因病机：脏腑功能失调，气血素虚或痰浊、瘀血内生，加之劳倦内伤，忧思恼怒，饮酒饱食、用力过度、气候骤变等诱因，而致瘀血阻滞，痰热内蕴；或阳化风动，血随气逆，导致脑脉痹阻或血溢脉外，元神之府受损，蒙闭清窍。

(3) 治则：豁痰通络，疏通气血。

案例4　冠心病、心绞痛

患者杨某，男性，51岁，汉族。于1992年2月26日入院。2个月前因“急性前间壁心肌梗死”在某院住院抢救。服用“丹参片”、“双莫达嘧片”，心前区烧灼样疼痛伴胸闷等症状无明显缓解。近1周症状加重，时有心悸，睡眠欠佳，舌黯红，舌体胖大，苔白腻，脉沉涩。心电图示：$V_1 \sim V_4$ ST段呈弓背向上抬高，T波 $V_1 \sim V_4$ 呈冠状T倒置，V_5、V_6 低平。急则治标，先予活血祛瘀，宁心安神，以心痛宁方加味治之。处方：当归9g，丹参9g，桃仁9g，檀香

5g,薤白 9g,全瓜蒌 15g,浙贝母 9g,桔梗 9g,炒栀子 9g,石菖蒲 9g。1 剂/d,水煎早晚饭后服。服用 12 剂后诸症大减,疼痛偶有发作,但时感胃中灼热,腻苔转净,舌仍黯红。上方去檀香、薤白、石菖蒲,加佛手以防温燥太甚。调服近 1 个月,已无胸闷,胸部疼痛消失。复查心电图:肢导低电压纠正,V_1～V_4 ST-T 异常已改善。于 4 月 7 日出院。

解读

按　本例为冠心病痰阻和血瘀并存,应将痰瘀同治之法贯彻治程的始终,方选心痛宁方。用当归、丹参、桃仁活血和血,行气止痛;檀香散寒理气;薤白、瓜蒌、贝母、桔梗理气化痰,散结宽胸,温通心阳;栀子泻心胸之火;石菖蒲开窍醒神,诸药配合,使瘀去痰消,脉络通畅,疼痛自止,时感胃中灼热,去檀香、薤白、石菖蒲等温热之品,加佛手以防温燥太甚,调服近 1 个月,患者症状明显改善。

（选自《沈宝藩临床经验辑要》王晓峰按）

要点

(1) 证候特点:心前区烧灼样疼痛,伴胸闷;时有心悸,睡眠欠佳,舌黯红,舌体胖大,苔白腻,脉沉涩。

(2) 病因病机:脾胃虚弱,运化失司,酿湿生痰,上犯心胸,清阳不展,气机不畅,心脉痹阻,遂成本病;或痰郁化火,火热又可炼液为痰,灼血为瘀,痰瘀交阻,痹阻心脉,扰及心神。

(3) 治则:活血祛瘀,宁心安神。

案例 5　冠心病、心绞痛

库××,女,61 岁,维吾尔族,2004 年 3 月就诊。因"阵发性胸骨后闷痛半年"就诊。既往有高脂血症多年,血清胆固醇在 15.0～25.0mmol/L,三酰甘油在 9.0～15.0mmol/L,有高血压病及 2 型糖尿病史。家族中母亲、舅舅均因突发心血管疾病在 50 岁左右死亡。患者近半年来每于清晨 5～8 点发作胸骨后闷痛 2～3 次,持续 5～15 分钟,含服速效救心丸或复方丹参滴丸能够缓解,伴有冷汗、恐惧感,心悸气短,面色晦暗,神疲乏力,畏寒肢冷,舌质暗淡,苔白腻,脉沉细而迟。曾就诊于一附院门诊,劝其住院行冠脉造影术并采取进一步措施如介入治疗、冠脉搭桥术等,患者难以承受高额住院费用而放弃。在门诊服用倍他乐克、普拉固、硝酸酯类、肠溶阿司匹林、卡托普利、格华止治疗已近半年,疗效不明显。给予瓜蒌薤白桂枝汤加味:瓜蒌 15g、厚朴、当归、丹参、郁金各 10g,薤白、红花、川芎、元胡、九香虫各 9g,桂枝、炒枳壳、陈皮各 6g。7 剂水煎服,服用 4 剂后胸痛程度明显减轻;再服 14 剂,胸闷痛完全缓解,继续原法在门诊治疗月余,病情稳定,未再复发。

解读

按　患者近半年来每于清晨发作胸痛,伴有冷汗、恐惧感,心悸气短,面色晦暗,神疲乏力,畏寒肢冷,舌质暗淡,苔白腻,脉沉细而迟。证属寒凝心脉、阻遏气血,治当"急则治其标",宽胸温阳通络,方选瓜蒌薤白桂枝汤以温阳宣痹、散寒通络而获良效。

[选自洪军,玛依努尔. 沈宝藩教授治疗冠心病心绞痛的经验. 新疆中医药,2005,23(6):41-43.]

要点

(1) 证候特点:阵发性胸骨后闷痛半年;冷汗、恐惧感,心悸气短,面色晦暗,神疲乏力,畏寒肢冷,舌质暗淡,苔白腻,脉沉细而迟。

(2) 病因病机:素体虚弱,寒邪内侵,胸阳不振,阴寒之邪乘虚而入,寒凝气滞,胸阳不展，血行不畅，而发本病。

(3) 治则：温阳宣痹，散寒通络。

案例6　心悸

戴某，女，30岁，1978年9月20日初诊。患者发热伴牙周炎，经肌内注射庆大霉素后热退。1周后出现心前区阵发性憋闷不适，乏力。即行心电图检查报告：Ⅱ、Ⅲ、avF，V_5，ST段压低，频发室性期前收缩。经门诊应用大剂量维生素C及维生素B_1、苯妥英钠治疗1月余未效，收入某医院住院治疗。复查心电图、心向量图报告为心肌损害，频发室性期前收缩。X线摄胸片示：心尖向下延长。诊断为病毒性心肌炎。先后应用苯妥英钠、氯化钾、维生素C，ATP、辅酶A、细胞色素丙等治疗1月，期前收缩仍频发，8～10次/分，常多发于餐后，且咽喉感染反复发作，自行出院转沈教授门诊治疗。诊见：心悸，胸闷，气短，口干，咽痛，纳食可，大便干，舌暗红，苔薄，脉细稍数而结代。中医诊为心悸，证属阴虚火旺，心失所养。治以养心宁神，滋阴降火，方用炙甘草汤加减。处方：桔梗6g，桂枝5g，太子参、炙甘草各15g，生地黄30g，当归、阿胶(烊)、玄参、赤芍、红花、郁金、瓜蒌、火麻仁各10g。每天1剂，水煎服。服1周后，咽痛消失，大便通畅，室性期前收缩基本消失，仅在活动劳累时出现，因工作忙，患者守方续服1月余复诊：期前收缩消失，咽喉无疼痛，唯身困、胸闷、乏力，苔转薄白，脉平和无结代。守方稍作调整继续治疗，处方：生地黄20g，瓜蒌、炙甘草、茯苓、牡砺各15g，薤白、法半夏、当归、赤芍、佛手各10g，桂枝5g。续服1月而愈。随访期前收缩消失未复发，并上班工作。

解读

按　本例患者仅患病2月，因及早服炙甘草汤加减，扶正祛邪，使心肌损害未扩展，且心律不齐得以迅速控制。方中桂枝、炙甘草、赤芍、桔梗还具有抗病毒抗感染之功效。

要点

(1) 证候特点：心前区阵发性憋闷不适，乏力；心悸，胸闷，气短，口干，咽痛，纳食可，大便干，舌暗红，苔薄，脉细稍数而结代。

(2) 病因病机：体虚外感，毒邪内袭，郁而化热，耗伤阴血，心失所养。

(3) 治则：养心宁神，滋阴降火。

案例7　心悸

蒲某，男，54岁，1979年4月入院。患者患心绞痛、心悸2年，收入院治疗。平素常胸闷，心前区刺痛，劳累时尤甚，痛时出冷汗，每天发作1～2次，心悸，气短，咳嗽，痰多，畏寒，纳少，食后上腹部闷胀，头重身困，舌暗紫，苔腻微白，脉细数呈结代。既往有慢性支气管炎。入院检查：BP 120/80mmHg。血生化检查：血清总胆固醇正常。心电图检查示：频发室性期前收缩二联律。入院诊断：冠心病，心律不齐，中度心绞痛。证属痰湿瘀滞，先治以化痰通络行气。处方：薤白、茯苓各15g，瓜蒌、远志、橘红、法半夏、川贝母、苍术、厚朴、郁金、佛手、延胡索各10g，炒枳壳6g。每天1剂，水煎服。服1个月，疼痛缓解，痰少，舌苔转净后，改用益气健脾、宁心通络法巩固治疗。处方：党参、白术、桂枝、瓜蒌、桃仁、红花、郁金、白芍各10g，茯苓、薏苡仁、薤白、炙甘草各15g，炒枳壳6g。住院治疗2个月后，心痛除，心律转齐。复查心电图并作运动试验，未见异常而出院。随访5年，心前区除劳累时偶有轻微胸闷外，无心律不齐。

解读

按　本例冠心病并发心律不齐，心绞痛发作频繁、剧烈，又见痰瘀阻滞证，用炙甘草汤过缓而不能济急，故暂不用。治疗先用二陈汤治其标实以祛邪，疼痛缓解、痰浊瘀阻已除时，应用炙甘草汤益气健脾、宁心通络，故能提高疗效。

要点

（1）证候特点：心绞痛、心悸；胸闷，心前区刺痛，劳累时尤甚，痛时出冷汗，心悸，气短，咳嗽，痰多，畏寒，纳少，食后上腹部闷胀，头重身困，舌暗紫，苔腻微白，脉细数呈结代。

（2）病因病机：脾胃虚弱，运化失司，酿湿生痰，上犯心胸，清阳不展，气机不畅，心脉痹阻，遂成本病；或痰郁化火，火热又可炼液为痰，灼血为瘀，痰瘀交阻，痹阻心脉而成心痛。

（3）治则：益气健脾、宁心通络。

［以上两则医案选自刘改玲，刘扬．沈宝藩教授应用炙甘草汤治疗心悸经验介绍．新中医，2008，40(7)：90-91.］

第八节　周铭心医案解读

医家简介　周铭心，男，汉族，1948年4月出生。医学硕士，中医学教授，主任医师，博士生导师，享受国务院特殊津贴专家。1975年毕业于北京中医学院中医系，1978年至1981年在中国中医研究院（现中国中医科学院）首届中医研究生毕业，获医学硕士学位。曾有幸侍诊师事全国著名老中医钱伯煊研究员和王绵之教授，得其亲自教诲，亦曾亲聆岳美中、任应秋、方药中、董建华、刘渡舟等全国著名老中医及中西医结合专家授课，学得根基，采积饶广；其后又承担全国首批老中医药专家学术经验继承任务，拜师张绚邦教授，问难解惑，多获薪传。迄今已从事中医医疗、科研、教学30余年，其间博览典籍，勤求博采，实践力行，在中医基础理论、临床诊疗方面作出有益探索。长期坚持中医诊疗工作，在中医内科疑难杂病、新疆多发疾病和中医妇科病等方面有丰富经验和独到见解。提出“旁治法”和“西北多燥”的辨证论治思想；探索并实施方药计量、辨证论治计量、文献计量等中医计量学研究；提出沙漠燥症和西北燥证概念并进行相应证治研究等。本节从周铭心教授既往的研究文献中选录暑咳、更年期综合征、不寐、郁证、心悸、多涎症等九则医案并附其“西北燥证”研究概述供研究学习。

案例1　火逆暑咳案

温××，男，21岁，学生。两年前于夏至后某日在池塘游泳呛水发生咳嗽气喘，拖延未治，日趋加重，经抗菌止咳平喘治疗有减，辍药后感热复剧，辗转不愈，直至立秋后天气渐凉气息。翌年交夏至不久，前症再发，经X线胸透等检查，诊为“哮喘性支气管炎”，对症治疗数日，效果不显，后入秋自愈。今年复见发病，已逾旬日，诊时值小暑后九日，天气炎灼倍常，见患者形瘦面红，双目赤丝，咳逆喘息，缺盆凹陷，胸高肩抬，询知咳痰不多，黏稠难咯，身热口渴，心烦胁痛，小溲黄赤，并频见遗精，舌红苔少，脉数而滑，尺部觉弱。断为火逆暑咳兼喘，予清暑降逆、宣肺平喘法。用方：泽泻、桑白皮各12g，枇杷叶、白芍、杏仁、山茱萸、川贝母、金银花各9g，牛蒡子、马兜铃、全瓜蒌、桔梗、荷叶各6g，水煎服，日1剂。服药6剂，咳喘渐次平复，小便不黄，余症亦微，舌质淡红，脉数。原方去马兜铃、瓜蒌，加地骨皮、麦冬各9g。再服6剂，咳喘皆无，身热亦除，脉见小数。乃疏自拟敛阴益肺汤（太子参、麦冬、五味子、白芍、乌梅、沙参、茯苓、荷叶），嘱隔日1剂，连服10剂而愈。追访4年，病无再发。

解读

按 此案为火逆暑咳。患者素体阴虚气弱，相火素盛，至暑月感热而病发。故咳逆乏痰，身热口喝，喘息胁痛，并见形瘦遗精，面红目赤，脉滑尺弱，舌红苔少。治用泻相火、清暑热、降逆宣肺，取雷氏清宣金脏法加减获效，乃转事固本，以自拟敛阴益肺汤善后而愈。火逆暑咳，必阴虚阳盛者易患，经言阳胜“能冬不能夏”，夏暑阳火加临，引动相火，灼伤肺气，煎迫肺阴，致有是证。叶天士说：“若夫暑病，专方甚少，皆因前人略于暑，而详于寒耳。”雷氏创治暑诸法，足补前贤未及。清宣金脏法治暑咳，用“蒡、贝、兜铃清其肺热；杏、蒌、桔梗宜其肺气”，“佐桑叶以平其肝，弗令左升太过；杷叶以降其肺，俾其右降自然。升降如常，则咳逆自安谧矣”。本法于火逆暑咳，稍嫌力薄，故加泽泻泻相火，荷叶清暑热，银花透热宣肺，复用白芍、山茱萸敛阴平肝，使散中有收，护其气阴。虽有胸闷不用芍药之训，但彼指伤寒胸闷，此属暑热，用之无妨。

要点

(1) 证候特点：咳嗽气喘，日趋加重；形瘦面红，双目赤丝，咳逆喘息，缺盆凹陷，胸高肩抬，咳痰不多，黏稠难咯，身热口渴，心烦胁痛，小溲黄赤，并频见遗精，舌红苔少，脉数而滑，尺部觉弱。

(2) 病因病机：素体阴虚气弱，相火素盛，至暑月感热，引动相火，灼伤肺气，煎迫肺阴。

(3) 治则：清暑降逆、宣肺平喘。

案例2 暑咳夹湿案

范××，女，29岁。患者4年来每至暑季，必发咳嗽。曾3次作X线胸透，见右下肺有纤维钙化斑，两肺纹理增粗，余无异常。发病时屡经对症治疗，并服中药，苦不见功。今年入夏，咳嗽复起，来诊前已肌内注射抗菌素数日，并服消咳喘等中药，不唯咳嗽不除，反觉日渐乏力困倦。刻下咳嗽仍频，痰白稍稠，气短微言，胸脘痞闷，心烦口渴，厌饮食，时有恶心，大便溏稀，肌肤觉热，舌尖红，苔白腻根黄，脉濡细微数。其少时曾患结核，素常体弱食少，夏日不思饮食，唯好瓜果冷饮。度其脉证病史，复虑时已交夏，诊为暑咳挟湿证，拟祛暑宣肺化湿、畅达三焦法。处方：百部、金银花、瓜蒌皮各9g，滑石12g，藿香、佩兰各6g，半夏、竹茹各4.5g。水煎服，日1剂，嘱停用其他药物。服竟3剂，咳嗽大减，脉小滑，舌苔白腻而滑。守上方再3剂，诸证皆得好转，夜间偶有微咳。上方去百部加白术9g，连进6剂，病告痊愈。乃疏以敛阴益肺汤加减，隔日1剂，连服15剂。翌年入夏，未再发病。

解读

按 暑热夹湿之咳，关乎肺脾两脏，天暑下临，地湿上蒸，肺虚气怯，脾弱之人多感而发病，或冒暑感湿亦可成疾。症见咳嗽有痰，咳时恶心，头痛而胀，胸脘痞闷，心烦口渴，肤热有汗，舌红苔腻，脉濡寸滑，是为暑咳挟湿。治宜祛暑热、宣肺气、化湿浊、畅三焦，方选雷氏清宣金脏法合芳香化湿法化裁。本案依此法辨治，咳止后用敛阴益气汤去麦冬加苡米，以培元固本。本证由暑热挟湿浊而致，暑为阴邪，湿本阴霾，所客部位有异，暑热蒸侵上焦，湿浊壅阻中下，故用清宣金脏法清透祛暑于上，芳香化浊法开化湿浊于中，复加滑石畅利湿热于下，从源头处消痰，用清肃法却暑，则咳嗽自除。

要点

(1) 证候特点：每至暑季，必发咳嗽；咳嗽仍频，痰白稍稠，气短微言，胸脘痞闷，心烦口渴，厌饮食，时有恶心，大便溏稀，肌肤觉热，舌尖红，苔白腻根黄，脉濡细微数。

(2) 病因病机：素体肺虚气怯，脾胃虚弱，冒暑感湿，暑热蒸侵上焦，湿浊壅阻中下。

(3) 治则：祛暑宣肺化湿，畅达三焦。

案例 3　暑咳兼燥案

徐××，女，62 岁。素有习惯性便秘，又于一年前春时患“皮肤瘙痒症”，服祛风止痒中药无稍减，迁延至夏，偶染感冒，骤发咳嗽，干咳无痰。始因痒病缠身，不暇两顾，及至转治咳时，竟难取效。季秋天凉后始见平息。不料今年入暑，咳嗽又作，干咳少痰，头痛目眩，口燥咽干，心烦口渴，胁痛，宿疾瘙痒仍在，皮肤干燥松弛，瘙痕交错，血痂累累，大便秘干，脉弦滑而数，舌质暗红、苔光。此是暑咳兼燥证并血风疮固疾，拟用清暑宣肺润燥养血法。处方：瓜蒌仁、麦冬各 15g，枇杷叶、川贝、杏仁、桑叶、丹皮、白蒺藜、知母、乌梅、当归各 9g，白芍、生地各 20g，水煎服，米醋为引，日 1 剂。连服 10 剂，咳嗽渐轻，能咳少量白痰，烦渴胁痛见止，头目清利，大便转润，而皮肤痛痒未除，舌红苔少，脉弦小滑。改用养血润燥祛风为主，上方加荆芥 9g、元参 12g，去枇杷叶、乌梅。服至 5 剂，咳嗽全失，疹痒减轻。1 年后追访患者，咳嗽再未发作。

解读

按　此案患者素体阴血不足，风燥之质，至暑月少阳相火主令，克伐肺金，发为暑热燥咳。经用祛暑养血疏风润燥，症得平息。阴虚血燥，肝虚证可因饮食、情志所伤转化为实证或虚实相兼的证候。往往非单一出现或一成不变，常有兼挟同病或相互转化或虚实并见、寒热错杂之证。故诊治胃脘痛时，周师强调既要辨证准确，更要注重论治功夫。在论治时，不求面面俱到，症症用药；而是有所取舍，有所偏重；以“疏可走马，密不通风”为诀，主攻之证用药重而多，旁及之证用药轻而少。并指出补虚不可壅滞，理气忌过用辛温香燥；用药精简，注重变化；时时顾及胃气，避免重剂伤胃。

（以上三则医案选自周铭心．暑咳证治．新疆中医药，1997，17(3)：48-49.）

要点

(1) 证候特点：习惯性便秘；咳嗽又作，干咳少痰，头痛目眩，口燥咽干，心烦口渴，胁痛，宿疾瘙痒仍在，皮肤干燥松弛，瘙痕交错，血痂累累，大便秘干，脉弦滑而数，舌质暗红，苔光。

(2) 病因病机：素体阴血不足，风燥之质，至暑月少阳相火主令，克伐肺金，发为暑热燥咳。

(3) 治则：清暑宣肺，润燥养血。

案例 4　更年期综合征

段×，女，51 岁，2003 年 4 月 12 日初诊。自诉血压高十余年，现头眩晕不清，胸中懊侬，发热阵阵伴汗出，夜间甚；便结 3 日一行，且月经已停 8 个月，诊见舌暗红，苔白腻中黄，脉象细弦关上滑而尺沉，拟以肝肾阴虚伴心肝郁火，且肾脾气化不利又有湿浊阻滞。故用珍珠母(打，先下)40g，草决明、钩藤、炒枣仁各 18g，首乌藤、云苓、夏枯草各 15g，黄芩 12g，白芍、白术各 20g，天麻、白薇各 10g。5 剂之后，症情大减，后在此基础方上随证加减变化 2 次，患者血压、情绪稳定，诸证全消。

解读

按　本例以阴虚且虚火上亢为主要见证，且虚实夹杂，虚在肝血虚、脾气虚、肾阴虚；治则调肾、脾与肝木，并化湿浊。本方补肝泻心、补脾泻相火，补泻同施，互不相扰。方中主要用炒枣仁补肝血以养阴；白术、云苓健脾化湿，并求"补先天以达补后天"（即补肾）之目的；用珍珠母、草决明重镇潜阳以安神，并可润燥通便；天麻、钩藤、首乌藤养阴以疏风；白芍养血息风；夏枯草、黄芩清心肝郁火。诸药并用，使之滋补而不留邪，降泄而不伤正，共奏滋水养阴之功。

［选自马燕．周铭心教授治疗更年期综合征的经验介绍．新疆中医药，2005，23(3)：37-38.］

要点

(1) 证候特点：头眩晕不清，胸中懊侬，发热阵阵，伴汗出，夜间甚；便结 3 日一行，月经已停 8 个月，舌暗红，苔白腻中黄，脉象细弦关上滑而尺沉。

(2) 病因病机：情志内伤，素体阳盛，加之恼怒过度，肝阳上亢，阳升风动，发为眩晕；或因长期忧郁恼怒，气郁化火，使肝阴暗耗，肝阳上亢，阳升风动，上扰清空，日久耗伤阴血。

(3) 治则：清心解郁，滋补肝肾。

案例 5　不寐

某男，34 岁，寐艰，神力有乏，胃脘灼热，舌暗红苔薄黄，脉细小弦。疏方：栀子、淡豆豉、黄芩、丹皮、砂仁各 10g，白芍、生白术各 30g，川黄连 6g，法半夏 12g，川续断 15g。5 剂，每日一剂，水煎 3 次，早晚分服，第四天停服一日。连服 15 剂，诸证全消。

案例 6　不寐

某女，68 岁，寐艰，头眩心悸，耳鸣小见，脉见肝家症多，脉细沉弦，尺软，舌暗不均，苔腻黄。疏方：栀子、淡豆豉、草决明各 12g，西洋参、天麻各 10g，合欢皮、钩藤各 15g，云苓、石决明、生龙骨、生牡蛎各 30g，炒枣仁 20g。5 剂，每日一剂，水煎 3 次，早晚分服，第四天停服一日。连服 15 剂，诸证全消。

解读

按　不寐的病位在心，但与脾胃、肝肾等脏腑有密切关系，总属阳盛阴衰，阴阳失交导致心神不安而产生不寐症状。其中饮食不节，肠胃受伤，宿食停滞，酿为痰热，壅遏中焦，痰热上扰，胃气不和，以致不得安寐是其原因之一。早在《素问·逆调论篇》中，就有"胃不和则卧不安"的记载。其次，阴虚火旺、肝阳扰动也可致不寐。由情志所伤、肝失调达、气郁不舒、郁而化火、火性上炎，或阴虚扰动心神所致。上述原因所致不寐均可采用栀子豉汤进行调治。周教授遵循并更进一步发扬了古代医家的理论，他认为："上焦得通，津液得下，胃气因和耳。"进一步说明了栀子豉汤有和解枢机，宣通上下，和调内外的治疗机制。两案同为不寐，但病机与处方配伍各不相同。周师常言："医者治病以变通为贵"。案 1 为胃气不和所致不寐。食滞痰浊，胃腑不和，气机阻滞，致肝气乘土，郁而化火，扰动心神。周教授认为："肝虽以舒畅为顺，胃亦须疏达。胃虽以通降为和，肝亦当清肃。"此证当清阳明，泄厥阴。方中栀子秉肃降之气以敷调达之用，协以淡豆豉散厥阴之逆气。黄芩、黄连、白芍、川续断、丹皮清胃之灼热，养阴柔肝，散肝气之郁结，配生白术、砂仁、法半夏健脾和胃，化痰降浊。案 2 的病机系肝肾不足导致的肝郁化火扰动于心。周教授认为肝为乙木，内寄相火，非清不宁。肾为癸水，精之藏制，其蓄泄，听命于心。病患年事已高，肝肾不足，肝阳偏亢，生风化热致不寐头眩。栀子、淡豆豉清肝热，泻心火，宣降肝气，折其肝阳，宁心止眩；天麻、钩藤、生龙骨、生牡蛎、石决明、草决明平肝阳息风，重镇安神；合欢皮、炒枣仁、云苓、西洋参健脾养血，滋肝肾之阴，宁心安神。故两方均用栀子豉汤加味，随证配伍，除热解郁，宣通上下，使邪气得以外泄，气机得以伸展，诸证悉除。

要点

案例5

(1) 证候特点：寐艰，神力有乏，胃脘灼热，舌暗红，苔薄黄，脉细小弦。

(2) 病因病机：食滞痰浊，胃腑不和，气机阻滞，致肝气乘土，郁而化火，扰动心神。

(3) 治则：健脾和胃，化痰降浊。

案例6

(1) 证候特点：寐艰，头眩心悸，耳鸣小见，脉见肝家症多，脉细沉弦，尺软，舌暗不均苔腻黄。

(2) 病因病机：肝肾不足导致的肝郁化火扰动于心。

(3) 治则：滋补肝肾，宁心安神。

案例7　郁证

某女，40岁，烦心，寐小不实，胫违肿，脉细弦尺软，舌暗红，边有齿印，苔薄白。疏方：栀子、淡豆豉、天麻、黄芩各12g，砂仁、五味子各10g，麦冬、合欢皮各15g，珍珠母30g，川黄连6g，5剂，每日一剂，水煎3次，早晚分服，第四天停服一日。连服20剂，诸证减轻。

解读

按　元·王安道在《医经溯洄集·五郁论》中说："凡病之起也，多由乎郁，郁者，滞而不通之意。"《丹溪心法·六郁》亦提出："气血冲和，万病不生，一为怫郁，诸病生焉，故人生诸病，多生于郁。"由此可见情志波动，失其常度，则气机郁滞，气郁日久不愈，由气及血，变化多端，可以引起多种症状。情志不遂，肝郁气滞，脏阴不足，营血暗耗，阴亏则虚阳上浮，虚热扰神。此证当清郁热滋补肝阴、宁心除烦、安神解郁。黄芩、川黄连、麦冬、五味子、合欢皮清热养阴生津，更增宁心安神之效；珍珠母、天麻平肝潜阳，兼疏经活络；砂仁理气和胃；栀子除厥阴之郁火，开少阴之郁结而养肝阴；淡豆豉散郁结，宁心除烦而畅情志。周教授认为郁则有气阻、气阻而生热、热郁则伤津耗液，初伤气分、久伤血分，致郁劳沉疴。故在临证治疗中首当嘱病患移情易性，治疗每以凉润宣通之药，其效甚好。

要点

(1) 证候特点：烦心，寐小不实，胫违肿，脉细弦尺软，舌暗红，边有齿印，苔薄白。

(2) 病因病机：情志不遂，肝郁气滞，脏阴不足，营血暗耗，阴亏则虚阳上浮，虚热扰神。

(3) 治则：滋补肝阴，宁心除烦。

案例8　心悸

某女45岁，心悸，烦心有年，寐艰，汗出偶尔见之，脉细弦尺沉，舌暗红苔白腻。疏方：栀子、淡豆豉各12g，旋覆花、五味子、天麻各10g，丹参、麦冬各15g，炒白术、生龙骨、生牡蛎各30g，西洋参8g，苦参12g。5剂，每日一剂，水煎3次，早晚分服，第四天停服一日。调治月余，患者症状消除。

解读

按　心悸包括惊悸和怔忡，其形成有诸多因素，其中阴虚火旺是其病因之一。《景岳全书·怔忡惊恐》："怔忡之病，心胸筑筑跳动，惶惶惕惕，无时得宁者是也。此证为阴虚劳损之人乃有之，盖阴虚于下，则宗气无根，而气不归源，所以在上则浮撼于胸臆，在下则振动于脐旁，虚微者动易微，虚甚者动亦甚。”周教授认为心悸外无所惊，内无所恐，心下跳动不宁若怏怏之状，其脉偏弦。周教授言：“欲宁心安神，或清其火，或治其水，或养其血，或育其阴，而当水、火、阴、血，未征于临证时，惟从两仪调燮为得。而阴阳之事，非借心肾协理不办。所谓阴上阳下曰泰，水火既济者，此也。”本案患者以心悸、心烦、寐差为主症，其病机为虚热羁留，内扰于心。阴虚之人，肾水亏虚，水不济火，虚火妄动，上扰心神，肝之阴血不足，心失所养，故当养阴清虚火，宁心安神。栀子、淡豆豉清解虚热，宣散心胸之郁结，行气血而除烦；西洋参、麦冬、五味子补气养血，滋补肝肾，敛汗；生龙骨、生牡蛎、天麻平肝养阴；旋覆花、丹参，炒白术健脾益胃，行气解郁。

要点

(1) 证候特点：心悸，烦心有年，寐艰，汗出偶尔见之，脉细弦尺沉，舌暗红，苔白腻。

(2) 病因病机：久病体虚，耗伤气血，心神失养。

(3) 治则：养阴清虚火，宁心安神。

[以上三则医案出自任晓红，陈怀科．周铭心教授运用栀子豉汤的经验．新疆中医药，2010，28(4)：34-35.]

案例9 多涎症

患者，男，汉族，31岁，2007年6月23日初诊。患者自2005年以来每于晚间口水流溢无度，量多时约有1水杯200mL，寐艰。观其舌色暗，苔白腻；诊其脉，细弦而尺沉。知是湿邪困脾，非祛浊化湿不办，并当养心安神。处方：炒白术20g，生白术20g，云苓20g，远志12g，合欢皮15g，炒枣仁18g，首乌藤15g，炒麦芽30g，天麻10g，知母10g，苍术10g，4剂。药后疗效未显。随后3次复诊，仍以健脾化湿为主，将药物进行加减，寐艰之症好转，涎量较昔亦有减少，但疗效仍不明显。五诊时，周教授以健中为本，加入“汗法”，即首诊处方去生白术、远志、首乌藤、炒麦芽、知母、苍术，加炙麻黄10g，威灵仙20g，钩藤20g，木香10g，五倍子10g，五味子10g，炙甘草10g，5剂。药后流涎锐减，几去强半。调治月余，患者症状痊愈，随访1年，未再复发。

解读

按 脾居中焦，主运化，是水湿代谢之枢纽，脾以阳气为本，喜燥而恶湿，脾虚则湿滞，脾旺则湿化。本案多涎症显系脾虚湿盛之证，故以健脾化湿为其大法，但数诊未见显效，故知非寻常治法方药所能平之者。于是调以“去菀陈莝”、“开鬼门，洁净府”之法，用“下法”利其小便，使得部分湿邪从小便而出，兼顾患者寐艰，配合养心安神法以调节气机，使阴阳平衡。《金匮要略》指出：“水，发其汗而已。”发其汗，可使水湿之邪从汗而解，故方中借重炙麻黄，以“开鬼门”。《别录》称麻黄“主五脏邪气缓急，风胁痛，乳余疾。止好唾，同腠理，解肌，泄邪恶气，消赤黑斑毒。”麻黄生用发汗解表，利水消肿作用强，多用于表实证和风水浮肿，但过汗有伤阴亡阳之虑，对体虚者不宜。蜜炙后味甘微苦，性温偏润，辛散发汗作用缓和。《备要》云：“用蜜炒者庶免太发。”虽多涎症症状简单，但治之非易，须同时使用多种方法。可见“去菀陈莝”、“开鬼门，洁净府”既是治疗水肿病的有效法则，又是水湿之邪外解的三大出路。多涎症常见于小儿，成人罹患较少，故传统文献中鲜有记述，周教授此例治验，可供同道临证参考。

[选自辜琨，周铭心．周铭心教授运用“去菀陈莝”法治疗多涎症．现代中西医结合杂志，2009，18(9)：991.]

要点

（1）证候特点：晚间口水流溢无度；寐艰，舌色暗，苔白腻，脉细弦而尺沉。

（2）病因病机：脾虚运化失健，湿邪内生，痰湿内停。

（3）治则：健脾化湿，养心安神。

附：周铭心"西北燥证"研究概述

西北燥证研究从概念提出迄今已有十余年，其间曾进行过局部地区和特殊人群的相关调查，而系统的、较大规模的流行病学研究直至2004年获国家自然科学基金资助后方得开展，其调查结果及相关研究情况将陆续整理发表，兹文则谨就西北燥证概念及研究概况作简要叙述，以引同道关注。

一、西北燥证研究的背景和意义

环境因素对人体生理病理变化确有显著影响，不同地区、不同时间发病与患病各有不同，以至各特定地域尚存在特发或高发疾病与亚健康状态。新疆地处祖国西北，位于欧亚大陆中心，为世界上离海洋最远的地区，其距大洋跨度最远达6 900 km，最近亦有6 200 km，新疆大部分地区年降水量不足100 mm，其中和田等地甚至只有30 mm。同时，本区水分蒸发强烈，年蒸发量在1 500～3 000 mm之间，吐鲁番、哈密盆地甚至超过3 000 mm。在如此环境中生活的人们，是否受其影响而产生相应生理病理变化，出现不同于其他地区的健康状态和患病状况呢？回答是肯定的。

新疆医学界久已注意本地区存在特高发疾病的问题，而气候环境影响显系该类疾病具有多发倾向的共同原因。诸如过敏性鼻炎、皮肤病、支气管炎，甚至某些心血管疾病的发病中，显然存在具有新疆地区特殊性的致病因素。1993年召开的"塔克拉玛干沙漠国际科学大会"，有多篇论文从地理、气候、环境、历史、水文、生物学等多学科论述了新疆沙漠地区特殊环境对生物和人体的影响，证实了沙漠地区严酷的风沙环境，将会形成使人们不适的疾病和沙漠综合征，如沙尘肺病、日光性皮炎、性衰退等。从中医理论分析，燥邪侵袭为新疆方域性病证的首要病因。笔者等曾于1991年做过医案统计，发现新疆的医案中干燥症状出现频数显著高于江浙地区；1993～1997年，笔者等在进行沙漠石油工人保健项目研究中开展了中医和现代医学流行病学调查，证实进入沙漠腹地的石油工人常会出现一系列以干燥为主要表现的不适症状，身体健康状态发生明显改变；另由笔者根据新疆地区多燥特点而组方治疗银屑病的临床观察取得显著疗效。这些工作从不同角度印证了燥邪淫胜影响新疆地区人体体质和患病状况的方域性发病特征。

相反的线索更增加了笔者对本文研究内容的浓厚兴趣。有关新疆和田长寿因素调查发现，在相同甚至更恶劣的干旱环境中，和田长寿老人和许多维吾尔族群众却保持了健康体魄，面泽肤润，终老无疾病之苦。初步认为这与他们保持了适宜当地环境的生活、饮食习惯和食用传统药食兼用的植物有关。这类研究结果提示，干旱环境对人体造成的不良影响尚可通过适当饮食起居调节而有效抵御，为干旱环境所致病症的深入调查和探讨防治措施提供了依据，也使本项目与长寿研究建立了紧密联系。认识和掌握新疆干旱环境下人体不适病证的发病规律，阐明其病因、特征、预后和分布情况，提出防治对策，将有利于从异病同治出发防治新疆特高发疾病，改善新疆人群亚健康状态，对提高新疆各族民众的健康水平和生活质量，具有现实指导意义。

二、西北燥证概念形成和研究工作进展

新疆从事于中医和中西医结合的同道，通过多年临床观察，得出了新疆多发以干燥症状为主的燥证证候的共识。新疆处于传统中医文献所称之西北方域，以燥气气化为主，宜其将新疆特发中医证候冠以"西北燥证"之名。从方域、地势、气候论，故燥邪必盛于此地而为主要致病因素。同时，该地民俗所尚，亦有内燥滋生条件。因此，新疆多发燥证。凡《内经》所谓正化、从化、兼化之燥，又其凉燥、温燥，三焦之燥，皆可见到。西北燥证的临床特点凡四：燥发无时，非独秋有；凉燥多于温燥；外燥多于内燥；外燥寒内燥热。

1993～1997年，笔者等提出了"沙漠燥证"的病证，并运用中医理论与现代数理统计结合进行燥证症状筛选和特殊属性分析，筛选沙漠燥证症状，提取其特征症状和即发、迁宿和发宿间症状。又采用聚类分析

对各症状的亲疏程度分作脾胃、心肾、五官和肤阴等四类。并创建计量辨证方法，进行轻重分证、新宿辨证和特质辨证。从中提示了沙漠燥证作为西北燥证的集中表现，是一组涉及多系统多脏器功能失调的综合病证。与一般燥证相比，沙漠燥证之心、胃、肾症状表现突出。研究工作中之现代流行病学分析显示，沙漠燥证产生的生理病理机制相当复杂，可累及人体肺功能、胃肠功能、肾功能和男性性功能，从而为探讨西北燥证的现代医学生理病理基础提供了新的线索。

在上述研究基础上，经过较长时间的临床观察并征求诸多专家意见与建议，组成西北燥证流行病学研究课题组，取得国家自然科学基金资助，于 2004 年开始了《中医"西北燥证"流行病学研究》的调研工作。首先将西北燥证定义修订如下："西北燥证"是发生于以新疆为代表的西北地区，以感受燥邪为主要病因，以口鼻、咽喉、肌肤干燥和干咳、烦躁等各种不适症状为特征的一组中医证候。该组证候是新疆人群亚健康状态的主要地域性表现；该组证候与现代医学的干燥综合征不同；它可以是一系列症状而不涉及现代医学既定疾病，也可以影响诸如过敏性鼻炎、咽炎、支气管炎、皮肤瘙痒症、银屑病以及高血压、糖尿病等多种新疆特高发疾病的发病和病变过程，成为这些疾病的诱因和临床表现之一。

流行病学调查拟分三阶段进行，第一阶段为在新疆和内地选点进行基本情况流行病学调查；第二阶段拟进行特殊人群流行病学调查；第三阶段为结合燥证临床防治进行临床流行病学调查。第一阶段调查工作包括燥证症状、中医一般症状、现患疾病和病史、饮食习惯、亚健康状态测试、心理素质测试、气质类型测试、体质类型测试、体格检查等项内容。至 2005 年 4 月已完成在新疆和田、吐鲁番和四川乐山三地区 3000 例样本的调查。目前诸多资料整理和统计工作正在进行之中。初步分析后已显示出许多有意义的结果：①西北燥证的客观存在性已从经验认识上升到统计数据印证；②获得了对西北燥证的危害和预后的初步认识；③形成西北燥证的病因主要为当地的气象气候因素即燥邪浸漫，其次为地域环境，再次为生活起居、饮食习惯等；④新疆地区居民西北燥证罹患率显著高于四川乐山；⑤新疆维吾尔族居民罹患率明显低于汉族居民；⑥导致不同民族西北燥证罹患率差异的原因是多方面的，除一般因素外，或许存在民族基因水平上的特异性，有待进一步深入研究；⑦人体对西北燥证的易感性受性别、年龄、职业、民族等因素的左右，人体体质差异、进疆时间长短、祖居和新驻等因素与对西北燥证病因的敏感性、耐受性和适应性的关系等问题有待进一步阐明。更多更精确的结果要在调查资料全面统计分析后方能得出。

三、西北燥证的研究任务与前景

西北燥证的研究任务尚多，从研究内容而论，将要完成如下诸项工作：首先，要将相关、关联度、聚类、因子分析等多种数理统计方法综合运用于对调查资料的分析判别，获取西北燥证患病率及其地区、时间、人群分布规律；其次，要探求西北燥证的病因构成、证候类型、病机传变和预后状况；其三，修订完善辨证诊断标准和计量辨证方法；其四，提示西北燥证与新疆特高发疾病的内在关系；其五，探讨西北燥证与相关性亚健康状态的关系；其六，建立西北燥证动物模型，进行干预、防治试验；其七，寻觅长寿地区低发病人群的西北燥证对抗因素；其八，开展关于西北燥证与心理素质关系、西北燥证易感与低发人群饮食及生活习惯比较、西北燥证与维医异常体液关系、西北燥证病因敏感性、耐受性和适应性影响因素等内容的研究；其九，探索防治西北燥证的措施和方法，提出研制、开发防治西北燥证中医药、民族药新药和保健饮食的原则、方法和代表方药。

西北燥证研究的根本目的是探求防治对策，进行对该证的有效预防与治疗。新疆地区不少中医同道在临床实践中已总结出适宜于本地病证特性的治法与方药，其中包括治疗燥证的经验。如张绚邦教授提出西北燥证具有肺燥脾湿、燥湿主从兼化的特征。笔者等则对西北燥证论治方法作出初步探讨。而依据《内经》"治以苦温，佐以甘辛，以苦下之"（《素问·至真要大论》）的治燥宜用药性原则为指导创立的治疗银屑病方药已取得显著临床效果。另有文献提出柴达木地区燥病概念，并将其分为内外燥、脏腑燥而行辨证论治，论燥而涉及西北地区特点，允为西北燥证在柴达木高原地区的特殊表现。上述经验将成为西北燥证研究的重要基础。新疆特高发疾病综合病因调查和防治研究正受到高度重视，新疆长寿因素研究和中医药民族医药抗衰老研究更是备受青睐，而西北燥证研究可与之互为借鉴，相互促进，必将为从异病同治角度探寻新疆特高发疾病普适性防治方略和抗衰保健开辟新的研究领域。

（选自周铭心．西北燥证研究概述．上海中医药杂志．2005，30(11)：43-45.）